D1666720

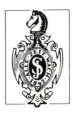

Psychosomatische Gynäkologie und Geburtshilfe 1988

Herausgegeben von
A.T. Teichmann W. Dmoch M. Stauber

Springer Verlag
Berlin Heidelberg New York
Tokyo London Paris

Priv.-Doz. Dr. Alexander T. Teichmann
Universitätsfrauenklinik
Humboldtallee 19, D-3400 Göttingen

Dr. Walter Dmoch
Lukaskrankenhaus
Preußenstraße 84, D-4040 Neuss

Prof. Dr. Manfred Stauber
I. Frauenklinik der Universität München
Maistraße 11, D-8000 München 2

---

17. Fortbildungstagung der Deutschen Gesellschaft
für Psychosomatische Geburtshilfe und Gynäkologie
Göttingen, 24.–27. Februar 1988

ISBN 3-540-50307-2 Springer-Verlag Berlin Heidelberg New York
ISBN 0-387-50307-2 Springer-Verlag New York Berlin Heidelberg

CIP-Titelaufnahme der Deutschen Bibliothek Psychosomatische Gynäkologie und Geburtshilfe . . .:
Erfahrungen und Ergebnisse/ . . . Fortbildungstagung für Psychosomat. Geburtshilfe u. Gynäkolo-
gie. – Berlin; Heidelberg; New York; Tokyo; London; Paris: Springer.
Früher u. d. T.: Psychosomatische Probleme in der Gynäkologie und Geburtshilfe
NE: Fortbildungstagung für Psychosomatische Geburtshilfe und Gynäkologie
17. 1988. Göttingen, 24. – 27. Februar 1988. – 1989
(. . . Fortbildungstagung der Deutschen Gesellschaft für Psychosomatische Geburtshilfe und
Gynäkologie; 17)
ISBN 3-540-50307-2 (Berlin . . .) brosch.
ISBN 0-387-50307-2 (New York . . .) brosch.
NE: Deutsche Gesellschaft für Psychosomatische Geburtshilfe und Gynäkologie: . . . Fortbil-
dungstagung der . . .

Gesamtherstellung: Kieser, Neusäß
2119/3140-543210

Inhaltsverzeichnis

Adressen der erstgenannten Autoren

Bitzer, Johannes, Dr. med.
Universitätsfrauenklinik, Kantonsspital Basel
Schanzenstraße 46, CH-4031 Basel

Blaschke, Carmen, Assistenzärztin
Georg-Nave-Straße 28, D-3490 Bad Driburg

Buddeberg, Claus, Priv.-Doz. Dr. med.
Leitender Arzt, Abteilung für psychosoziale Medizin
Psychiatrische Poliklinik, Universitätsspital Zürich
Culmannstraße 8, CH-8091 Zürich

Bullinger, Hermann, Dipl.-Päd.
An der Linde 11, D-3282 Felsberg/Hilgershausen

Ermann, Michael, Prof. Dr. med.
Vorstand der Abteilung für Psychotherapie und Psychosomatik
Psychiatrische Klinik und Poliklinik, Universität München
Nußbaumstraße 7, D-8000 München 2

Falck, Hanns Richard, Dr. med.
Frauenarzt und Psychotherapeut
Beethovenstraße 12, D-3000 Hannover 91

Fervers-Schorre, Barbara, Dr. med.
Frauenärztin und Psychotherapeutin
Schildergasse 24–30, D-5000 Köln 1

Frick-Bruder, Viola, Dipl.-Psych. Dr. phil.
Psychoanalytikerin, Zentrum für Reproduktionsmedizin
Universitätskrankenhaus Eppendorf
Martinistraße 52, D-2000 Hamburg 20

Kirchhoff, Heinz, Prof. Dr. med.
Ernst-Curtius-Weg 11, D-3400 Göttingen

Leuner, Hans-Carl, Prof. Dr. med.
Psychiater
C.V. Rennestraat 30, NL-1077 KX Amsterdam

Poettgen, Herwig, Dr. med.
Frauenarzt, Psychotherapie, Psychoanalyse
Lehrbeauftragter an der medizinische Fakultät, Universität Köln
Ubierstraße, D-5160 Düren

Radke, Joachim, Priv.-Doz. Dr. med.
Oberarzt am Zentrum Anästhesie, Universität Göttingen
Robert-Koch-Straße 40, D-3400 Göttingen

Rechenberger, Ilse, Prof. Dr. med.
Leitende Oberärztin, Psychoanalyse, Universitätshautklinik
Moorenstraße 5, D-4000 Düsseldorf

Reiche, Reimut, Dr. med.
Psychoanalytiker
Schweizer Platz 56, D-6000 Frankfurt/M. 70

Scheele, Michael, Dr. med.
Oberarzt der Frauenklinik des Allgemeinen Krankenhauses
Barmbeck
Rübenkamp 148, D-2000 Hamburg 60

Schreiber, Hans-Ludwig, Prof. Dr. jur.
Staatssekretär im Niedersächsischen Ministerium
für Wissenschaft und Kunst
Prinzenstraße 14, D-3000 Hannover

Stauber, Manfred, Prof. Dr. med.
Leitender Oberarzt der I. Frauenklinik, Universität München
Maistraße 11, D-8000 München 2

Teichmann, Alexander T., Priv.-Doz. Dr. med.
Leitender Oberarzt der Frauenklinik und Hebammenlehranstalt
Universität Göttingen
Humboldtallee 19, D-3400 Göttingen

Weinel, Elke, Dr. med.
Oberärztin der Abteilung für Psychotherapie
und Psychosomatik
Ärztin für Neurologie und Psychiatrie, Psychoanalytikerin
(DPV)
Klinikum der Johann-Wolfgang-Goethe-Universität
Heinrich-Hoffmann-Straße 10, D-6000 Frankfurt/M. 71

Weingart, Brigitte, Dr. med.
Universitätsfrauenklinik und -poliklinik Charlottenburg
Freie Universität Berlin
Pulsstraße 4, D-1000 Berlin 19

Wenderlein, J. Matthias, Prof. Dr. med.
Geschäftsführender Oberarzt der Universitätsfrauenklinik Ulm
Prittwitzstraße 43, D-7900 Ulm

Zintl-Wiegand, Almut, Dr. med.
Zentralinstitut für seelische Gesundheit Mannheim
Abteilung Epidemiologische Psychiatrie
J5 (Postfach 5970), D-6800 Mannheim 1

Einführung

M. Stauber

Verehrte Gäste,
liebe Kolleginnen und Kollegen!

Im Namen der Deutschen Gesellschaft für psychosomatische Geburtshilfe und
Gynäkologie heiße ich Sie herzlich zu unserer 17. Fortbildungstagung willkom-
men. Das diesjährige Programm bietet wieder eine ausgewogene Mischung von
Vorträgen und Gruppenarbeit. Es werden dabei sowohl die Interessen von
Erstteilnehmern, als auch von psychosomatisch erfahrenen Kolleginnen und
Kollegen berücksichtigt. 30 Therapeuten – mehr als bisher stehen für die
Gruppenarbeit zur Verfügung und können individuell auf Ihre Fragen eingehen.
Man darf also erwarten, daß die Kongreßtage hier in Göttingen für uns alle
gewinnbringend sein werden. Ich danke deshalb schon heute den örtlichen
Organisatoren – Herrn Priv. Doz. Dr. Teichmann und Herrn Dr. Dmoch –,
dem Kongreßbüro und allen Helfern im Hintergrund für ihre Vorbereitungsar-
beiten. Danken darf ich auch dem Direktor der Universitätsfrauenklinik Göttingen für die Übernahme der Schirmherrschaft. Wir spürten bei Ihnen – sehr
verehrter Herr Prof. Kuhn – schon seit Jahren ein großes Entgegenkommen für
unsere psychosomatischen Zielsetzungen in der Frauenheilkunde.
Auch diese Tagung wird wieder mit einem Kongreßband abgeschlossen werden. Der Kongreßband der 16. Fortbildungstagung in Würzburg ist soeben
vom Springer-Verlag ausgeliefert worden. Er steht Ihnen zu einem deutlich
erniedrigten Einführungspreis hier auf der Tagung zur Verfügung. Es ist allgemein ein Anliegen unserer Gesellschaft, daß diese Kongreßbände, die sich in
der Themenauswahl ergänzen, als Präsenzbibliothek für diejenigen bereit stehen, die sich mit psychosomatischen Fragestellungen in der Frauenheilkunde
befassen.
Ich darf auch in diesem Jahr die Gelegenheit nutzen, eine kurze Bestandsauf-
nahme unserer Arbeit in der Deutschen Gesellschaft für psychosomatische
Geburtshilfe und Gynäkologie zu machen. Dies erscheint mir diesmal besonders wichtig, da man z. Z. allgemein die psychosomatische Medizin von verschiedensten Seiten in einer Krise sieht. Auf einer soeben in der Psychosomatischen Klinik der Universität Heidelberg abgehaltenen Tagung berichteten Ver-
treter der meisten primär organischen Fächer, wie der inneren Medizin, der
Dermatologie, der Onkologie usw. von unbefriedigenden Entwicklungen. Es

wurde v. a. über Kommunikationsstörungen in der Zusammenarbeit geklagt, und eine zunehmende Resignation machte sich breit.

Diese negativen Entwicklungstendenzen können wir in der Frauenheilkunde nicht beobachten. Obwohl auch wir nicht alle Ziele unserer Gesellschaft problemlos und schnell verwirklichen können, so sehen wir doch seit Jahren eine kontinuierlich positive Entwicklung. Einige Zahlen dazu:

- Die Mitgliederzahl unserer Gesellschaft nimmt weiterhin zu und ist mit ca. 700 eingetragenen Mitgliedern die größte nationale Gruppe der internationalen Gesellschaft für psychosomatische Geburtshilfe und Gynäkologie geworden. Innerhalb der letzten 4 Jahre hat sich die Mitgliederzahl um fast das 3fache erhöht. Auch in keinem anderen primär organischen Fach werden so viele interessierte Kolleginnen und Kollegen psychosomatisch fortgebildet wie in der Frauenheilkunde. Dies wurde auch auf der vorher zitierten Heidelberger Tagung positiv registriert.
- Ein weiteres Argument für eine Aufwärtsbewegung in der psychosomatischen Geburtshilfe und Gynäkologie stellt die Tatsache dar, daß nach den neuesten Statistiken die Frauenärzte weitaus die meisten psychosomatischen Leistungen integrativ erbringen. Schließlich muß sich unser Fach auch mit ganzen Lebensabschnitten befassen, die in sich konflikthaft erlebt werden können, wie z. B. Schwangerschaft, Wochenbett oder Klimakterium.
- Schließlich spricht gegen eine Krise der psychosomatischen Idee speziell im Fach Frauenheilkunde auch die zunehmende Zahl an Kolleginnen und Kollegen, die an unseren Fortbildungstagungen interessiert sind.

Es geht also künftig darum, das Erreichte zu stabilisieren und auszubauen. Was unsere Fortbildungstagung betrifft, so sollten wir sie so gestalten, daß die Teilnahme daran für Sie effizient und gewinnbringend ist und zwar in erster Linie im Hinblick auf Ihre Patientinnen. Es ist mir ein besonderes Anliegen, immer wieder zu betonen, daß Ihre psychosomatische Arbeit an den Patientinnen inhaltlich effektiv sein muß. Wie läßt sich dies bei zunehmendem Bedarf in Zukunft erreichen, und welche Weichen sollten wir hierfür stellen?

Einmal brauchen wir mehr psychosomatische Arbeitsgruppen an den Universitätsfrauenkliniken, die sich v. a. auch um die Lehre und die Forschung kümmern. Unsere Bemühungen sind hier immer wieder auf Widerstand gestoßen – teils aufgrund von strukturellen Gegebenheiten, teils durch fehlende frustrationstolerante Kolleginnen und Kollegen aus unserem Fach. Da eine positive Einstellung der Klinikdirektoren zur psychosomatischen Geburtshilfe und Gynäkologie wichtig für das Aufblühen einer solchen Arbeitsgruppe ist, sollten wir deren Sensibilität für unser Fach stärken.

Da ich z. Z. selbst eine neue Arbeitsgruppe an der I. Universitäts-Frauenklinik München aufbaue, möchte ich Ihnen noch einige Ratschläge hierzu geben. Versuchen Sie, niemals ein psychosomatischer Einzelkämpfer zu bleiben. Sie müssen sich im klaren sein, daß man Einzelkämpfer leicht wegrationalisieren kann, wenn konkrete Dinge wie Ultraschallgeräte oder Laborzubehör gebraucht werden. Schon früh sollten Sie gleichgesinnte Kolleginnen und Kollegen suchen und in einer offenen konstruktiven Zusammenarbeit psychosomatische Ziele verfolgen. Dieser gemeinsame Weg schützt Sie auch vor zu großen

Frustrationen und schließlicher Resignation. Einseitig organisch orientierte Kolleginnen und Kollegen, die die psychosomatische Medizin geringschätzig abtun und ihren sogenannten gesunden Menschenverstand als alleinige Richtschnur einsetzen, sollten Sie einen Lernprozeß zugestehen. Es geht dabei darum, ihnen schrittweise psychosomatische Inhalte näherzubringen und ihre Abwehr zu unterlaufen. Eine kämpferische Haltung erscheint nur dann notwendig, wenn ideologisch die Naturwissenschaft allein in den Mittelpunkt gerückt wird. Hierdurch würde die Medizin realitätsfern auf monokausale Zusammenhänge reduziert. Weil nun aber Krankheit in der Regel viele Ursachen hat, kann kein Arzt auf Erfahrungen, sowie auf die individuelle Komplexität der Patienten verzichten.

Aus dem Gesagten sollte deutlich werden, daß missionarischer Eifer zur Bewältigung unserer Aufgaben alleine nicht ausreicht – im Gegenteil, er kann uns in das „Abseits der Überpsychologisierung" bringen. Auch wir Psychosomatiker müssen uns an realen Gegebenheiten orientieren. Eine solche reale Gegebenheit ist z. B. auch der veränderte Zeitgeist, den wir nutzen können. So hat sich in unserer Gesellschaft ein Wertewandel vollzogen, der den hohen Stellenwert althergebrachter Tugenden wie Fleiß, Disziplin, Pünktlichkeit und Ordentlichkeit anzweifelt. Neue Orientierungsgrößen wie Sensibilität, Kreativität und Selbstverwirklichung werden mehr und mehr akzentuiert, was unserer psychosomatischen Vorgehensweise entgegenkommt. Auch der Großteil der Patientinnen scheint psychisches Wohlbefinden zunehmend als besonders wichtig einzuschätzen. Hierdurch erfährt unsere psychosomatische Arbeit die notwendige Anerkennung, die uns für den beschwerlichen Weg entschädigen kann.

Ich diesem Sinne wünsche ich Ihnen erfolgreiche Tage in Göttingen, sowie Erkenntnisse, die Ihnen auf der Suche nach Ihrer Identität als Psychosomatiker in der Geburtshilfe und Gynäkologie weiterhelfen.

Zur Eröffnung

A. T. Teichmann

Herr Oberbürgermeister, verehrte Ehrengäste, liebe Kolleginnen und Kollegen!
Ich möchte Sie im Namen der Organisatoren zur 17. Fortbildungsveranstaltung
der Deutschen Gesellschaft für Psychosomatische Gynäkologie und Geburtshilfe recht herzlich begrüßen.
Wir sind in diesem Jahr wieder einmal Gäste einer Universität und schulden
Ihrem Präsidenten, Herrn Professor Norbert Kamp, sowie dem Direktor der
Frauenklinik, meinem verehrten Chef, Herrn Professor Kuhn, für Ihre Gast-
freundschaft gebührenden Dank. Im Gegensatz zur weit verbreiteten Annahme, daß die Verwaltungsorgane öffentlicher Institutionen in Verkennung ihrer
eigentlichen Aufgabe zum Autismus neigen, haben wir die Erfahrung machen
dürfen, daß uns die Universität in jeder Hinsicht hilfreich und unformell bei
der Ausrichtung dieser Veranstaltung auf allen Ebenen ihrer Hierarchie unterstützt hat.
Es entspricht der Tradition dieser Fortbildungsveranstaltung, daß einer der
Schwerpunkte in der Gruppenarbeit besteht. Wir haben an diesem Konzept
festgehalten und versucht, durch die Wahl der Vortragsthemen niedergelassene
Frauenärzte ebenso wie Kliniker praxisbezogen anzusprechen und daneben
auch soziokulturelle sowie medizinische Entwicklungen der letzten Jahre zu
reflektieren.
Psychosomatisch verstandene Medizin beginnt nicht erst dort, wo die klassische
Heilkunde theoretisch und praktisch an ihre Grenzen stößt, sondern ist integra-
ler Bestandteil des auf den kranken Menschen bezogenen ärztlichen Handelns.
Dies wird in keinem Bereich so deutlich wie im chirurgischen Gebiet unseres
Faches, welches nur scheinbar auf einen ganzheitlichen Krankheitsbegriff verzichten kann. Um dies zu verdeutlichen, sind die Vorträge des heutigen Tages
mit der Überschrift „perioperative Psychosomatik" versehen, deren herausra-
gende Bedeutung kein erfahrener und mit dem notwendigen Maß an Hingabe
tätiger Kliniker in Frage stellen wird.
Ihnen allen ist bekannt, daß in den vergangenen Jahren die Geburtshilfe unter
dem Begriff der Perinatologie nicht nur von eminenten wissenschaftlich-medi-
zinischen Fortschritten profitiert hat, sondern in eben demselben Maße Gegenstand kritischer, aber auch ideologischer Auseinandersetzung geworden ist.
Unabhängig davon, wie der Geburtshelfer zu den konkreten, von seinen
Patientinnen an ihn herangetragenen Anforderungen und Vorstellungen stehen
mag, ist er doch gezwungen, sich mit den verändernden Rollenbildern und

Erwartungen auseinanderzusetzen. Nachdem die werdende Mutter und die frühe Mutter-Kind-Beziehung hinreichend in das Licht der Familie und das Zwielicht der Öffentlichkeit geraten sind, und die Erzeuger von Schwangerschaften gleichsam als „appendices patriformes" ihre Rolle als Statisten in Schwangerschaft und Geburt mehr oder weniger freiwillig zu verlassen begonnen haben, scheint uns die Frage nach der Väterlichkeit von einigem Interesse zu sein. Ob es sich hierbei um eine neue Väterlichkeit im Rahmen einer neuen Sicht von Familie und Schwangerschaft handelt, mag dahingestellt sein. Bei kritischem Hinsehen ist die Erwartung, etwas wirklich Neues zu erkennen, häufig genug enttäuscht worden. Zumindest bleibt eine gewisse Auffälligkeit im äußeren Erscheinungsbild und ein vermehrt geäußerter Anspruch der Männer zu beobachten, an naturgegebenen Privilegien der Frau teilhaben zu wollen. Diesem Problem ist unser 2. Hauptthema am Freitag gewidmet.

Schließlich schien es uns an der Zeit, darüber nachzudenken, ob die Sache selbst oder aber die ihr gewidmete Öffentlichkeitsarbeit zu einem Bewußt- oder auch Unbewußtseinswandel hinsichtlich möglicher Gefahren der Sexualität geführt hat, von denen bis vor einigen Jahren die gefürchtetste noch die ungewollte Schwangerschaft gewesen ist. Auch wenn die Erkrankung, auf deren namentliche Nennung ich hier bewußt verzichten möchte, ohne unser Zutun eine hinreichende Publizität erlangt hat, und wir keineswegs die Absicht haben, in Konkurrenz mit von höchster Stelle geförderten Aufklärungsprogrammen zu treten, erscheint uns doch eine Reflexion der Folgen einer in diesem gemeinhin für delikat gehaltenen Bereich des Lebens so massiven Aufklärung angezeigt.

Ich hoffe, daß die gute Absicht der Organisatoren dieser Veranstaltung Ihnen in dem vorgelegten Programm deutlich wird. Der Erfolg dieser Tagung wird wesentlich auch von Ihrer Aktivität abhängen. Ich bin mir jedoch jetzt schon sicher, daß wir nicht alle positiven Erwartungen eines jeden Einzelnen von Ihnen erfüllen werden. Dennoch bitte ich um Nachsicht für Schwächen in der Ausrichtung dieses Kongresses, die wir trotz redlichen Bemühens nicht haben verhindern können.

Perioperative Psychosomatik

Die Schwierigkeiten der Patientenaufklärung aus gynäkologischer Sicht

B. Fervers-Schorre

Ich halte diesen Vortrag in der Reihe des Gesamtthemas „perioperative Psychosomatik", das heißt, wir werden uns zu beschäftigen haben mit den Schwierigkeiten des Gynäkologen und seiner Patientin im Zusammenhang mit der Aufklärung über operative gynäkologische Eingriffe.

Erlauben Sie mir zunächst einige allgemeine Überlegungen zum Problem der operativen Gynäkologie aus psychosomatischer Sicht.

Für das Selbstwertgefühl eines Menschen ist sein Körper von entscheidender Bedeutung. Das Körperbild beeinflußt während des gesamten Lebens in hohem Maße das narzistische Gleichgewicht eines Menschen. Dieser Einfluß des Körperbildes auf das Selbstwertgefühl eines Menschen wird besonders deutlich, wenn körperliche Erkrankungen das Selbstwertgefühl beeinträchtigen und das seelische Gleichgewicht stören, denn körperliche Integrität und narzißtisches Gleichgewicht, d. h. ausgeglichenes Selbstwertgefühl, sind untrennbar miteinander verbunden. Die Beeinträchtigung des Körpergefühls bedeutet immer auch eine narzistische Kränkung und zieht eine Verletzung des Selbstwertgefühls nach sich.

Jeder operative Eingriff bedeutet eine mehr oder weniger große Beeinträchtigung des Körpergefühls. Dies gilt im besonderen Maße für operative Eingriffe in der Gynäkologie. Aus psychologischen Untersuchungen zur Körperkathexis (Grad der Befriedigung, den ein Individuum für seinen Körper oder für Teile desselben empfindet) geht hervor, daß Frauen ihrem Körper mehr Interesse und Aufmersamkeit entgegenbringen als Männer. Das hat einerseits zur Folge, daß Frauen in der Regel mit ihrem Körper pfleglicher, liebevoller und achtsamer umgehen als Männer, andererseits bedeutet deshalb aber für Frauen eine Störung ihrer körperlichen Integrität auch häufig eine wesentlich größere Gefährdung des Selbstwertgefühls und des narzistischen Gleichgewichts. Die Gefährdung des Selbstwertgefühls bei Veränderung des Körperbildes durch Krankheit wird im wesentlichen beeinflußt durch die Wertigkeit des betroffenen Organsystems im Erleben eines Menschen. Diese Wertigkeit wird durch objektive und subjektive Merkmale bestimmt, z. B. durch die Sichtbarkeit von außen, durch die vitale Bedeutung und durch die symbolische Bedeutung des Organs.

Die Geschlechtsorgane sind Organe mit besonders hoher Wertigkeit, insbesondere mit hohem symbolischem Wertgehalt, was z. B. in dem Begriff der „Gebärmutter" deutlich zum Ausdruck kommt. An ihnen von Krankheit befallen zu sein bedeutet eine wesentliche Bedrohung in mehrfacher Hinsicht: Nicht nur die Gesundheit und möglicherweise das Leben einer Frau sind bedroht, auch ihre körperliche Integrität, ihr Körperbild; vor allem aber ist sie im Zentrum ihrer Geschlechtlichkeit betroffen. Im Gegensatz zu den männlichen Geschlechtsorganen, die sichtbar und in ihrer Funktion jederzeit zu beobachten sind, bleiben die weiblichen Geschlechtsorgane der Beobachtungsmöglichkeit entzogen. So wird verständlich, daß bis heute, selbst bei gebildeten Frauen, oft noch ein erstaunliches Unwissen über Anatomie und Physiologie ihrer eigenen Geschlechtsorgane herrscht und statt dessen häufig noch magische Vorstellungen anzutreffen sind.

Diese magischen Vorstellungen sind geeignet, die realen und phantasierten Ängste, die mit der Krankheit mobilisiert werden, zu verstärken – und dies sowohl bei den betroffenen Frauen als auch bei ihren Partnern.

Jede Bedrohung der körperlichen Integrität bedeutet für die Patientin eine Krise und damit die Mobilisierung spezifischer Ängste und Abwehrmechanismen. Wie gut sie diese Krise überwinden wird, ob sie daran reifen oder nur verletzt zurückbleiben kann, hängt nicht nur von ihrer jeweiligen Persönlichkeit ab, sondern auch von der Art und Weise, wie sie in dieser Krise begleitet wird.

Die Konfrontation mit der Diagnose und dem durch sie notwendig werdenden Eingriff hat einen phasenhaften Verlauf.

Die 1. dieser Phasen ist die *antizipatorische,* in der die Patientin die möglichen Konsequenzen der Diagnose antizipiert. Sie beginnt mit der Wahrnehmung der ersten Symptome. Die Feststellung, daß etwas nicht stimmt, löst Angst aus. Wenn diese Angst nicht so stark ist, daß die Patientin ihr Symptom verleugnen muß und den Arztbesuch vermeidet, wird sie in der Regel zunächst ihren niedergelassenen Gynäkologen aufsuchen. Dies tut sie nicht ohne jede Vorstellung über die Bedeutung des Symptoms, sondern im Gegenteil mit ihrer ganz persönlichen Vorstellung davon. Sie entwickelt eine Ahnung über das Bevorstehende, das die Amerikaner treffend als „middle knowledge" bezeichnen, das Resultat aus Informationswünschen und – Möglichkeiten einerseits und Abwehrvorgängen gegen das Bewußtwerden einer möglichen Bedrohung andererseits.

Mit dem Betreten der Praxis beginnen die „Schwierigkeiten der Patientenaufklärung aus gynäkologischer Sicht". Eine mehr oder weniger vorinformierte Patientin begegnet mit Phantasien, Ängsten, Ahnungen und Wissen über die Bedeutung ihres Symptoms „Helfern", die auf sie und ihr Symptom reagieren. Diese Reaktion ist keineswegs neutral, sondern einerseits hervorgerufen durch die Patientin selbst und andererseits bedingt durch die Bedeutung, die die Helfer, sei es Personal, sei es der Arzt selber, dem Symptom beimessen. Die Patientin nimmt diese Ebene der Kommunikation, die noch keineswegs bewußt als „Aufklärung" deklariert ist, mehr oder weniger deutlich wahr und interpretiert sie in Hinsicht auf die Bedeutung ihres Symptoms.

Dieser Vorgang ist in aller Regel keinem der Beteiligten bewußt, ist aber nichtsdestoweniger von außerordentlicher Bedeutung und Wirksamkeit. Mit anderen Worten: Aufklärung und ihre Schwierigkeit ist keineswegs nur ein Vorgang rationalen Informationsaustausches zu einem bestimmten, als „Aufklärung" deklarierten Zeitpunkt – also eine „Erörterung", wie es in der neuen Gebührenordnung heißt –, sondern ein kontinuierlicher Dialog zwischen allen Beteiligten und auf allen Ebenen der Kommunikation, verbalen und averbalen, bewußten und unbewußten von der ersten Wahrnehmung des Symptoms.

Die Möglichkeit und Fähigkeit zur Antizipation, zum probatorischen Handeln ist von großer Bedeutung für die Verarbeitung einer Krise und eines Verlustes. Deshalb kommt auch dieser antizipatorischen Phase für die Aufklärung der Patientin eine besondere Bedeutung zu, die allerdings leider oft mißachtet wird. Die Angst ist beim Antizipieren in aller Regel nicht zu überwältigen, weil das Antizipierte, in diesem Falle die vorgesehene Operation, eben noch nicht Realität ist und der Akt der Antizipation jederzeit unterbrochen werden kann; d. h. das Gefühl der Autonomie ist stärker, oder anders ausgedrückt: Das Gefühl des Ausgeliefertseins ist weniger groß. Auch die Tatsache, daß die Patientin noch in Straßenkleidern – und nicht im Nachthemd – vor „ihrem Gynäkologen" sitzt, der sie kennt und den sie kennt, kann das Gefühl der Autonomie und der Angstfreiheit verstärken. Diese antizipatorische Phase sollte deshalb unbedingt ihrer großen Bedeutung entsprechend für die erste Aufklärung der Patientin in der gynäkologischen Praxis genutzt werden. Insbesondere auch, weil in der Praxis ein großer Spielraum für individuelles Vorgehen gegeben ist. Nicht nur durch die Tatsache, daß Arzt und Patientin sich in der Regel besser kennen, sondern auch z. B. durch die Möglichkeit der schrittweisen Aufklärung. Nach einem ersten Gespräch beispielsweise kann die Patientin nach Hause gehen, das Erfahrene wirken lassen und zu einem erneuten Gespräch wiederkommen.

Dies ist von großer Bedeutung, da immer zugleich mit den bewußten Vorgängen der Wahrnehmung der Realität die unbewußten Abwehrvorgänge stattfinden, die die Angstgefühle auf einem für die Patientin erträglichen Maß halten. Wie stark diese Abwehr sein muß, hängt nicht etwa von der objektiven Größe und Bedrohlichkeit des geplanten Eingriffs, sondern von der jeweiligen ganz persönlichen Bedeutung für die Patientin ab. Sehr häufig führen diese Abwehrvorgänge dazu, daß die Patientin ganze Teile der Aufklärung gar nicht wahrnimmt, „vergißt" oder entsprechend ihren Phantasien und magischen Vorstellungen verändert. Jeder von uns kennt beispielsweise die große Zahl magischer Phantasien, die oft mit dem Begriff „Plastik" bei der vaginalen Hysterektomie verbunden werden.

Da es bei der Aufklärung aber eben nicht nur um einen rationalen Akt des intellektuellen Verstehens, sondern insbesondere auch um das Verständnis und Erleben der emotionalen Bedeutung dieses besonderen Eingriffes bei dieser besonderen Patientin geht, ist auch hierzu ein mehrmaliger Kontakt oft sehr wichtig. Im ersten Moment wird die Patientin häufig überschwemmt von Gefühlen. Dabei haben scheinbar kühle, ganz „vernünftige" Patienten oft besonders starke Ängste, die sie aber ebenso massiv verdrängen müssen.

Nicht alle diese Gefühle wird man erreichen, auch nicht erreichen müssen. Manche Ängste sind in der Verdrängung am besten aufgehoben – womit ich sagen will, daß man nicht um jeden Preis nach Ängsten bohren sollte. Je mehr Gefühle aber schon vor dem Eingriff und vor der „Einweisung" oder „Einlieferung" (auch diese Begriffe sind sehr bezeichnend) ins Krankenhaus erlebt sind, desto ruhiger wird die Patientin die Operation überstehen.

Die 2. Phase ist die *operative,* die stationäre Phase also, in der der antizipierte Verlust Wirklichkeit wird. In dieser weit beängstigerenden Phase gibt es für die Patientin in der Regel keine vertrauten Bezugspersonen mehr. Sie ist eines Teils ihres sozialen Status beraubt, trägt z. B. ein Nachthemd statt Straßenkleidung, teilt meist mit mehreren anderen Patientinnen ein unpersönliches Zimmer, ist getrennt von ihrer Familie. Alle diese Faktoren fördern die Regression, d. h. den Rückschritt auf weniger entwickelte und autonome Stufen der psychischen Entwicklung und damit die Angstbereitschaft.

In dieser ohnehin angstfördernden Atmosphäre findet nun die „eigentliche" Aufklärung über den geplanten operativen Eingriff statt. Bei dieser Aufklärung geht es nicht mehr nur um eine Kommunikation mit der Patientin über ihre Diagnose und eine vorgesehene Operation. Selbstverständlich geht es auch darum. Selbstverständlich geht es auch hier darum, der Patientin einen Eingriff zu erklären, ihr Ängste zu nehmen und sie in den Stand zu versetzen, von ihrem Selbstbestimmungsrecht Gebrauch zu machen und zu wählen, ob sie einen Eingriff durchführen lassen will oder nicht, und wenn ja, welchen.

Aber das Wolkenkuckucksheim der reinen Arzt-Patienten-Beziehung, in der der Arzt es sich leisten könnte, sich nur von den Bedürfnissen, Wünschen und Fähigkeiten der Patientin lenken zu lassen, muß spätestens jetzt verlassen werden. Rigoros und unnachgiebig kommen nun für den Arzt juristische und gesellschaftliche Notwendigkeiten hinzu, die dem so notwendigen Vertrauen zwischen Arzt und Patientin immer abträglich sein müssen.

Zwei Faktoren scheinen mir dabei besonders wesentlich:

1) der sozialpsychologische einer zunehmenden narzistischen Strukturierung der Gesellschaft und
2) der damit verbundene einer zunehmenden Neigung zu Kontrolle und zu formell juristischen Regelungen menschlicher Beziehungen.

Ich will versuchen, dies genauer darzulegen. Die narzistische Struktur unserer Gesellschaft wird m. E. im Gesundheitswesen bzw. in der Arzt-Patienten-Beziehung an folgenden Punkten, die selbstverständlich immer nur verallgemeinert sein können, deutlich: Weit verbreitet bestehen unrealistische, riesige Ansprüche und Erwartungen an ebenso unrealistisch idealisierte Ärzte und Technologien. Alles soll machbar sein, jeder Anspruch befriedigt werden. Mit diesen Ansprüchen einer geht eine große persönliche Kränkbarkeit, die den Abwehrmechanismus der Projektion nötig macht, das heißt beispielsweise, persönliche Krankheit oder ein behindertes Kind sollen nicht länger persönliches Schicksal sein, das es zu akzeptieren und trauernd zu verarbeiten gilt, sondern die Verantwortung, die „Schuld" dafür wird nach außen verlagert und eine Wiedergutmachung verlangt. So wird verständlich, daß die Patienten zunehmend dazu neigen, nach einer Operation oder Geburt den behandelnden Arzt zu verklagen.

Selbstverständlich will ich damit nicht sagen, daß jeder unkontrolliert tun und lassen soll, was er will, sehr wohl aber will ich auf die große Gefahr dieser

Form der projektiven Abwehr für die Arzt-Patienten-Beziehung und eben auch für die Patientenaufklärung hinweisen.

Sie wird noch verschärft durch einen weiteren Prozeß, den nämlich der zunehmenden Entwertung der Ärzte insgesamt. Viele Jahre wurden die Ärzte unrealistisch idealisiert und haben sich an dieser Idealisierung nur zu gerne beteiligt, denn es ist ja angenehm, sich als großer potenter Retter und Helfer zu fühlen. Die Schwester der Idealisierung aber ist die Entwertung, und dieser Entwertungsprozeß, der ebenso unrealistisch ist wie die Idealisierung, läuft stufenweise. Zuerst war es der Arzt als Beutelschneider, jetzt ist es der Arzt als Betrüger, und nun steht uns der Arzt als professionell untauglich, als fehlerhaft Behandelnder ins Haus. Im Rahmen der Entwürfe zur Strukturreform im Gesundheitswesen ist dies schon institutionalisiert. Der dort geplante sogenannte medizinische Dienst hat nämlich nicht nur zur Aufgabe, beispielsweise die Arbeitsunfähigkeitsbescheinigungen oder die Liegedauer im Krankenhaus persönlich zu begutachten, sondern ihm obliegt auch die „Unterstützung der Versicherten bei Behandlungsfehlern". Im §71 des Referentenentwurfes zur Strukturreform im Gesundheitswesen heißt es u. a.: „Die Krankenkassen können die Versicherten bei der Verfolgung von Schadensersatzansprüchen, die bei der Inanspruchnahme von Versicherungsleistungen aus Behandlungsfehlern entstanden sind... unterstützen. Auf Antrag der Versicherten können die Krankenkassen dazu den medizinischen Dienst der Krankenkassen beauftragen, gutachtlich zu prüfen, ob im Rahmen der Inanspruchnahme einer Leistung der Krankenkasse ein Arzt bei einer Behandlung die in Diagnostik und Therapie erforderliche Sorgfalt verletzt hat (Behandlungsfehler). Die gutachtlichen Äußerungen sind den Versicherten zum Zweck der Rechtsverfolgung zugänglich zu machen."

Aufklärung kann also nicht länger nur der Versuch sein, die Patientin in den Stand zu versetzen, selbständig sich für oder gegen einen Eingriff zu entscheiden. Aufklärung birgt vielmehr zunehmend die Notwendigkeit für den operierenden Arzt, für einen eventuellen Prozeß beweisbar zu machen, daß aufgeklärt wurde. Er kann sich also um das Vertrauen der Patientin, die ihm dann immerhin ihre Gesundheit oder sogar ihr Leben im wahrsten Sinne des Wortes in die Hand gibt, bemühen wie immer er will. Am Ende steht die Unterschrift – und das heißt nichts anderes als das potentielle Mißtrauen auf beiden Seiten. Wird sie klagen? Wird er meine Unterschrift mißbrauchen?

Hinzu kommnt, daß in einem etwaigen Kunstfehlerprozeß die Patientin beweispflichtig ist für den vorgeworfenen Behandlungsfehler, der Arzt aber für die ausreichend durchgeführte Aufklärung (s. auch Beitrag Schreiber).

Und was dann im Zweifelsfall ausreichend ist, kann keineswegs er allein festlegen, auch nicht er gemeinsam mit der Patientin, sondern das legen im wesentlichen Juristen fest. Beispielsweise muß ein tödliches Risiko von 1:100 000 nach Meinung des Bundesrichters Dr. Ankermann mitgeteilt werden, so daß die folgende Karikatur (Abb. 1) wohl kaum noch eine Überziehung ist.

Der Arzt gerät in einen kaum lösbaren Konflikt: Tut er das, was eigentlich seine Aufgabe ist, nämlich der Patientin nach allen Möglichkeiten seiner Kunst, den technischen und psychologischen zu helfen und nicht zu schaden – eben auch nicht dadurch, daß er sie *in jedem Fall* mit auch sehr seltenen

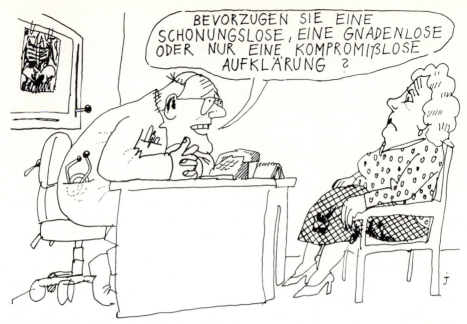

Abb. 1. Schwierigkeiten der Patientenaufklärung

Komplikationsmöglichkeiten konfrontiert –, so schadet er möglicherweise sich selbst und bedroht seine Existenz. Beachtet er sein eigenes Interesse nach juristischer Absicherung, so schadet er möglicherweise der Patientin.

Goethe, der ja wegen seiner großen Klugheit immer wieder herhalten muß, sagt im *Westöstlichen Diwan:* „Wofür ich Allah höfliche danke? Daß er Leiden und Wissen getrennt. Verzweifeln müßte jeder Kranke, das Übel kennend wie der Ernst es kennt." Wenn ich im vorausgegangenen nicht nur auf die reine Arzt-Patient-Beziehung und die spezifischen gynäkologischen Probleme eingegangen bin, so deshalb, weil ich der Überzeugung bin, daß die derzeitigen gesellschaftlichen Bedingungen die Arzt-Patient-Beziehung so sehr beeinflussen und beeinträchtigen, daß sie unbedingt in unsere Überlegungen mit einbezogen werden müssen. Die feinsinnigsten Gedanken über stufenweise Aufklärung und Kommunikation über die Diagnose helfen wenig, wenn wir nicht gleichzeitig der massiv begrenzenden Realität eingedenk sind.

Neben den psychologischen Aspekten scheint mir diese Unvereinbarkeit zwischen der unumgänglichen persönlichen juristischen Absicherung auf dem Boden zunehmender Prozesse, zunehmender Entwertung des Arztes und zunehmender Störung der Arzt-Patient-Beziehung und dem am Patienten ausgerichteten Handeln die größte Schwierigkeit der Patientenaufklärung. Es ist, so meine ich, sehr an der Zeit, daß wir das Wolkenkuckucksheim der reinen Psychosomatik zumindest zeitweise verlassen und uns um die gesellschaftlichen Implikationen unseres ärztlichen Tuns mit kümmern.

Normative Aspekte der Patientenaufklärung und ihre Beziehung zur Besonderheit des Einzelfalls

H.-L. Schreiber

Gegenstand meines Referates sind die normativen Aspekte der Patienten-aufklärung. Dabei geht es um die rechtlichen Anforderungen an das Aufklä-rungsverhalten des Arztes. Sie sollen in Beziehung zur Besonderheit des jewei-ligen Einzelfalls gesetzt werden.

Eine besondere gesetzliche Regelung der ärztlichen Aufklärungspflicht gibt es nicht. Die normativen Vorgaben für sie sind aus Rechtsprinzipien von hoher Allgemeinheit durch die Rechtsprechung entwickelt worden. Über diese Rechtsprechung hat ein Gericht vor kurzem selbst gesagt, sie sei so vielschich-tig, daß die Annahme nicht gerechtfertigt erscheine, man könne sie einem Nichtjuristen ohne weiteres verständlich machen; sie ist außerordentlich diffe-renziert und selbst für den Fachmann kaum überschaubar. Kürzlich ist unter Leitung meines Göttinger Kollegen Deutsch eine lexikonartige Zusammenstel-lung der gerichtlichen Entscheidungen über die Patientenaufklärung seit 1894 veröffentlicht worden. Mehrere hundert Entscheidungen sind darin registriert. Bei einer Zusammenstellung von Urteilen der letzten Jahre für dieses Referat habe ich ca. 20 zu gynäkologischen Fällen gefunden.

Grundlinien der Rechtsprechung zur Aufklärung

Lassen Sie mich zunächst versuchen, die von der Rechtsprechung herausgear-beiteten normativen Grundlinien der Aufklärungspflicht darzustellen. Sie hat ihre rechtlichen Wurzeln in Artikel 1, Abs. 1 sowie in Artikel 2, Abs. 1 des Grundgesetzes, in denen die Würde des Menschen und die freie Entfaltung der Persönlichkeit von der Verfassung geschützt werden. Jeder Kranke hat selbst zu entscheiden, ob er sich ärztlich behandeln lassen will oder nicht, dem Arzt steht grundsätzlich, auch wenn er den Zustand des Kranken und die Dring-lichkeit der Behandlung besser als dieser selbst kennt und beurteilen kann, kein Recht zur Zwangsbehandlung zu. Jeder Eingriff in die körperliche Unver-sehrtheit bedarf der vorhergehenden Einwilligung. Das gilt nicht nur für Ope-rationen, sondern für alle diagnostischen und therapeutischen Maßnahmen, die in den Körper des Patienten eingreifen, wie Injektionen, Bestrahlungen und auch die Verabreichung von Medikamenten. Die Einwilligung ist nur wirksam, wenn der Kranke weiß, worin er einwilligt. Ein Eingriff ohne solche Einwilligung wäre, auch wenn er erforderlich ist und sachgerecht ausgeführt wird, rechtswidrig und strafbar, erst durch die Einwilligung wird er gerechtfertigt.

Der Arzt ist verpflichtet, dem Patienten die für die Wirksamkeit der Einwilligung erforderliche Kenntnis durch Aufklärung zu vermitteln. Durch sie soll der Patient in die Lage versetzt werden, so lauten die allgemein gebräuchlichen Formeln, Art, Tragweite, Notwendigkeit, Verlauf, Risiken und Folgen eines Eingriffs in den wesentlichen Punkten zu verstehen. Ziel dieser sog. Selbstbestimmungaufklärung ist es, die eigene Entscheidung des Patienten zu ermöglichen. Sie wird von der Rechtsprechung immer wieder in den Vordergrund gestellt.

Von dieser Selbstbestimmungsaufklärung zu unterscheiden ist die sog. therapeutische Aufklärung. Sie umfaßt die aus medizinischen Gründen notwendige Information über die Krankheit und die mit Rücksicht darauf notwendigen Verhaltensweisen, wie etwa Diät, die Einnahme verordneter Arznei sowie die Beobachtung der künftigen Entwicklung des Gesundheitszustands. Diese therapeutische Aufklärung ist rechtlich wenig problematisch. Ihr Umfang richtet sich nach der Art der Krankheit und den zu ihrer Bekämpfung erforderlichen Maßnahmen. Freilich kann sie sich mit der Selbstbestimmungsaufklärung überschneiden, etwa wenn die therapeutische Notwendigkeit eines Eingriffs oder der Einnahme von Medikamenten anhand der Offenbarung einer belastenden Diagnose verdeutlicht werden muß.

Weit zweifelhafter ist dagegen der Umfang der gebotenen Selbstbestimmungsaufklärung. Um sie drehen sich lebhafte Auseinandersetzungen. Bei ihr soll es nicht um die Vermittlung medizinischen Sachwissens gehen, sondern – so die allgemeine Formel – um die Kenntnis von der Bedeutung des Eingriffs für den individuellen Patienten. Das erfordert prinzipiell die Berücksichtigung der Besonderheiten des Einzelfalls.

Einerseits soll die Aufklärung um so weiter gehen müssen, je größer die Risiken des Eingriffs sind. Andererseits reduziert sich der Umfang der Aufklärung mit der Dringlichkeit des Eingriffs. Je unausweichlicher und dringender eine Behandlung erscheint, um so geringer ist der Umfang dessen, was in der Aufklärung anzusprechen ist. Die Aufklärung kann sogar entfallen, wenn der bedrohliche Zustand des Patienten einen unmittelbaren, sofortigen Eingriff erfordert, z. B. in akuten Notfällen. Weitergehend als beim vital indizierten muß bei einem bloß zweckmäßig erscheinenden Eingriff dann aufgeklärt werden, wenn verschiedene Möglichkeiten der Behandlung in nicht dringlicher Situation bestehen. Am weitesten geht die Aufklärungspflicht bei bloß kosmetischen Eingriffen, etwa einer kosmetischen Korrektur der Brust.

Das soll nach der Rechtsprechung freilich nicht heißen, daß von der Aufklärung dann überhaupt abgesehen werden darf, wenn eine ärztliche Abwägung zwischen der Schwere des Leidens und der Dringlichkeit der Behandlung ein eindeutiges Überwiegen der für den Eingriff sprechenden Argumente ergibt.

Das schwierigste Feld bildet die Frage, über welche möglichen Risiken und Komplikationen ein Patient unterrichtet werden muß. Der Kranke müsse, so heißt es in den Urteilen immer wieder, im großen und ganzen wissen, worin er einwillige. Dabei sei auf die Perspektive eines verständigen Menschen in der individuellen Lage des Kranken abzustellen. Nicht maßgeblich soll daher die allgemeine, statistische Komplikationsdichte sein. Vielmehr wird als maßgeblich angesehen, ob beim jeweiligen Krankheitsbild, dem Zustand des Patienten und beim Könnens- und Erfahrungsstand der einzelnen Klinik Nebenwirkungen zu befürchten seien. Nicht aufgeklärt werden muß nach den Grundsätzen der Rechtsprechung einerseits über mögliche Behandlungsfehler – die Rede ist immer nur von „Risiken" –, andererseits auch nicht über diejenigen mit medizinischen Eingriffen stets verbundenen, oft aber nicht stets geringfügigen Risiken, die allgemein bekannt sind, wie z. B. mögliche Komplikationen nach einer Injektion oder über die Gefahren einer Embolie. Auch auf den Bildungsstand des Patienten soll abgestellt werden. Sind dem Patienten nach seiner Vorbildung bestimmte Risiken offensichtlich unbekannt, so müssen sie mitgeteilt werden, nicht dagegen, wenn davon auszugehen ist, daß sie etwa einem Arzt auch eines anderen Fachgebiets geläufig sind. Statt auf die allgemeine Komplikationsrate wird von der Rechtsprechung zunehmend auf die konkreten Umstände des jeweiligen Einzelfalls abgestellt, z. B. auch die für einen Patienten nach seinen persönlichen Verhältnissen besonders schwerwiegenden möglichen Folgen eines Eingriffs, etwa für einen Pianisten die Lähmung seiner Finger oder für eine junge Frau im gebährfähigen Alter mit Kinderwunsch der Verlust der Gebärfähigkeit.

Auf seltene Gefahren, deren Auftreten im konkreten Fall so wenig wahrscheinlich sei, daß sie bei einem verständigen Menschen in seiner Lage für den Entschluß, in die Behandlung einzuwilligen, nicht ins Gewicht fallen, brauche nicht hingewiesen zu werden, etwa den möglichen Verlust der Gebärfähigkeit einer Frau von über vierzig, die mehrere Kinder hat.

Eine therapeutische Kontraindikation für die Aufklärung hat die Rechtsprechung bisher nur in sehr engen Grenzen anerkannt. Nur dann, so lauten die allenthalben weiter getragenen Formeln aus der Rechtsprechung von Ende der 50er Jahre, wenn die mit der Aufklärung verbundene Eröffnung der Natur des Leidens zu einer ernsten und nicht behebbaren Gesundheitsschädigung des Patienten führen würde, könne ein Absehen von der Aufklärung gerechtfertigt sein. Soweit dagegen durch die Mitteilung einer schweren Erkrankung die Stimmung oder das Allgemeinbefinden herabgedrückt werde, handele es sich um unvermeidliche Nachteile, die in Kauf genommen werden müßten. In seiner neueren Rechtsprechung hat der Bundesgerichtshof bisher nicht mehr ausführlich zur Frage dieses schlecht so bezeichneten „therapeutischen Privilegs" Stellung genommen. In einer jüngeren Entscheidung ist die Rede von ausnahmsweise entgegenstehenden zwingenden therapeutischen Erwägungen. Recht rigid formuliert noch das Minderheitsvotum in der Entscheidung des Bundesverfassungsgerichts zur Arzthaftung aus dem Jahre 1979, die mit der Aufklärung verbundene seelische Belastung sei die Kehrseite der freien Selbstbestimmung.

Gründe und Folgen der Rechtsprechung

Diese Rechtsprechung erscheint nach einer verbreiteten Auffassung in der medizinischen und rechtswissenschaftlichen Literatur als sehr eng und rigid. Sie hat m. E. zu einer Überspannung der Aufklärungspflicht und zu schwerwiegenden Belastungen des Arzt-Patienten-Verhältnisses geführt. Wie alsbald näher auszuführen sein wird, befindet sich die Rechtsprechung auch auf einem behutsamen Rückweg mit Hilfe verfahrensrechtlicher Argumentationsmuster, weg von der strikten, allzu einseitigen Betonung des Selbstbestimmungsrechts, wenn sie auch an dessen Vorrang festhält.

Die Gründe für die Entwicklung der Rechtsprechung zur Aufklärung liegen auf der Hand: Die Verletzung der Aufklärungspflicht ist in einem Schadensersatzprozeß über behauptete, aber nicht hinreichend beweisbare Behandlungsfehler zum Ausweich- und Auffangtatbestand geworden. Für das Vorliegen eines Behandlungsfehlers trägt der betroffene Patient die Beweislast, d. h. das Risiko, mit der Klage abgewiesen zu werden, wenn ein schuldhafter Behandlungsfehler nicht bewiesen werden kann. Verständlich ist es, daß der Patient auf die Aufklärungspflicht ausweicht und sich darauf beruft, über die eingetretene Komplikation vorher nicht ausreichend aufgeklärt worden zu sein. Denn für eine ordnungsgemäße Aufklärung obliegt der Beweis dem Arzt. Es ist erklärlich, daß in medizinischen Dingen nicht selbst sachkundige Gerichte vielfach den Weg über die Aufklärungspflicht beschritten und versucht haben, von mißlungener Behandlung betroffenen Patienten bei vermuteten bzw. naheliegenden, aber nicht hinreichend bewiesenen Behandlungsfehlern Ersatzleistungen zu gewähren. Damit ist die Aufklärung ihrem eigentlichen Sinn entfremdet und zu Zwecken des Schadensersatzes funktionalisiert worden. Die Rechtsprechung zur Aufklärung enthält die Tendenz, Ärzte für ihr Handeln auch dort, wo noch keine gesicherten Standards bestehen oder wo deren Verletzung nicht hinreichend sicher festgestellt werden kann, unter dem Gesichtspunkt der unterbliebenen Aufklärung haftbar zu machen.

Sie hat, worauf ich wiederholt hinzuweisen versucht habe, den Patienten in irrealer Weise generell als abstrakt Vernünftigen und nicht als individuell konkret Leidenden behandelt. Zu einseitig hat sie das Selbstbestimmungsrecht in den Mittelpunkt gestellt und ist über die reale Hilfsbedürftigkeit des Kranken und seine Abhängigkeit von der Krankheit hinweggegangen.

Auf ärztlicher Seite hat sie zu einem defensiven System der Absicherungsaufklärung durch Formulare und umfassende Risikokataloge geführt.

Gross (1983) hat m. E. zutreffend darauf hingewiesen, daß der Patient nicht primär in die Klinik komme, um dort sein Selbstbestimmungsrecht auszuüben, sondern um in der Situation seiner Krankheit Heilung oder zumindest Linderung zu finden.

Ich meine, daß es den Patienten, von dem viele Aufklärungsurteile sprechen, in unseren Krankenhäusern und Arztpraxen nur selten gibt. In diesen Urteilen erscheint der Patient oft als ein ruhig distanziert und überlegt Abwägender, der rational über die Gründe entscheidet, die für oder gegen einen ärztlichen Eingriff sprechen. Aber gerade in der Situation schwerer Krankheit ist der Mensch in der Regel aus dem psychophysischen Gleichgewicht geraten und der menschlichen Zuwendung und Unterstützung bedürftig und sollte nicht mit bloß der rechtlichen Absicherung gegen Schadensersatzansprüche dienenden umfassenden Risikokatalogen zusätzlich belastet werden.

Möglichkeiten der Aufklärung im Einzelfall

Wie soll der Arzt sich in dieser Situation verhalten? Ohne Zweifel gehört es zu seinen Pflichten, den Patienten ernstzunehmen und ihn nicht als unmündiges Objekt der Behandlung zu betrachten, ihn also nicht ohne Information zu lassen. Unbestritten dürfte auch sein, daß es für eine ärztliche Behandlung – abgesehen von Notfällen – der Einwilligung des Patienten bedarf. Problematisch ist aber, in welchem Umfang der Patient über seinen Gesundheitszustand und die mit einer Behandlung zusammenhängenden Risiken zu informieren ist. Auch nach der Rechtsprechung genügt dabei eine Aufklärung im großen und ganzen. Die Aufklärung darf sich also auf das Wesentliche beschränken. Sie kann meines Erachtens nur ohne vorgängige Schematisierung in bloßen Formularen in persönlichem Gespräch mit dem Kranken erfolgen. Die Aufklärung muß, so hat es der Vorsitzende des für die Aufklärungsfragen in letzter Instanz zuständigen 6. Zivilsenats des Bundesgerichtshofs, Erich Steffen, selbst ausgeführt „in die therapeutische Beziehung zum Patienten, den konvivialen Kontakt eingebunden sein".

Die Rechtsprechung hindert nicht daran, daß der Arzt sich im persönlichen Gespräch behutsam an seinen Gesprächspartner herantastet, um zu sehen, was dieser bereits weiß, was er erfahren will und was er ohne schweren Schaden im Augenblick ertragen kann. Solche Aufklärung im ethisch-therapeutischen Sinne unterscheidet sich von der im Gefolge der Rechtsprechung teilweise ausgebreiteten Formularaufklärung wesentlich. Aufklärung kann nicht nur Sache eines kurzen Gesprächs sein, in dem die medizinische Diagnose präsentiert und verschiedene Möglichkeiten der Behandlung zur Auswahl vorgelegt werden. Sie ist vielmehr gerade bei schwerwiegenden Erkrankungen mit weitreichenden gefährlichen Maßnahmen ein behutsamer Prozeß der allmählichen Hinführung zur Wahrheit, soweit der Patient sie verstehen kann und will.

Zutreffend meinen Kern u. Laufs (1983), der Arzt dürfe bei schwerer Krankheit und infauster Prognose sich mit diagnostischen Aufschlüssen zurückhalten und den kritischen Befund behutsam umschreiben. Er darf, so hat es ein erfahrener Kliniker einmal formuliert, nie die Unwahrheit sagen, er ist aber nicht gezwungen, stets die schonungslose volle Wahrheit mitzuteilen. Auch die Rechtsprechung läßt, so rigide ihre Regeln manchmal wirken, für die Besonderheiten des Einzelfalls Raum. Sie läßt es m. E. zu, sorgsam abzuwägen und je nach Krankheit, Persönlichkeit und Situation die Wahrheit vorsichtig und schonend zu sagen. Wo es Alternativen zwischen Behandlung und Nichtbehandlung oder zwischen verschiedenen, unterschiedlich eingreifenden Methoden gibt, die verschiedene Auswirkungen haben können, müssen diese selbstverständlich zur Sprache kommen. Das gilt m. E. für z. B. die operative Behandlung des Mammakarzinoms und den Umfang der Resektion. Der Umfang des Eingriffs in die Brust hat durchaus unterschiedliche physische und soziale Auswirkungen.

Man kann keinem Arzt raten, über die Regeln der Rechtsprechung einfach hinwegzugehen und von einer Aufklärung abzusehen oder sie beliebig einzuschränken. Freilich wird die Frage des genügenden Umfangs der Aufklärung in aller Regel überhaupt nur dann aktuell, wenn ein Eingriff mißlingt. Ich habe daher früher einmal – sachlich m. E. richtig, aber vielleicht doch etwas zu forsch – formuliert, wenn man keinen Fehler mache bzw. wenn nichts schiefgehe, könne man so aufklären, wie man es nach seinem Gewissen für richtig halte. Die Nichtberücksichtigung der Regeln der Rechtsprechung birgt eben doch erhebliche Haftungsrisiken in sich.

Möglichkeiten der Individualisierung statt eines bürokratischen Formalismus

Gerade die neuere Entwicklung der Rechtsprechung führt aber zu einer Entspannung und zu gewissen Ermessensspielräumen, die eine Anpassung der Aufklärung an die Besonderheiten des Einzelfalls und der Situation sowie die Berücksichtigung therapeutischer Gesichtspunkte eher möglich machen.
Lassen Sie mich aus dieser neueren Rechtsprechung drei Gesichtspunkte nennen, die wenn auch nicht eine grundsätzliche Veränderung, so doch wesentliche Akzentverschiebungen und mehr Raum für den Arzt zu stärkerer Individualisierung bedeuten.
1) Die Rechtsprechung des BGH hat – und darin sind ihm andere Gerichte trotz einigen Widerspruchs in der juristischen Literatur gefolgt – der Funktionalisierung – der Aufklärung zu Schadensersatzzwecken, der BGH spricht sogar von Mißbrauch, entgegenzusteuern gesucht.
   Der Patient, der sich auf einen Aufklärungsmangel hinsichtlich eines bestimmten Risikos beruft, müsse – so die Judikatur – plausibel darlegen, weshalb er bei Kenntnis der aufklärungsbedürftigen Umstände die Behandlung gleichwohl abgelehnt haben würde. Zwar könne dafür kein generalisierender Maßstab angelegt werden, es sei auch nicht etwa die Sicht des Arztes maßgebend. Der Patient müsse aber deutlich machen – der BGH entscheidet das anhand eines schweren Bestrahlungsschadens bei einer Hodgkinschen Krankheit –, daß er bei der Erwähnung des Risikos in der Aufklärung sich in einem Entscheidungskonflikt befunden hätte, aus dem heraus eine Ablehnung der Behandlung im damaligen Zeitpunkt trotz der durch die Krankheit drohenden Gefahren verständlich werde.[1]
   Das bedeutet keine Umkehr der Beweislast, aber doch eine erhebliche Erschwerung des Haftungsanspruchs über den Weg des behaupteten Aufklärungsmangels. In der Regel wird es dem Patienten bei einer schweren, lebensbedrohenden Krankheit schwerfallen, plausibel zu machen, daß er bei Kenntnis eines im Vergleich zu den Gefahren der Krankheit meist geringfügigen Risikos den Eingriff abgelehnt hätte. Geht die Rechtsprechung künftig diesen Weg weiter, so wird die Berufung auf einen Aufklärungsfehler sehr erschwert. Es ist daher abzusehen, daß es künftig bei der Aufklärung weniger um möglichst umfassende Risikokataloge gehen wird.[2]
2) Hinzukommt zweitens, daß die Rechtsprechung in neueren Entscheidungen die Beweislast für die erfolgte Aufklärung, wenn auch nicht umgekehrt, so

---

[1] BGH, Urteil vom 7.2.1984, *Neue Juristische Wochenschrift* 1984, S. 1397.
[2] Siehe auch: OLG Stuttgart, Urteil vom 22.11.1984, *Medizinrecht* 1986, S. 41;
   OLG Zweibrücken, Urteil vom 8.5.1985, *Versicherungsrecht* 1985, S. 108.

doch für den Arzt wesentlich erleichtert und damit eine Individualisierung der Aufklärung, eine Anpassung an die Besonderheiten des jeweiligen Falls ermöglicht hat. So ging es (vgl. Urteil des BGH vom 8. 1. 1985)[1] um den Fall einer Hysterektomie, bei der es zu einer Verletzung des Harnleiters gekommen war. Streitig war, ob dieses Risiko Gegenstand des Aufklärungsgesprächs gewesen sei. Die unterzeichnete Einwilligungserklärung enthielt nur die Wendung von einer Aufklärung über die „ernsthaft ins Gewicht fallenden typischen Risiken" des geplanten Eingriffs.

Der BGH äußert seine Skepsis über das Formularwesen und rückt – wie schon in anderen Entscheidungen – das individuelle Aufklärungsgespräch in den Mittelpunkt. Aushändigung und Unterzeichnung von Formularen ersetzten nicht das erforderliche Aufklärungsgespräch. Die Unterzeichnung von Formularen besage für sich allein noch nicht, daß der Patient sie auch gelesen und verstanden habe, geschweige denn, daß der Inhalt mit ihm erörtert worden ist. Aushändigung und Unterzeichnung von Formularen und Merkblättern ersetzten nicht das erforderliche Aufklärungsgespräch. Gerade wegen der persönlichen und individuellen Ausrichtung der Aufklärung dürften an den Beweis ihrer Ordnungsgemäßheit keine unbilligen und übertriebenen Anforderungen gestellt werden. Sei einiger Beweis für ein gewissenhaftes Aufklärungsgespräch erbracht, so sollte dem Arzt im Zweifel geglaubt werden, daß die Aufklärung auch im Einzelfall in der gebotenen Weise geschehen ist. Dies auch mit Rücksicht darauf, daß aus vielerlei verständlichen Gründen Patienten sich im Nachhinein an den Inhalt solcher Gespräche, die für sie etwa v. a. von therapeutischer Bedeutung waren, nicht mehr erinnern. Schriftliche Aufzeichnungen im Krankenblatt über die Durchführung des Aufklärungsgesprächs und seinen wesentlichen Inhalt seien nützlich und dringend zu empfehlen.

Entscheidend sei das vertrauensvolle Gespräch zwischen Arzt und Patient. Es solle möglichst frei bleiben von „jedem bürokratischen Formalismus", zu dem auch das Beharren des Arztes auf einer Unterschrift gehören könne.

Zur Individualisierung der Aufklärungserfordernisse gehört nach der Rechtsprechung auch, daß eine Aufklärung nur für solche Fälle verlangt wird, in denen der Patient von seinem Allgemeinzustand her physisch und psychisch in der Lage ist, eine Aufklärung über das Für und Wider des weiteren ärztlichen Vorgehens zu erfassen und eine eigenverantwortliche Entscheidung zu treffen. Anderenfalls muß nach den Grundsätzen der mutmaßlichen Einwilligung verfahren werden.

3) Schließlich beginnt die Rechtsprechung auch die Formel etwas zu konkretisieren, der Patient müsse im „großen und ganzen wissen, worin er einwillige.[2] Zwar wird daran festgehalten, daß der Kranke in der Regel – von Ausnahmefällen aus therapeutischer Rücksicht abgesehen – das für ihn Wesentliche erfahren müsse. Dazu gehörten auch die nicht ganz außer Wahrscheinlichkeit liegenden Risiken, soweit diese sich nicht aus der Art

---

[1] *Versicherungsrecht* 1985, S. 361 (*Neue Juristische Wochenschrift* 1985, S. 1399).
[2] Vgl. Urteil des BGH vom 19. 11. 1985 (*Neue Juristische Wochenzeitschrift* 1986, S. 780) und Urteil des OLG Celle vom 17. 3. 1986 (*Versicherungsrecht* 1987, S. 591).

des Eingriffs selbst ergäben. Dafür müssen, so der BGH, nicht die Risiken in allen erdenkbaren Erscheinungsformen aufgezählt werden, es genüge eine allgemeine Vorstellung von der Schwere des Eingriffs und den spezifisch mit ihnen verbundenen Risiken, insbesondere soweit sie die Lebensführung erheblich belasten könnten und die Patienten mit ihnen nach der Natur des Eingriffs nicht rechnen konnten. Es sei nicht Aufgabe des Aufklärungsgesprächs, die entferntesten Möglichkeiten eines ungünstigen Behandlungsverlaufs im einzelnen darzustellen. Beim Aufklärungsgespräch dürfe der geringen Wahrscheinlichkeit bestimmter möglicher Folgen Rechnung getragen werden. Der Patient solle eine allgemeine Vorstellung vom Schweregrad des Eingriffs und von den Belastungen erhalten, denen er durch diesen ausgesetzt werde. Das ihm richtig darzustellen, müsse der verantwortungsvollen Führung des Aufklärungsgesprächs im Einzelfall überlassen bleiben. Insoweit könnten dem Arzt keine rechtlichen Vorschriften gemacht werden, wie er seinem Patienten ein zutreffendes Bild vom Eingriff vermittle. Die Rechtsprechung scheint danach auf dem Wege, die normativen Anforderungen an die Aufklärung etwas zu differenzieren, weniger rigide zu formulieren und dem ärztlichen Ermessen einen gewissen Raum zu geben.

Noch ganz ungenügend wird m. E. der Verzicht bzw. die Beschränkung der Aufklärung aus therapeutischen Rücksichten behandelt. Die frühere Rechtsprechung wollte sie nur in solchen seltenen Ausnahmefällen zulassen, in denen eine ernste und unbehebbare Gesundheitsschädigung des Patienten durch die Aufklärung zu erwarten sei. Richtiger wäre es, in Übereinstimmung mit dem Alternativentwurf für ein Strafgesetzbuch (1970) und einer ganzen Reihe von Stimmen in der Literatur auf die Aufklärung zu verzichten bzw. sie zu beschränken, wenn sonst durch sie die ernste Gefahr einer erheblichen Beeinträchtigung der Gesundheit oder des seelischen Zustands begründet würde (vgl. u.a. Laufs 1988, S. 68 ff.). Zwischen unzulässiger Bevormundung und therapeutischer Schonung im Einzelfall kann und muß unterschieden werden. Die neueren Formeln der Rechtsprechung reichen zwar noch nicht aus, eröffnen aber doch wohl Möglichkeiten der Individualisierung.

In der Aufklärung geht es um eine Synthese zwischen Selbstbestimmungsrecht und Wohl des Patienten. Salus und voluntas sind dem Arzt zugleich anheimgegeben. Sie dürfen trotz der in ihnen angelegten Antinomien nicht voneinander getrennt werden. Die Aufklärung ist mehr als eine juristisch-formalistische Prozedur zur Abwehr von möglichen Haftungsfolgen, zu der die Rechtsprechung sie deformiert hatte. Sie soll dem Patienten helfen, ihn erst nehmen und ihm nicht schaden.

Literatur

Buchborn E (1981) Die ärztliche Aufklärung bei infauster Prognose. Internist 22:102 ff
Deutsch E, Hartl M, Carstens T (1986) Aufklärung und Einwilligung im Arztrecht, Entscheidungssammlung. Springer, Berlin Heidelberg New York Tokyo

Gross R (1983) Die Patientenaufklärung in ärztlicher Sicht. Internist 24:190

Kern BR, Laufs A (1983) Die ärztliche Aufklärungspflicht. Springer, Berlin Heidelberg New York Tokyo

Laufs A (1988) Arztrecht. Beck, München

Schlosshauer-Selbach S (1985) Zurechnungszusammenhang und Selbstbestimmung bei ärztlicher Aufklärung. Neue Jur Wochenschrift 38:660

Schreiber H-L, Lilie K ([2]1984) Juristische Aspekte der Aufklärung bei Tumorpatienten, Taschenbuch der Onkologie. Urban & Schwarzenberg, München, S 193 ff

Wachsmuth W, Schreiber H-L (1984) Grenzen der Aufklärungspflicht im westeuropäischen Vergleich, Dtsch Med Wochenschrift 37:153

Die Angst des Patienten vor der Narkose

J. Radke

Nach einer gängigen Definition ist Angst eine Emotion, ein Affektzustand, den ein Mensch subjektiv erlebt oder empfinden kann, wenn er feststellt, daß er von einer Gefahr bedroht wird (Klein u. Hippius 1983). Der Angsteffekt hält an oder nimmt an Intensität zu, wenn der Mensch sich nicht nur bedroht fühlt, sondern darüber hinaus auch glaubt, der Bedrohung nicht entrinnen zu können. Subjektiv wird ein Mensch dann ein Gefühl des „Ausgeliefertseins", der Ohnmacht, der Enge und der Beklemmung sowie eine allgemeine Unsicherheit und Beunruhigung erleben.

In diesem Sinne „Angst" als Gefahrensignal empfinden 64% der Menschen beim Stichwort „Krankenhaus". Ein zentrales Thema dieser situativen Angst ist das Unbekannte, die Ungewißheit, die Frage „Was kommt auf mich zu?". Für Patienten, die sich einem operativen Eingriff unterziehen müssen, ist diese Situation aber meistens nur das Fundament, auf dem sich weitere Ängste aufbauen. Es ist dies in erster Linie die Angst der Patienten vor der Operation und der Narkose. Über 80% der für einen operativen Eingriff vorgesehenen Patienten äußeren solche Ängste. Dabei überwiegen mit etwa 60% die Narkoseängste. Etwa 35% der Patienten geben Operationsängste an. Oft ist allerdings die begriffliche Trennung zwischen Operation und Narkose nicht eindeutig.

Angst führt zu Komplikationen

Als gesichert darf heutzutage die Erkenntnis gelten, daß der Genesungsprozeß des Patienten durch dessen psychische Beeinträchtigung erheblich beeinflußt wird. Zahlreiche Studien haben belegt, daß ängstliche Patienten einen längeren postoperativen stationären Aufenthalt haben. Sie brauchen mehr Schmerzmittel und haben sogar eine erhöhte Rate postoperativer Komplikationen (Lüders 1984; Schmid-Schmidfelden 1953; Tolksdorf et al. 1982, 1984).

Jeder erfahrene Anästhesist weiß darüber hinaus, daß der emotionale Zustand des Patienten einen beträchtlichen Einfluß auf die Narkoseeinleitung, die Narkosesteuerung und die Aufwachphase hat. Furcht oder Angst führen zu einer erhöhten Sympathikusaktivität mit vegetativen Begleitreaktionen wie z.B. Herzklopfen, Muskelspannung, Zittern, Schwitzen, Mundtrockenheit und

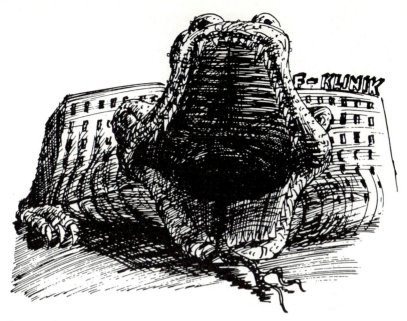

Abb. 1. Narkoseangst

Blutdruckanstieg. Wer kennt das nicht aus eigener Erfahrung? Angst kann sich aber auch in anderer Weise organisch manifestieren. Für den Anästhesisten und seinen Patienten stehen hier besonders kardiovaskuläre Erscheinungen wie Angina pectoris, Arrhythmien oder Synkopen im Vordergrund. Gefürchtet ist auch der Asthmaanfall bei solchermaßen prädisponierten Patienten. Schließlich sind auch Veränderungen biochemischer Parameter wie Serumspiegel von Katecholaminen, Kortikoiden und Lipiden meßbar.

Aus dieser Beschreibung von Angstkriterien wird deutlich, daß Angst schematisch auf 3 Ebenen erfaßt werden kann:

1) durch subjektives Erleben der Angst (verbale Ebene), das prinzipiell durch spontane Äußerungen des Patienten oder durch geeignetes Abfragen erkennbar wird;
2) durch physiologisch-biochemische Reaktionen auf einer vegetativen Ebene;
3) durch die Manifestation der Angst auf der motorischen oder Verhaltensebene, etwa durch Ausdruck und Vermeidensverhalten.

Die Angst vor der Narkose ist vielfältig. Genannt seien einige typische Narkoseängste:

– Trennungsängste, besonders bei Kindern;
– Verlieren des Bewußtseins, der Selbstkontrolle;
– Angst, daß die Operation zu früh anfängt und man deshalb Schmerzen haben müsse;
– Ausplaudern von Geheimnissen während der Narkose;

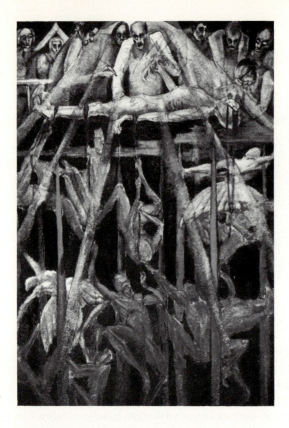

Abb. 2. Das Abenteuer der Narkose. (Nach dem gleichnamigen Buch von H. Kilian, Grabert-Verlag, Tübingen 1976)

– Ersticken während der Narkose;
– Wachwerden während der Narkose;
– nicht wieder aus der Narkose aufwachen (Hauptsorge!).

In diesem Zusammenhang ist an die geradezu volkstümliche Redewendung „Der ist aus der Narkose nicht wieder aufgewacht" zu erinnern. Diese Feststellung wird oft auch dann noch getroffen, wenn ein Patient erst Tage oder Wochen z. B. nach Operation und intensivmedizinischer Therapie im Krankenhaus verstorben ist.

Fachliteratur vernachlässigt das Thema

Daß diese Narkoseängste vorhanden sind, wissen die Anästhesisten zwar schon recht lange; bis vor wenigen Jahren mußte jedoch bei einem Blick in die deutschsprachigen anästhesiologischen Fachzeitschriften bedauerlicherweise festgestellt werden, daß die wissenschaftliche Attraktivität dieses Themas offenbar nicht sehr groß war (Schmid-Schmidfelden 1953; Tarnow 1985).
Die spezielle Rolle der Narkose bei der Angstentstehung im Krankenhaus beschäftigte und beschäftigt auch heute noch viele Anästhesisten erst dann,

wenn ein Patient schlecht oder gar nicht prämediziert zur Narkose kommt. Der Unmut des Anästhesisten über die schlechte Prämedikation des Patienten ist allerdings allzu oft von nicht langer Dauer. Konsequenzen grundlegender Art werden selten gezogen. Dabei aber ist gerade die Prämedikation eines der am wenigsten befriedigend gelösten Probleme in der Anästhesie. Hier ist für die wissenschaftliche Forschung noch eine Menge Platz.

Vorbereitung der Narkose durch Gespräch

Wenn man, wie Tarnow sich ausdrückt, keinem therapeutischen Calvinismus huldigt, das heißt, also nicht der Ansicht ist, der Patient müsse die präoperative Angst durchstehen und damit in seiner Lebenserfahrung wachsen, so ist die Notwendigkeit einer adäquaten Prämedikation heutzutage unbestritten (Tarnow 1985). Unter der gängigen Bezeichnung „Prämedikation" werden 2 zwar eng zusammengehörige, so doch ganz verschiedene Dinge verstanden: zum einen nämlich das Gespräch des Anästhesisten mit dem Patienten vor der Narkose, zum anderen die pränarkotische Medikation, deren Zusammensetzung und Dosierung der Anästhesist nach dem Gespräch mit dem Patienten und aufgrund des von ihm erhobenen Befundes festsetzt.

Das Ziel der Prämedikation ist die Prophylaxe von ungünstigen Nebenwirkungen der Narkose. Hierzu gehört in allererster Linie die Angst des Patienten vor dem geplanten Eingriff und die Unsicherheit gegenüber dem, was auf ihn zukommen wird.

Aufgrund von Untersuchungen ist klar, daß das Prämedikationsgespräch mit dem Patienten für die Anxiolyse eine mindestens ebenso große Rolle spielt wie die pränästhetische Medikation (Lüders 1984; Tarnow 1985). Auch dann, wenn Patienten auf ihren eigenen Wunsch hin eingehend über mögliche Komplikationen aufgeklärt worden sind, fühlen sie sich nach dem Prämedikationsgespräch in den meisten Fällen wesentlich ruhiger als vor diesem Gespräch. Das Gespräch des Anästhesisten mit dem Patienten ist also der eine wesentliche Bestandteil der Prämedikation.

Zum Inhalt dieses Gespräches, das in der Regel leider erst am Vorabend des Operationstages geführt werden kann, gehört ganz wichtig die Aufklärung des Patienten über das, was ihn am nächsten Tag von der Narkose her erwartet. Und Aufklärung bedeutet zunächst einmal das Eingehen auf Orientierungs- und Verständnisfragen sowie nicht zuletzt auf Sorgen, Befürchtungen und andere emotionale Äußerungen des Patienten.

Aufklärung darf Vertrauensbasis nicht beeinträchtigen

Aus forensischen Gründen soll der Anästhesist aber nicht nur Orientierungs- und Verständnisfragen beantworten, sondern er muß auch über mögliche Risiken aufklären. Gerade hierzu allerdings gibt es zwischen Anästhesisten und

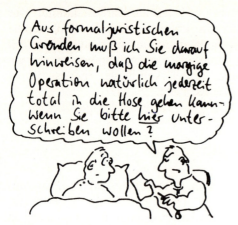

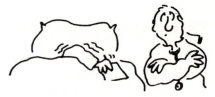

Selbst der gesprächstechnisch versierte Anästhesist kann bei rigoroser pränarkotischer
Aufklärung einen Rückfall des Patienten in
regressive Muster ...

. . . mitunter nicht verhindern.

Juristen deutliche Meinungsunterschiede: So ist nach neuerer BGH-Rechtspre-
chung selbst auf eine Komplikationsrate von 1:2000 (0,05%) noch hinzuweisen
(Katz u. Mann 1986).
Für die Anästhesisten ist klar, daß diese von Juristen geforderte rigorose
Aufklärung über Risiken und Komplikationen in Zusammenhang mit der Narkose nicht unbedingt zum Erreichen der gewünschten Zielsetzung der Prämedikation führt. Und wer darüber hinaus Aufklärung sozusagen als prophylaktische
Abwehrmaßnahme gegen etwaige Haftungsansprüche des Patienten betreibt, hat
wohl ebenfalls den Sinn des pränästhetischen Gespräches nicht voll erfaßt.
Die Mehrzahl der Patienten hat zwar ein Informationsbedürfnis, das auch unter
forensischen Aspekten befriedigt werden muß. Aber im Mittelpunkt stehen
keineswegs nur diese Fragen nach den medizinischen Sachverhalten, Risiken und
organisatorischen Vorgehensweisen. Adäquate Aufklärung sollte vielmehr zuerst
auf die emotionale Stabilisierung des Patienten gerichtet sein, um auf diese Weise
das notwendige Vertrauensverhältnis zwischen Patient und Anästhesist aufzu-
bauen.
Das persönliche Erleben des Narkosearztes, dem sich der Patient anvertrauen soll,
verschafft dem Patienten wichtige Informationen auf der persönlich-gefühlsmäßi-
gen Ebene, die er zur Vertrauensbildung braucht. Eine ganz wesentliche Voraussetzung – und Forderung – hierfür ist, daß der die Narkose gebende Anästhesist das
pränarkotische Gespräch mit dem Patienten selbst führt. Das in einem prä-
narkotischen Gespräch aufgebaute Vertrauen ist allerdings ziemlich zusammen-
geschmolzen, wenn sich am nächsten Morgen ein anderer Anästhesist als Narkosearzt vorstellt; und zwar jemand, den der Patient noch nie vorher gesehen hat.
Bedauerlicherweise scheitert diese Forderung allzu oft an der Wirklichkeit des
klinischen Betriebes. Unter dem Diktat von Operationsplänen einerseits und
Stellenplänen andererseits sind leider immer wieder Kompromisse auf Kosten der
Patienten notwendig.

Pharmakologische Prämedikation

Der andere wesentliche Bestandteil der Vorbereitung des Patienten auf die Narkose ist die pharmakologische Prämedikation. Dabei ist eines völlig klar: Pharmaka können die Zuwendung des Anästhesisten zum Patienten in keiner Weise ersetzen. Dennoch erscheint eine zusätzliche pränarkotische Medikation in den meisten Fällen angezeigt. Primäres Ziel dieser Pharmakotherapie ist aber nicht die Sedierung des Patienten, also die vom Anästhesisten bemerkte psychomotorische Verlangsamung, sondern die vom Patienten subjektiv empfundene Anxiolyse (Tolksdorf 1986a).

In diesem Zusammenhang sind einige der klassischen Prämedikationssubstanzen, z. B. die intramuskuläre Spritze mit einer Kombination aus Analgetikum, Neuroleptikum und Anticholinergikum, in die Kritik geraten. Nach Meinung vieler Autoren sollte ein Analgetikum nur dann gegeben werden, wenn präoperativ tatsächlich Schmerzen bestehen oder aufgrund präoperativer Maßnahmen wie etwa Lagerung usw. zu erwarten sind. Auch das Atropindogma, d. h. die unabdingbare präoperative Applikation eines Anticholinergikums, ist erheblich ins Wanken geraten.

Substanzen aus der Stoffgruppe der Benzodiazepine gewinnen dagegen zunehmend an Bedeutung. In vielen Fällen erscheint beispielsweise eine orale Prämedikation etwa 60 min vor dem Narkosebeginn mit einem solchen Pharmakon als vollkommen ausreichend. Auch hier ist allerdings der Zeitpunkt der Prämedikation wichtig. Genauso wenig wie es heißen darf: „Spritze und sofort bringen!", darf es heißen: „Tablette und bringen!" Durch die orale Prämedikation wird das Nüchternheitsgebot nicht verletzt, wie es die Furcht so mancher Anästhesisten sein könnte. Im Gegenteil haben Untersuchungen gezeigt, daß die Menge des Magensaftes geringer und der pH-Wert des Magensaftes höher ist als bei intramuskulär prämedizierten Patienten (Grabow et al. 1986a, b; Tolksdorf 1986b).

Das primäre Ziel auch der pharmakologischen Prämedikation ist also eine Anxiolyse, die keinesfalls mit einer Sedierung gleichgesetzt werden darf. Pharmaka, die lediglich sedieren und keinen anxiolytischen Effekt bewirken, sind deshalb heutzutage höchstens noch fakultativ einzusetzen.

Da ist z. B. der sogenannte „Thalamonal-Irrtum". Unter der Wirkung von Thalamonal, einer Kombination aus Fentanyl und DHB, kam es beim Patienten zu einer ausgeprägten Sedierung bei gleichzeitigem Anstieg von Angst, Depressionen und Asthenie, also einer Verschlechterung des psychischen Befindens. Es bestand hier eine erhebliche Diskrepanz zwischen dem vom Anästhesisten beobachteten Zustand des Patienten und dem vom Patienten tatsächlich Erlebten (Tolksdorf et al. 1984; Tolksdorf 1986b). Dies ging soweit, daß Patienten unter dem Einfluß von Thalamonal „durchdrehten" und schließlich sogar die Operation verweigert haben.

Da Anxiolyse meistens sowieso mit einem gewissen Grad an Sedierung im Sinne von Müdigkeit einhergeht, wird heute den Benzodiazepinen allgemein der Vorzug bei der pharmakologischen Prämedikation der Patienten gegeben. Die Wirkung der Benzodiazepine wird von den Patienten als angenehm, weil angstlösend, empfunden. Oft ist damit auch eine gewisse Amnesie verbunden.

Weil gerade bei Kindern die „Angst vor der Spritze" groß sein kann, ist bei ihnen die orale oder rektale Gabe von Benzodiazepinen (z. B. Midazolam) besonders empfehlenswert (Kretz et al. 1968; Tolksdorf 1986b).

Wenn also das erstrebenswerte Ziel der Prämedikation sowohl bei Kindern als auch bei Erwachsenen die Anxiolyse darstellt, so werden Benzodiazepine dieser Forderung am ehesten gerecht. Dabei kann die Applikationsweise je nach den Gegebenheiten gewählt werden. Nach allgemeiner Auffassung ist jedenfalls mit dem Einsatz der Benzodiazepine in der Prämedikation ein guter Schritt in Richtung der heutigen Idealvorstellung des angstfreien und kooperativen Patienten getan worden.

Narkosegespräch aus Patientensicht

1984 wurde aus der Abteilung Medizinische Psychologie der Universität Göttingen eine Dissertation vorgelegt, die sich speziell mit der individuellen Veränderung der Angst von Patienten des Göttinger Klinikums vor und nach der Narkosevisite befaßt (Lüders 1984). So wurde z. B. die Frage „Welchen Eindruck hatten Sie vom Narkosearzt?" folgendermaßen beantwortet:

- 95%: „ziemlich bzw. sehr sympathisch";
- 93%: „ziemlich bzw. sehr vertrauenerweckend";
- 100%: „hat sich sehr Mühe gegeben";
- 99%: „konnte ziemlich bis sehr gut erklären".

Auch die Antworten zur Frage nach der Zufriedenheit mit dem Narkosegespräch fielen mit 95% „ziemlich bzw. sehr zufrieden" recht positiv aus. Von einigen Patienten (15%) wurde allerdings die Dauer des Gesprächs als zu kurz empfunden. Trotz dieser doch erfreulichen Beurteilung der Narkoseärzte durch die Patienten konnte aber ein deutlicher Effekt des Narkosegesprächs in Richtung Angstabbau nicht festgestellt werden. Die Angst wurde nicht geringer, sie wurde aber erträglicher. Die Patienten konnten jetzt mit ihrer Angst besser umgehen. Vielleicht gelang es sogar einigen von ihnen, ihre Angst als Kraftquelle zu nutzen.

Literatur

Bühler K-E, Bieber L (1985) Präoperative Angst, Therapieaufklärung und Zufriedenheit mit der ärztlichen Behandlung. Dtsch Ärzteblatt 6:339–343

Egbert LD (1986) Preoperative Anxiety: The adult patient. In: Hindmann BJ (ed) Neurological and psychological complications of sugery and anesthesia. Little, Brown, Boston

Grabow L et al (1986a) Gleichwertigkeit von oraler und intramuskulärer Prämedikation. I. Orale versus intramuskuläre Prämedikation. Anästh Intensivther Notfallmed 21:13–16

Grabow L et al (1986b) Gleichwertigkeit von oraler und intramuskulärer Prämedikation. II. Wirkung verschiedener gebräuchlicher Prämedikationsmittel. Anästh Intensivther Notfallmed 21:17–19

Hirlinger WK et al (1984) Vergleichende klinische Untersuchungen zur parenteralen und oralen Prämedikation unter besonderer Berücksichtigung der Magensaftmenge und Azidität. Anaesthesist 33:39–46

Höfling S et al (1986) Der Angstprozeß unter verschieden hohen Thalamonaldosen zur Prämedikation. Anaesthesist 32:512–518

Höfling S, Butollo W (1985) Prospektiven einer psychologischen Operationsvorbereitung. Anaesthesist 34:273–279

Katz CH, Mann F (1986) Positive Wirkung auf Angstniveau und Wissensstand. Klinikarzt 15:410–419

Klein HE, Hippius H (1983) Angst. Diagnostik und Therapie. Pharma, Essen

Kretz FJ et al (1988) Psychische Vorbereitung, Prämedikation und Narkoseeinleitung im Kleinkindalter. Anästh Intensivmed 29:1–7

Lüders CH (1984) Die Angst des Patienten vor Operation und Narkose. Eine Untersuchung zur klinischen Brauchbarkeit eines psychologischen Angstinventars. Med Dissertation, Universität Göttingen

Schmid-Schmidfelden O (1953) Zur Problematik der prä- und postoperativen psychologischen Beeinflussung. Anaesthesist 2:106–109

Seemann RG, Rockoff MA (1986) Preoperative anxiety: The pediatric patient. In: Neurological and psychological complications of surgery and anesthesia. Little Brown, Boston

Tarnow J (1985) Prämedikation Anästh Intensivmed 26:174–181

Tolksdorf W et al (1984) Der Angstprozeß unter verschieden hohen Thalamonaldosen zur Prämedikation. Anaesthesist 33:298–300

Tolksdorf W (1986a) Intramuskuläre Prämedikation mit Benzodiazepinen. In: Schulte am Esch (Hrsg) Benzodiazepine in Anästhesie und Intensivmedizin. Roche, Basel

Tolksdorf W (1986b) Die Prämedikation im Kindesalter mit Midazolam. In: Tolksdorf W, Kretz FJ, Prager J (Hrsg) Neue Wege in der Prämedikation. Roche, Basel

Tolksdorf W et al (1982) Zum präoperativen psychischen Befinden und Verhalten streßrelevanter Parameter bei chirurgischen Patienten unter klinischen Bedingungen. Anästh Intensiv Notfallmed 17:21–28

Tolksdorf W et al (1983) Das präoperative Befinden – Zusammenhänge mit anaesthesierelevanten psychophysiologischen Parametern. Anästh Intensiv Notfallmed 18:81–87

Tolksdorf W, Wagner M, Schmidt R (1984) Hochdosiertes Thalamonal/Rohypnol zur Prämedikation. Eine randomisierte Doppel-Blind-Studie. Anaesthesist 33:489–492

Tolksdorf W et al (1984) Streßreduktion durch I.M.-Prämedikation mit sechs Einzelsubstanzen. Anästh Intensivther Notfallmed 19:1–7

Tolksdorf W et al (1984) Der präoperative Streß. Anaesthesist 33:212–217

Das Ovarialkarzinom – behandlungs- und beratungsintensivstes Genitalkarzinom

J. M. Wenderlein

Die Diagnose Ovarialkarzinom wird bei etwa 28000 Frauen jährlich in der Bundesrepublik Deutschland gestellt. Ca. 70% dieser Frauen können nicht mit einer dauerhaften Heilung rechnen, der Krankheitsverlauf wird mehr oder minder verzögert. Besonders diese Gruppe von Frauen mit meist ausgedehnten Operationen und aggressiven Chemotherapiekombinationen und/oder Strahlentherapie braucht viel beraterische Hilfe. Das gilt nicht selten auch für kleine Tumoren mit Zelldissemination bzw. Oberflächendurchbruch und damit schlechter Prognose. Bei etwa 3 von 7 entdeckten malignen Adnextumoren handelt es sich um Fernmetastasen von Tumoren mit anderer Primärlokalisation.

Die relative „geordnete" und erfolgreiche Diagnostik sowie Therapie von Zervixkarzinom und Korpuskarzinom ist analog beim Ovarialkarzinom in absehbarer Zeit kaum zu erwarten. Methoden für effektives Früherkennen von Ovarialkrebsen fehlen derzeit. Auch eine generelle Prophylaxe gegen diesen Krebs ist demnächst nicht zu erwarten.

Etwa jeder 10. Ovarialkrebs wird im Rahmen der Vorsorge oder zufällig entdeckt. Bei 9 von 10 Frauen führen recht unterschiedliche, unspezifische Symptome zum Arzt, der meist ein Ovarialkarzinom im fortgeschrittenen Stadium feststellt.

Die *Inzidenz* ist eher zunehmend im Gegensatz zu Uteruskrebsen. Das Ovarialkarzinom macht ca. 5% aller Krebse bei der Frau aus. Es stellt die dritthäufigste Todesursache nach Mamma- und Dickdarmkarzinom dar.

Derzeit werden etwa 15 Neuerkrankungen auf 100000 Frauen jährlich entdeckt. Für über 75jährige wurde die Relation 150 auf 100000 errechnet. Dieser Altersfaktor ist bei der generellen Angabe von 20–30% Malignomen bei Ovarialtumoren zu berücksichtigen.

Neben dem Risikofaktor Alter ist der einer hohen Ovulationsanzahl bekannt. So haben unverheiratete Frauen, Nulliparae und jene mit höherem Sozialstatus ein erhöhtes Risiko für Ovarialkarzinom. Längere Ovulationshemmereinnahme hat einen gewissen protektiven Effekt. Eine relative Risikominderung von 1 auf 0,6 wurde errechnet.

Zur präoperativen Abklärung und Aufklärung

Die präoperative Diagnostik hat neben CT möglichst oft die Sonographie zu nutzen. Bei Tumoren im Kleinen Becken bald die Organzugehörigkeit zu klären, ist für die Patientenaufklärung wichtig hinsichtlich weiterer Diagnostik. Entspricht der Tumor dem Uterus oder dem Ovar, wie sind Größe und Konsistenz? Lassen sich sekundäre Veränderungen durch den Tumor nachweisen wie Aszites und Stauungsniere? Besteht ein Konglomerat mit Darmschlingen? Befinden sich Metastasen in Netz und Leber? Nicht selten sind Dignitätsaussagen mit indirekten Methoden begrenzt.

Die *sonographische Treffsicherheit* schwankt zwischen 40 und 90%. Der Vorteil gegenüber dem CT ist die geringe subjektive und objektive Belastung der Patientin. Laparatomiert werden muß ohnehin. Daher sollte sich die zügige präoperative Diagnostik auf weniger belastende Methoden beschränken. Ähnliches gilt später für die Verlaufskontrolle der Chemotherapie.

Im Rahmen der präoperativen Aufklärung ist vor *Punktionsversuchen* zu warnen. Das Risiko, daß Tumorzellen in die freie Bauchhöhle austreten und dort einen guten Nährboden finden, ist groß. Nur beim Rezidiv eines früher diagnostizierten und behandelten Ovarialkarzinom sind Tumorpunktionen erlaubt. Gleiches gilt für Patientinnen mit sehr schlechtem Allgemeinzustand und damit zu hohen Risiken für eine Laparatomie. Damit stellt sich aber die Frage, ob das Punktionsergebnis therapeutische Konsequenzen hat.

Bei *Adnextumoren nach der Menopause* ist an die Metastase eines Korpuskarzinoms zu denken. Von daher ist die fraktionierte Abrasio zu überlegen. Denn bei Zervixbefall bedeutet das eine Wertheim-Operation. Eine zügige Kooperation mit dem histologischen Labor und baldige Befundmitteilung bedeutet für die Patientin weniger Streß.

Beim Ovarialkarzinom ist neben der Koinzidenz mit Korpuskarzinom auch an das Mammakarzinom zu denken. Frauen mit Ovarialkarzinom haben ein 4- bis 5mal höheres Risiko, an Mammakarzinom zu erkranken.

Ovarialmalignome, die Metastasen eines Gastrointestinaltumors (ca. 20%), Korpuskarzinoms (bis 10%) und Mammakarzinoms (ca. 30%) sind, bedeuten für die betroffenen Frauen meist eine extreme Belastung, die sich kaum in Worte fassen läßt.

Präoperativ bedeutet die gründliche *Darmvorbereitung* durch mechanische Entleerung für nicht wenige Patientinnen ein bewußtes Auseinandersetzen mit Darmresektion und damit evtl. mit einem Anus praeter leben zu müssen. Spätestens beim Unterschreiben der Operationseinwilligung ist bei großen Tumoren darüber ausführlich mit der Patientin zu sprechen.

Bei der Operationseinwilligung ist explizit, v. a. bei jüngeren Frauen darauf hinzuweisen, daß i. allg. ein großer Zugang zur Bauchhöhle gewählt werden muß zur optimalen Exploration von Oberbauch- und Paraaortalbereich.

Zusammenfassend bedeutet Verdacht auf Ovarialkarzinom ein recht ausführliches präoperatives Aufklärungsgespräch. Denn es ist eine weitergehende und pauschalere Zustimmung zu intraoperativ sich ergebenden Operationserweiterungen, insbesondere Darmeingriffen, nötig als bei den übrigen Genitalkrebsen.

Intraoperative Aspekte

Letztlich unabhängig vom klinischen Stadium muß die Laparotomie zur definitiven Stadiumbestimmung vorgenommen werden. Die heute besseren diagnostischen Möglichkeiten mittels CT und Sonographie nutzen beim Ovarialkarzinom weniger als sonst. Das „beherzte" Eröffnen der Bauchhöhle vom ausgedehnten Längsschnitt zur systematischen Untersuchung und maximalen Tumorreduktion als primäre Therapiemaßnahme ist bekanntlich in der gynäkologischen Onkologie sonst weniger üblich.

Da Chemotherapie nur erfolgreich sein kann, wenn Tumorreste von weniger als 2 cm Durchmesser zurückbleiben bzw. über 90% der Tumormasse entfernt werden, wäre eine konservativ operative Einstellung zum Schaden der Patientin.

Beim Korpuskarzinom und Zervixkarzinom im fortgeschrittenen Stadium haben wir glücklicherweise neben der operativen Therapie bessere Alternativkonzepte. Von daher ist es überraschend, daß die Therapie bei Gebärmutterkrebs hinsichtlich physischer und psychosozialer Belastung in der Literatur bisher ausführlicher abgehandelt wurde als die beim Ovarialkarzinom.

Die „*Operabilität*" des Ovarialkarzinoms hängt mehr als bei anderen Genitalkrebsen mit von der subjektiven Einstellung des Operateurs ab. Erwähnt seien dazu, daß auch kleinste Tumorabsiedelungen zu beachten, möglichst zu entfernen oder zumindest gut zu dokumentieren sind.

Das gilt in besonderem Maße für Rezidivoperationen und deren Komplikationen, z. B. Beseitigen von Ureterstenosen.

Gynäkologen, die Ovarialkrebse operieren, brauchen nicht nur Erfahrungen in Abdominalchirurgie, sondern „Furchtlosigkeit" bei operativen Komplikationen, wie massiven Blutungen, Blasen-/Ureterläsionen, Darmeröffnung, Darmatonie, Platzbauch, Wundinfektionen usw. Noch mehr als bei anderen Krebsen gehört auch eine konsequente Thromboembolieprophylaxe dazu, u. a. wegen der nicht selten großen Wundflächen.

Bei den im Vordergrund stehenden chirurgischen Maßnahmen ist also die Entscheidung „*inoperabel*" reiflich zu überlegen unter prognostischen Aspekten. Das Wachstum von Ovarialkrebsen geht oft entlang der intraabdominalen Wand- und Organstrukturen. Damit sind nicht selten mehr Möglichkeiten organerhaltenden Vorgehens gegeben als etwa beim fortgeschrittenen Zervixkrebs.

Zusammenfassend entscheidet beim fortgeschrittenen Ovarialkarzinom die 1. Operation ganz wesentlich die Prognose. Hat der 1. Operateur zu große Tumorreste zurückgelassen, so kann die anschließende Chemotherapie weniger Überlebenschancen bewirken.

Zum postoperativen Vorgehen und Betreuen

Auch bei scheinbar nur auf das Ovar bzw. das kleine Becken beschränkten Ovarialkrebsen lassen sich mikroskopisch Tumorzellen meist in der gesamten Bauchhöhle bis unter das Zwerchfell nachweisen.

Therapien mit *Platinverbindungen* sind daher recht oft indiziert. Trotz reichlicher Flüssigkeitszufuhr mit forcierter Diurese sind renale tubuläre Läsionen nicht immer vermeidbar. Die drohende Niereninsuffizienz und Furcht vor akutem Nierenversagen wird ärztlicherseits individuell unterschiedlich zum Therapieabbruch führen. Letzteres bedeutet für die betroffene Patientin nicht selten momentane Erleichterung und Hoffnungslosigkeit zugleich.

Neurotoxisch wirkende Zytostatika können bekanntlich neben Parästhesien und Taubheitsgefühl, insbesondere in Finger- und Zehenbereich, auch völlige Gefühllosigkeit, progrediente Muskelschwäche bis hin zu motorischen Lähmungen und Obstipationen bis hin zum paralytischen Ileus bewirken. Diese bedrohlichen Komplikationen mit langsamer Rückbildung nach Therapieabsetzen werden bei ausreichend ärztlicher Erfahrung mit Zytostase selten vorkommen – vorausgesetzt frühe Warnzeichen werden aufmerksam registriert.

Von Carboplatin sind weniger Probleme zu erwarten als vom Cisplatin, ausgenommen die myelosuppressive Wirkung. Auf die verschiedenen Zytostatika, insbesondere Etoposid wird nicht eingegangen. Hier interessieren ohnehin nur die am häufigsten vorkommenden epithelialen Krebse mit ihrer schlechten Prognose.

Trotz des Terminus „adaptierte Chemotherapie" ist nicht selten kritisch zu fragen, ob zytostatische Behandlungen mehr schaden als nutzen, wenn die Lebenserwartung bei fortgeschrittenem Ovarialkarzinom mit der Lebensqualität abgewogen wird – soweit das „objektiv" möglich ist.

Sollte zukünftig die Chemosensibilität der histologisch recht unterschiedlichen Ovarialkrebse besser überprüfbar sein, so wäre Zytostase weniger kritisch zu werten. In nächster Zeit werden die toxischen Nebenwirkungen von Platinbehandlungen weiter vielen Patientinnen zuzumuten sein. Damit werden im Stadium III und IV mittlere Überlebenszeiten von etwa 2 Jahren erwartet. Bei toxischen Erscheinungen die Dosis zu reduzieren, um Therapiezahl und -zeit einhalten zu können, bedeutet oft Verunsicherung für Patientin und Arzt gleichermaßen.

Von den gebräuchlichen Zytostasebehandlungen werden Remissionen bis 80%, allerdings Vollremissionen nur bei etwa einem Drittel beschrieben. Kommt es unter Zytostase oder nach Zytostaseabsetzen zur schnellen *Progredienz,* so ist die Verzweiflung für alle Beteiligten oft unbeschreiblich. Nicht Eingestehen, sondern Verdrängen und Schweigen sind häufige Reaktionen.

Die Zytostasetherapie sollte nicht an den Remissionsraten gemessen werden, sondern sinnvoller an den Jahren rezidivfreien Überlebens.

Ist aggressive Zytostase überstanden, so „droht" oft die *Second-look-Operation.* Hat die Patientin die primäre, nicht selten ausgedehnte Operation und anschließende Chemotherapie überstanden, so steht ihr einige Monate später eine 2. Operation bevor.

Die Second-look- bzw. auch Third-look-Operation zur Erfolgskontrolle der Chemotherapie ist obligat, wenn bei der primären Operation nicht sicher alles Tumormaterial entfernt wurde.

Diese Nachschauoperationen als wesentliche Therapieentscheidungshilfe, ob weiter Chemotherapie notwendig ist, werden bei entsprechender Aufklärung von den Patientinnen überraschenderweise gut toleriert. Die Hoffnung auf einen guten Chemotherapieeffekt und keine weitere Fortsetzung dieser belastenden Therapiemaßnahme sind dafür verantwortlich.

Eine Nachschauoperation nach vorausgehender recht unvollständiger Operation stellt für die Patientin präoperativ eine besondere Belastung dar. Ist der vorher inoperable Befund durch Zytostase nun operabel geworden? Hilfreich ist ausführliche Aufklärung in dem Sinne, daß die Überbehandlung mittels Zytostase vermieden werden soll bzw. diese bei maximaler Tumorreduktion erfolgreicher ist.

Wie oft Nachschauoperationen unter recht verschiedenen Bedingungen lebensverlängernd wirken oder nur die Lebensqualität beeinträchtigen, läßt sich derzeit schwer objektivieren.

Die postoperative Verlaufskontrolle mit *Tumormarkern* ist nicht recht zufriedenstellend. Sinnvolle Zeitabstände sind zu wählen. Einfacher als den Abfall der Tumormarker nach der Operation zu kontrollieren, ist ein ausführliches Lesen des Operationsberichts. Der Tumormarkerabfall sagt evtl. wenig aus, wenn es sich um eine recht heterogene Zellpopulation handelt. Ähnliches gilt für einen Tumormarkeranstieg mit mehreren Ursachen. Neben Tumorwachstum ist auch an Gewebsschäden und Entzündungen zu denken. Durch zu häufige Blutabnahmen zur Tumormarkerbestimmung werden Patientinnen erheblich verunsichert. Das gilt vor allem, wenn das Ergebnis längere Zeit auf sich warten läßt. Das Bangen von einer Untersuchung auf die andere, ob die Tumormarkerwerte günstig ausfallen, beeinträchtigt evtl. unnötig die Lebensqualität.

Eine Besonderheit sind *Borderlinetumoren,* also Zellvermehrungen mit zellulären Atypien ohne Invasionsentwicklung. Sie stellen eine Gruppe zwischen gutartigen Kystomen und eindeutigen Krebsen dar. Bei diesen Übergangstumoren zwischen Gutartigkeit und Bösartigkeit führen radikales und „unvollständiges" Operieren bei Langzeitbeobachtungen zu ähnlichen Überlebenskurven. Hier muß recht individuell entschieden werden. Da es sich wahrscheinlich um eine „eigenständige" Krankheitsgruppe handelt, ist vor „Therapieradikalität" bzw. „Übertherapie" zu warnen.

Zusammenfassend besteht beim Ovarialkarzinom unverändert Unsicherheit über individuelles Auswählen der jeweiligen Therapieform und -dauer. Die Primärdiagnostik sollte bereits in Spezialzentren erfolgen, um dort auch die Primärtherapie baldmöglichst durchzuführen in interdisziplinärer Zusammenarbeit. Wird ein Kollege in einem kleineren Krankenhaus bei der Laparotomie vom Pfannenstielschnitt aus von einem Ovarialkarzinom „überrascht" und besteht keine Möglichkeit des radikalen Operierens, so ist es für die Patientin am günstigsten, das Abdomen zu verschließen und baldmöglichst in ein Tumorzentrum zu verlegen.

Das Ziel, mindestens 90% der Tumormassen zu entfernen bzw. keine Reste über 2 cm Durchmesser zurückzulassen, bedeutet erheblichen Streß für Arzt und Patientin gleichermaßen.

Tumornachsorge bei schlechter Prognose

Die Sterblichkeit an Ovarialkarzinom wird um 60–70% höher als an Zervixkarzinom und Korpuskarzinom zusammengenommen geschätzt.

Wegen schlechter Früherkennungsmöglichkeiten werden wohl weiter 80% der Tumoren bei der Primärbehandlung bereits im Stadium III und IV sein, also ohne Heilungschancen.

Die Fünfjahresheilungsraten in diesen Stadien werden zwischen 0 und 10% angegeben. 80% der Ovarialkrebse werden nach dem 50. Lebensjahr diagnostiziert. Hohes Lebensalter bedeutet bereits schlechtere Prognose.

Sowohl im präoperativen als auch im postoperativen Aufklärungsgespräch lassen sich Überlebensaussichten nicht in Zahlen angeben. Nicht nur die erheblichen Zahlendiskrepanzen in der Literatur sprechen dagegen. Auch sprachlich ist es ein schwer zu bewältigendes Problem, eine individuelle Prognose zu geben.

Die postoperative Diagnoseeröffnung über das Erkrankungsausmaß bedeutet für die meisten Frauen eine erschreckend veränderte Wirklichkeit. Wie damit einhergehende Ängste baldig unter Kontrolle gebracht werden können, ist letztlich unbekannt. Dazu gibt es wohl viele Theorien, aber ohne empirische Absicherung. Bei nicht wenigen Patientinnen kommt es zu einem ständigen Wechsel zwischen sich real mit der neuen Lebenssituation auseinandersetzen wollen und zugleich durch Verdrängung Platz schaffen für unrealistische Phantasien.

Der Krankenhausarzt hat oft wenig Möglichkeiten, über die Individualität seiner Patientinnen und deren Lebensumstände vor der Erkrankung einschließlich ihrer Wertvorstellungen ausreichend Informationen zu bekommen. Die Kooperation mit dem vertrauten Hausarzt ist baldmöglichst zu suchen.

Das gilt besonders bei subtotaler Tumorresektion mit in der Regel nicht schlechter Prognose. Der Entscheid, bei ungünstiger Tumorlokalisation nicht zu operieren und damit meist infauster Prognose, macht viele helfende Gespräche nötig. Ähnliches gilt für Metastasen außerhalb der Bauchhöhle, z. B. ausgedehnt im Bereich der Lunge oder für multiplen Metastasenbefall der Leber. Wie oft solche Situationen recht belastende Insuffizienzgefühle beim behandelnden Arzt auslösen und deshalb offene Gespräche mit der Patientin unterbleiben, ist nicht bekannt. „Rezeptartige" Verhaltensanleitungen dagegen sind sinnlos. Balint- oder ähnliche Gruppenerfahrungen können am ehesten Abhilfe schaffen.

Radiologische Therapiemaßnahmen im Stadium III und IV, insbesondere bei Lebermetastasen als Alternative zur Zytostase, sollen hier nicht interessieren. Die hohen Erwartungen von seiten der Patientinnen sind verständlich. Nur vom Dysgerminom sind recht effektive Strahlentherapieerfolge bekannt.

Bei *Tumorprogredienz* trotz Chemotherapie ist ein Chemotherapiewechsel selten längerfristig erfolgreich, ähnliches gilt für Operationen und Radiatio. Oft bleibt bei Ileusproblemen nur das Anlegen von Darmanastomosen bzw. Anus praeter. Bei gutem Allgemeinzustand und lokaler Metastasierung ist zweifelsohne die palliative Strahlentherapie hilfreich. Das alles kann aber nicht darüber hinwegtäuschen, daß sich der Arzt und erst recht die Patientin in einer extrem hilflosen Situation befinden.

Frauen mit Ovarialkarzinom im Finalstadium haben seltener einen „gnädigen" Tod durch Urämie zu erwarten. Häufiger haben sie mit quälenden Ileusproblemen bei vollem Bewußtsein zu kämpfen. Hilfen gegen das andauernde Erbrechen, den quälenden Durst mit massiver ·Unruhe, das sehr schmerzhaft geblähte Abdomen mit Zwerchfellhochstand und Atemnot sind baldmöglichst einzuleiten. Sonst bleibt kein Freiraum für persönliche Zuwendung, wie immer diese individuell von seiten des Arztes und der Angehörigen aussehen mag.

Das *Kommunikationsbedürfnis* der Frauen mit fortgeschrittenem Ovarialkarzinom ist groß, das Kommunikationsangebot bzw. die Kommunikationsbereitschaft ärztlicherseits in der Regel gering. Das ist bei den oft mäßigen therapeutischen Möglichkeiten verständlich, geht aber ganz erheblich zu Lasten der betroffenen Frauen.

Bekanntlich wollen 70–90% befragter unheilbar Kranker darüber informiert werden, ob ihre Krankheit zum Tod führt. Ebenso viele Ärzte weichen diesen Fragen von Schwerstkranken aus.

Durch diese Diskrepanz zwischen Aufklärungswunsch der Patientin und ärztlichem Schweigen kommt es nicht selten zum massiven Vertrauensbruch.

Die Frauen mit fortgeschrittenem Ovarialkarzinom wollen Hoffnung vermittelt bekommen – nicht durch unrealistische und unehrliche Informationen, sondern durch realistisches Erwarten eines günstigen Krankheitsverlaufs mit möglichst wenig Schmerzen. Die Furcht vor dem sozialen Tod kann bedrückender sein als die vor dem physischen Tod.

Zusammenfassend müssen prä- und postoperative Betreuung sowie Nachsorge von offenen Gesprächen, emotionaler Wärme und persönlicher Wertschätzung geprägt sein. Damit soll in fortgeschrittenen Ovarialkrebsstadien bei der Angstbewältigung geholfen werden.

Die eigene ärztliche Position gegenüber Leiden und Sterben ist regelmäßig selbstkritisch zu überdenken. Inwieweit blockiert ärztliches Verhalten das hilfreiche Gespräch? Läßt sich das ändern? Nach eigenen Erfahrungen gilt das in besonderem Maße für Frauen mit fortgeschrittenem Ovarialkarzinom als prognostisch ungünstigstem Genitalkrebs.

Bewältigungsstrategien junger Frauen vor und nach einer Hysterektomie: Trends und erste Ergebnisse einer 3jährigen Follow-up-Untersuchung

A. Zintl-Wiegand, F. Köhler, W. Wiest

Einleitung

Die Diskussion um das Für und Wider der Hysterektomie, wie sie in den Jahren 1980/82 geführt wurde, hat merklich abgenommen. Emotionale Wogen haben sich geglättet. Die breite öffentliche Diskussion (z. B. *Der Spiegel* 1981) hatte offenbar auch zur Folge, daß die Operationsziffern wieder zurückgegangen sind. Aus den USA wird eine Rückläufigkeit seit 1976 berichtet (Easterday et al. 1983). Die Raten schwankten von 1971 bis 1980 zwischen 540 und 670 pro 100 000 Frauen. Dennoch bleibt die Hysterektomie in den Vereinigten Staaten die häufigste Operation.

Dazu im Vergleich einige Zahlen aus der Stadt Mannheim, dem Ort, in dem unsere Studien ausgeführt wurden: In 4 aufeinanderfolgenden Quartalen der Jahre 1978/79 wurden die Hysterektomien sämtlicher Kliniken Mannheims aufgezeichnet. Insgesamt waren es 1221 vaginale und 500 abdominale Uterusentfernungen. Das ergibt eine Rate von ca. 407 Hysterektomien pro 100 000 Frauen. Die Kalkulation ist mit einiger Ungenauigkeit behaftet, da zu den Mannheimer Kliniken in großes Einzugsgebiet aus dem Hinterland gehört, das würde bedeuten, daß die Rate eher niedriger anzusetzen war. In den USA war der Anteil der fertilen Frauen ca. 63% (Easterday et al.), in Mannheim waren 30% der Frauen zum Zeitpunkt der Operation unter 40 Jahren (Bangert-Verleger 1984). Aus den Jahresberichten des Mannheimer Klinikums ist ersichtlich, daß die Zuwachsraten hauptsächlich die vaginalen Hysterektomien betrafen.

Obwohl heute, nach 10 Jahren, keine neue derartige Gesamterhebung in Sicht ist und somit außer der starken Rückläufigkeit dieser Operation im Klinikum Mannheim keine Vergleichsziffern zur Verfügung stehen, zeigen unsere beiden Studien, die wir im Zeitraum der letzten 10 Jahre ausführten, daß die gynäkologische Indikation in den letzten Jahren strenger gestellt wird, d. h. es werden eher Frauen operiert, die deutliche Beschwerden haben und von den niedergelassenen Gynäkologen in der Regel erst nach längeren anderen Behandlungsversuchen überwiesen werden (Zintl-Wiegand u. Krumm 1986).

So hat der Enthusiasmus spürbar nachgelassen, jüngeren Frauen vor der Menopause, bei abgeschlossenem Familienplan und dem Wunsch nach definitiver Sterilisation, die vaginale Hysterektomie als Methode der Wahl vor allem dann zu empfehlen, wenn sich beim Tastbefund einige Pathologie fand oder die Patientin Beschwerden hatte.

Nun ist dies sicher eine sehr begrüßenswerte Entwicklung, dennoch ist nach wie vor ungeklärt, bei welchen Frauen diese Operation nachteilige psychische und körperliche Folgen hat. Forscher wie Lindemann (1941), Drellich u. Bieber (1958) und Richards (1973), die das erste Mal Depressionen nach der Operation bemerkten und auf Verlusterlebnisse aufmerksam machten, hatten durchwegs Frauen vor sich, die vor der Operation erheblich gynäkologisch beeinträchtigt waren. Bei der Durchsicht der reichhaltigen Literatur zeigen sich aber auch sonst keine einfachen soziodemographischen oder anamnestischen Variablen, die sich als verläßliche Risikofaktoren identifizieren ließen, um daraus generalisierbare Schlüsse über ein Operationsrisiko zu ziehen, das über die Abschätzung rein gynäkologischer Befindlichkeit postoperativ hinausgeht.

Außerdem wandeln sich, wie schon angedeutet, gynäkologische Überzeugungen und Handlungsstrategien, die Einstellungen und Wertvorstellungen der Patientinnen selbst sowie verschiedene soziokulturelle Hintergründe. Man denke nur an die Variable „Kinder" oder „Berufstätigkeit". So tauchen heute Frauen sozusagen mit neuen Merkmalen auf – etwa beruflichem Engagement, das vor 30 Jahren bei den Frauen, die Lindemann und Drellich u. Bieber untersuchten, eine weit geringere Rolle spielten.

Dennoch lassen sich aus den prospektiven Untersuchungen, in denen präoperatives Befinden mit postoperativem verglichen wird, Ergebnisse entnehmen, die zwar im einzelnen wegen des unterschiedlichen methodischen Vorgehens (Bernhard 1986) nicht direkt vergleichbar sind, aber doch einige Anhaltspunkte liefern: Eine depressive Erkrankung nach der Operation scheint nicht so häufig zu sein, wie ursprünglich angenommen. Es gibt offensichtlich Frauen, deren psychische Befindlichkeit sich postoperativ auch verbessert (Coppen et al. 1981). Erstaunlich ist, daß wiederholt auf eine sehr hohe präoperative psychiatrische Morbidität hingewiesen wird (Martin et al. 1980; Gath et al. 1982; Moore u. Tolley 1976). Über Altersgruppen und Indikationen hinweg wird postoperativ bei einem Drittel der Frauen mit psychischen Auffälligkeiten von längerer oder kürzerer Dauer gerechnet (Gath et al. 1982; Singh et al. 1983; Zintl-Wiegand u. Krumm 1983). Dies entspricht etwa dem Anteil psychisch auffälliger jüngerer Frauen, die Allgemeinpraxen konsultieren, wie wir in einer größeren Untersuchung zeigen konnten (Zintl-Wiegand et al. 1980).

Diese Querschnittsbefunde – erhalten durch ganz unterschiedliche Meßinstrumente, also sozusagen mit verschiedenen Kameras aufgenommene Schnappschüsse – zeigen, daß in der Zeit um die Operation, sei es vorher oder nachher, psychologische Probleme und psychische Störungen auftauchen – ein Zeichen, daß eine tiefgreifende Auseinandersetzung im Gange ist mit der Operation an sich bzw. auch mit der Lebenssituation, in die sie eingebettet ist.

Insofern ging es in unserer Längsschnittstudie um die Betrachtung eines Kontinuums, in der die zeitliche Abfolge äußerer Ereignisse, innerer psychischer Prozesse und deren Wechselwirkung erfaßt wird. Wir machten dabei die Grundannahme, daß die Gebärmutterentfernung ein kritisches und wichtiges Lebensereignis für jede Frau darstellt, das bewältigt werden muß. Die bevorstehende Hysterektomie stellt schon als Eingriff an sich eine Bedrohung dar, die erfolgte Hysterektomie bringt deutliche Konsequenzen mit sich, die zum einen in den physiologischen Veränderungen aufgrund der anatomischen Eigenschaften des Organs liegen, zum anderen Veränderungen betreffen, die sich in verschiedener Weise im Körper- und Selbstkonzept der Frau zutragen.

Theoretische Überlegungen

Aus den vielen in der Psychologie bestehenden Konzepten, Bewältigung von Lebensereignissen zu erfassen, haben wir 2 unterschiedliche Modelle gewählt.
1. Lerntheoretisch-kognitiv orientierter Ansatz
Lazarus (1974) beschreibt Coping bzw. Bewältigung als zirkulär-prozeßhafte Transaktion. Das Lebensereignis wird zu eigenen Reaktionen, Reaktionen der Umwelt, sich ergebenden neuen Informationen, eigenen oder fremden Affekten immer wieder in Beziehung gesetzt, und die betroffene Person nimmt ständig neue Bewertungen bzw. Umbewertungen des zu erwartenden bzw. vergangenen Ereignisses vor. Vor allem 2 Bewältigungsformen lassen sich deutlich unterscheiden und sind in Form von strukturierten Fragebogen operationalisiert („ways-of-coping-checklist"; Folkman u. Lazarus 1980).
Das problemzentrierte Coping wird als Haltung verstanden, aktiv auf das Ereignis Einfluß zu nehmen, also eher die Umwelt zu verändern als sich selbst. Das emotionszentrierte Bewältigen hat eher regressive Züge, es besteht z. T. im Abschalten, Verleugnen oder Vornehmen von Alternativhandlungen. In Anlehnung an Prystav (1981) gehen wir von einem 2phasigen Bewältigungsprozeß aus. Die Antizipationsphase beginnt, wenn sich die Frau mit der Möglichkeit der Operation vertraut macht, die Konfrontationsphase, wenn sie sich mit dem Organverlust und dessen Konsequenzen befaßt. Als Maß für die kognitive Einschätzung haben wir eine subjektiv empfundene Kontrollierbarkeit bzw. die Möglichkeit der eigenen Einflußnahme in die Analyse miteinbezogen. Weiter haben wir die Erwünschtheit bzw. Unerwünschtheit der Operation durch die Probandinnen bewerten lassen, um mögliche Veränderungen in diesen Beurteilungen über den Untersuchungszeitraum hinweg zu erfassen. Nach Braukmann et al. (1981) ist problemzentriertes Bewältigen mit der Einschätzung des Ereignisses als kontrollierbar hoch korreliert und stellt eine übliche Auseinandersetzung dar. Die subjektive Befindlichkeit wurde mit Hilfe von Skalen für Depressivität und körperliche Beschwerden, auch in subklinischen Ausprägungen, erfaßt (v. Zerssen 1976).
Die Beschwerdeliste erfaßt das Ausmaß subjektiver Beeinträchtigung durch körperliche und allgemeine, im wesentlichen psychovegetative Beschwerden. Die Depressivitätsskala erfaßt den Schweregrad emotionaler Beeinträchtigung von der Art ängstlich depressiver Gestimmtheit.
Die Testitems in beiden Instrumenten bilden ein Extrakt aus medizinischen Lehrbüchern, Krankengeschichten, Explorationsprotokollen sowie aus geprüften klinischen Selbstbeurteilungsskalen. Bei beiden Instrumenten entspricht der zeitliche Bezugsrahmen dem status präsens. Sie eignen sich für Verlaufsuntersuchungen.

2. Psychoanalytisches Modell

In halbstrukturierten psychoanalytischen Interviews haben wir uns an Überlegungen von Vaillant (1977) und Bellak et al. (1979) orientiert. Die grundlegende These ist, daß der Vollzug menschlichen Lebens mit großen und kleinen Lebensereignissen in entscheidendem Maße von bestimmten Ich-Leistungen, den Anpassungs- oder Abwehrmechanismen abhängig ist. Sie sind letztlich für das seelische Gleichgewicht verantwortlich. Man unterscheidet im allg. reife, unreife und psychotische Abwehrmechanismen (Haan 1977). Für unsere Studie war die These interessant, daß besonders traumatische Ereignisse die Abwehr labilisieren können und in Folge frühere bzw. primitivere Bewältigungsformen angewandt werden. Diese Einbrüche müssen nicht zwangsläufig mit einem schlechten Ausgang verbunden sein. Vaillant zeigte in seiner berühmten Grant-Studie anhand von Fallepisoden, daß ein und derselbe Abwehrmechanismus einmal zu einer geglückten Lösung führen und ein anderes Mal dazu dienen kann, den wirklichen Konflikt zu verschleiern.

In der Längsschnittstudie über Hysterektomiepatientinnen bedeutete eine geglückte Lösung, daß die betroffene Frau weder körperlich noch psychisch längerfristig erkrankte oder erhebliche Einschränkungen in Liebes- oder Genußfähigkeit davontrug.

Vaillant weist mit Recht auf das Problem hin, daß Bewältigungsstrategien selbst nicht direkt beobachtbar seien, sondern nur deren Ergebnisse sichtbar würden. Aus diesem Grund haben wir uns zu dem Nebeneinander von tiefenpsychologischen Interviews und lerntheoretisch orientierten Fragebogen entschlossen. Das Fragebogenmaterial liefert überwiegend den bewußt kognitiven Anteil der Anpassungsmechanismen, während aus dem freien, narrativen Material der verschiedenen psychoanalytischen Interviews eher die vor- und unbewußten Anteile von Bewältigung erfaßt werden können.

Material und Methode

Die Studie hat einen klinisch-explorativen, hypothesengenerierenden Charakter: Ein Psychologe, eine Psychoanalytikerin und ein Gynäkologe haben in einer prospektiven interdisziplinären Studie insgesamt 64 Probandinnen befragt (Tabelle 1); 42 Frauen haben sich über den gesamten Untersuchungszeitraum beteiligt, sie haben auch der Befragung außenstehender Informanten wie Hausarzt und behandelnder Gynäkologen zugestimmt. Die Frauen waren zur Zeit der Operation zwischen 30 und 45 Jahre alt. Sie wurden durchwegs aus medizinischer und in einigen Fällen aus relativer oder erweiterter gynäkologischer Indikation operiert. Frauen, bei denen eine absolute Indikation, insbesondere ein invasives Karzinom vorlag, waren nicht mit aufgenommen. Die Operationsmethode war abdominal oder vaginal. Bei sämtlichen Frauen war zumindest ein Adnex belassen worden. Alle Frauen sind im Klinikum Mannheim in den Jahren 1983–1985 operiert worden.

Da sich die Untersuchung zur Zeit im Abschluß der Erhebung befindet, möchten wir unser Vorgehen vornehmlich an einzelfallorientierten Betrachtungen und Fallvergleichen von insgesamt 15 Probandinnen zeigen.

Tabelle 1: Untersuchungsdesign

	1–2 Tage präoperativ	14 Tage postoperativ	2 Monate	4 Monate	36 Monate
Soziale Ebene					
– Soziodemographische Daten (S–D)	×				
– Soziale Anpassung (SIS)	×				×
– „life events" (MEL)			×		×
Psychologische Ebene					
– Depressivitäts-Skala (D–S)	×	×	×	×	×
– Beschwerdenliste (B–L)	×		×	×	×
– Bewältigungsstrategien (WCC)	×		×	×	×
– Persönlichkeit (PPI)	×			×	×
– Situative Angst (STAI)	×	×			
– Ängstlichkeit (STAI)	×			×	×
Psychopathologische Ebene					
– Diagnose nach DSM III (DIS)	×			×	×
Medizinische Ebene					
– Gynäkologische Untersuchung	×				
– Krankenblattdaten	×		×	×	×
– Hausarztbefragung					×
– Gynäkologenbefragung					×
Psychodynamische Ebene					
– Psychoanalytisches Interview		×			×

Eine idealtypische Bewältigung würde nach dem kognitiven, aber auch nach dem psychoanalytischen Konzept am ehesten dem Modell von Lazarus entsprechen, also möglichst Ich-synton, bewußt, flexibel und prozeßhaft sein.

Es gibt eine Reihe von Konstellationen, die diese Bewältigungsarbeit fördern bzw. behindern:

Je länger die präoperative Auseinandersetzung möglich ist, um so ungestörter ist der Verlauf. Damit ist allerdings ein wirkliches Auseinandersetzen und nicht ein angstvolles Starren auf die bevorstehende Operation gemeint.

Frühes postoperatives Verhalten kann für den späteren Verlauf Bedeutung erhalten, insofern als Einbrüche in die gewohnte Abwehr- bzw. Ich-Struktur als proportional zur individuellen Traumqualität des Ereignisses zu sehen sind. Insgesamt fragten wir uns, ob auf diese Weise überhaupt Anzeichen für einen stattfindenden Bewältigungsprozeß ermittelt werden konnten. Sei es in Form von Trauerarbeit, in der sich die Frauen mit dem Verlust und seinen verschiedenen Aspekten befassen, sei es auf kognitiver Ebene durch ein bestimmtes sich veränderndes oder gleichbleibendes Problemlösungsverhalten.

Ergebnisse

Kognitive Einschätzung

a) Erwünschtheit

In der Antizipationsphase wurde die bevorstehende Operation von ca. der Hälfte der Patientinnen eher als unerwünscht und von der anderen Hälfte eher als erwünscht eingeschätzt. Diese Bewertung änderte sich im postoperativen Verlauf trendmäßig in Richtung Erwünschtheit, wesentlich seltener kam eine Änderung in Richtung unerwünscht vor.

b) Kontrollierbarkeit

Bei der Einschätzung der Kontrollierbarkeit zeigten sich im Verlauf stärkere Schwankungen. Generell schätzten mehr Frauen die Operation in der Antizipations- und auch in der Konfrontationsphase als kontrollierbar ein. Da durchaus die Entscheidung der Frau, v. a. auch über den Zeitpunkt der Operation, eine Rolle spielte – es waren keine reinen medizinischen Indikationen dabei –, ist dies auch verständlich. Mehrere der Frauen veränderten aber erstaunlicherweise ihre Meinung im Verlauf auch in Richtung unkontrollierbar im Rückblick auf die Operation, während nach wie vor der größere Anteil das Ereignis im nachhinein als kontrollierbar ansah.

Dieses Hin und Her spiegelt sich auch in den freien Interviews:

Obwohl wir über den Entscheidungsprozeß präoperativ nur retrospektive Angaben bekamen, fiel auf, daß viele Probandinnen von der Beurteilung der Indikation durch den Krankenhausgynäkologen abwichen und hinsichtlich ihrer Operationsindikation schon relativ früh postoperativ, gewissermaßen ins Extreme verschoben, eine Eindeutigkeit anstrebten und in der Erinnerung sozusagen den Entscheidungsprozeß abkürzten. Überwiegend war die Tendenz, die Operation im nachhinein als dringend notwendig zu sehen und auch die präoperativen subjektiven Beschwerden mehr zu gewichten, andere wiederum fanden die Entscheidung allein von ihnen ausgehend und spielten ihre tatsächlichen Befunde und Beschwerden später eher herunter. So waren die einen geborgen in der Entscheidung des Arztes, die anderen empfanden, daß der Entschluß allein von ihnen ausgegangen sei. Diese „Erinnerungsfälschung" hat den subjektiven Vorteil, ambivalente Gefühle und spätere Zweifel zu vermeiden.

Die kognitive Vorbereitung im Sinne von Aufklärung war insofern gut und ausreichend, als keine Frau prä- oder postoperativ mit offener Panik oder Kontrollverlust reagierte. Die Frauen hatten mindestens 4 Wochen Zeit, um sich mit der bevorstehenden Operation, evtl. auch zusammen mit dem Partner, auseinanderzusetzen. Für die meisten war die präoperative Vorbereitungsphase jedoch wesentlich länger.

Tabelle 2: Durchschnittswerte auf den Copingskalen

	Präopera- tiv	2 Monate postoperativ	4 Monate	36 Monate
Problemzentriert	9,2	8,1	7,6	6,9
Emotionszentriert	7,6	6,7	4,7	4,9

Tabelle 3: Zusammenhang zwischen Kontrollierbarkeit und Copingstrategien

	Emotionszentriert	Problemzentriert
Ereignis kontrollierbar	4	18
Ereignis unkontrollierbar	0	5

Bei der Befragung der Hausärzte stellte sich heraus, daß deren Beratungsangebot relativ spärlich genutzt worden war, denn viele Hausärzte waren vollkommen überrascht und hatten von der Operation erst durch unseren Brief erfahren. Die nochmals in der Klinik vorgetragene ausführliche Aufklärung mit Besprechen des Operationsrisikos fand in den betroffenen Frauen eher passive Teilnehmer, sie hatten von sich aus meist keine zusätzlichen Fragen, äußerst selten kam der Wunsch, noch einmal zusammen mit dem Partner ein Gespräch zu haben. Dies deutet darauf hin, daß der niedergelassene behandelnde Gynäkologe als Berater in der Entscheidungsfindung eine Art Schlüsselstellung hat.

Copingstrategien

Nach 3 Jahren zeigte sich ein eindeutig rückläufiger Trend, Bewältigungsverhalten bewußt einzusetzen oder zu erinnern. Auffällig war im zeitlichen Verlauf ein immer deutlicheres Überwiegen der problemzentrierten Strategien, während die emotionszentrierten Antworten noch stärker zurückgingen (Tabelle 2). Hauptsächlich wurde problemzentriertes Bewältigungsverhalten angegeben, das auch mit der Einschätzung des Ereignisses als kontrollierbar hoch korrelierte. Überraschend ist allerdings, daß selbst dann, wenn die Operation als unkontrollierbar betrachtet wurde, kein emotionszentriertes Coping stattfand. So sahen sich die Frauen zwar überwiegend so, daß sie mit der Tatsache der Operation nicht verleugnend, regressiv, aber auch nicht gefühlsbetont umgingen; allerdings wiesen die kognitiven Ungereimtheiten auch auf Abgewehrtes hin (Tabelle 3).
In den frühen postoperativen Interviews konnte ein Phänomen beobachtet werden, das auf einen teilweisen Einbruch gewohnter Abwehrstrategien hin-

deutete. Bei einigen Frauen wurde plötzlich längst Vergangenes, Verdrängtes und Vergessenes wieder aktuell und forderte zur innerlichen Beschäftigung damit auf. So war eine Frau vollkommen mit der unerfreulichen Beziehung zu ihrer Mutter befaßt, für eine andere war ein Schwangerschaftsabbruch, den sie als junges Mädchen vornehmen ließ, voll präsent, obwohl sie längst 2 Kinder hatte. Zwei andere erinnerten sich intensiv an die Leidensgeschichte und den Tod ihrer an Genitalkrebs erkrankten Mütter. Eine dieser Frauen war beim 1. psychoanalytischen Interview äußerst schroff, im Folgeinterview stellte sich heraus, daß sie damals in der Interviewerin so etwas wie eine institutionalisierte Person gesehen hatte, ähnlich einer, die nach dem Tod ihrer Mutter aufgetaucht war. Diesen Phänomenen war gemeinsam, daß es sich offensichtlich um Aktualisierung von Reminiszenzen handelte, denn tatsächlich stellten sie keine aktuellen Probleme dar, sie wurden von den Frauen bei den späteren Interviews auch eher wieder Ich-fremd und eigentlich mit einer gewissen Verwunderung zur Kenntnis genommen, als man sie darauf ansprach. Dagegen war direkteres Verlusterleben, etwa Trauer beim Anblick kleiner Kinder, viel seltener. Hinweise auf ein zumindest zeitweise in Frage gestelltes weibliches Selbstkonzept erhielten wir ebenfalls nur indirekt. Fast alle Frauen wiesen nachdrücklich darauf hin, daß die Ovarien erhalten seien. Sie berichteten nicht selten über ein pseudomenstruelles Syndrom und bewerteten diese Beschwerden im Gegensatz zu früher meist als positiv. Besorgnis über veränderte Weiblichkeit kam auch in Form von Verschiebungen oder projektiver Identifikation zum Ausdruck, z.B. in wiederholten Erwähnungen, daß Brustoperationen schwieriger zu verkraften seien, und in Geschichten über Freundinnen, Bekannte, Mitpatientinnen, die nach der Operation so gar nicht zurechtkamen. Außer diesen kurzfristigen Verunsicherungen ergaben sich insgesamt jedoch keine wesentlichen Veränderungen. Dies war auch nicht zu erwarten, denn eine geglückte oder mißglückte weibliche Identifikation hat, wie jede Identifikation, eine lange Entwicklungsgeschichte.

Befindlichkeit

Die Beschwerdeliste wurde eingesetzt, um festzustellen, ob unsere Stichprobe hysterektomierter Frauen vor der Operation auffällig durch allgemeine, *nichtgynäkologische* Beschwerden beeinträchtigt war und ob sich diese Beeinträchtigung nach der Operation zurückentwickelte oder bestehen blieb. Die Depressivitätsskala sollte feststellen, ob bei den Frauen präoperativ eine erhöhte Tendenz zu ängstlich depressiver Gestimmtheit vorhanden war und ob diese Tendenz allein mit der bevorstehenden Operation in Zusammenhang zu bringen war (Tabelle 4). Wie eingangs erwähnt, hatten die Probandinnen fast alle deutliche längerfristige gynäkologische Beschwerden, dennoch änderten sich die Werte der Beschwerdeliste bei diesen 15 Frauen bis zu 36 Monaten nach der Operation praktisch überhaupt nicht. Dieser in der Gesamtgruppe gleichbleibende allgemeine Beschwerdepegel liegt zwar deutlich höher als bei Gesunden (Durchschnittsrohwert 14,3), jedoch niedriger als bei allgemein organisch kranken Vergleichspersonen (Durchschnittsrohwert 23,5). Dies läßt

Tabelle 4: Rohwerte der Depressivitätsskala und Beschwerdeliste

	Präope- rativ	14 Tage postopertiv	2 Monate	4 Monate	36 Monate
Depressivitätsskala	9,6[a]	5,9	5,4	5,8	7,4
Beschwerdeliste	19,6		20,4	17,1	19,5

[a] Fraglich abnorm

einige Überlegungen zu. Die gynäkologischen Beschwerden hatten keine verstärkende Wirkung auf ein leicht beeinträchtigtes Allgemeinbefinden, andererseits läßt sich auf eine korrekte gynäkologische Operationsindikation schließen, bei einer „Fehloperation" würden die Beschwerden postoperativ eher zunehmen. Ein Wegfall gynäkologischer Beschwerden bewirkt auf die Länge der Zeit aber auch kein allgemeines Wohlbefinden. An der Gesamtgruppe wäre noch nachzuprüfen, ob bei einem Teil der Frauen eine Tendenz besteht, konflikthaftes seelisches oder soziales Erleben in körperlichen Beschwerden auszudrücken, so wie wir dies in der 1. Studie (Zintl-Wiegand u. Krumm 1985) bemerkt haben.

Die Depressivität zeigte präoperativ leicht abnorme Werte. Hier liegt der Grenzwert bei 9 Punkten (zum Vergleich: bei Neurotikern Durchschnittsrohwert 25). Zwei Monate nach der Operation war eine deutliche Abnahme zu verzeichnen, 4 Monate postoperativ und nach 3 Jahren stieg sie wieder stärker an. Hier bildet sich möglicherweise eine postoperative Erleichterung ab, auch verbunden mit der Entlastung durch Schonung und Krankenstatus.

Zusammenhänge zwischen den Verlaufsvariablen

Faßt man die Fragebogendaten zusammen und wertet die fraglich oder sicher abnormen Werte der Befindlichkeitsskalen als Kriterien für einen eher ungünstigen Verlauf und setzt dazu die Bewältigungsdaten in Beziehung, so finden sich im wesentlichen 2 Gruppen. Eine Gruppe (insgesamt 5 aus 15) verwendete stets die gleichen Copingstrategien in der beschriebenen optimalen Korrelation kontrollierbar und problemzentriert und zeigte keine auffälligen Schwankungen in der Befindlichkeit. Eine zweite gleich große Gruppe wechselte die Strategien häufiger, verwendete nicht Zueinanderpassendes; obwohl sich diese Frauen mehrfach der Operation sowohl in der Antizipations- als auch in der Konfrontationsphase gegenüber hilflos fühlten, gestatteten sie sich nicht, darauf emotionszentriert zu reagieren. Bei den restlichen Frauen war in Kontrollierbarkeit, Erwünschbarkeit und Copingstrategien kein System zu bringen.

Die „stabile Gruppe" unterschied sich in den freien Interviews in vielen Gesichtspunkten nicht sonderlich von den übrigen. Zwei Patientinnen hatten z. B. deutlich postoperative Einbrüche in Form der intensiven Reminiszenzen, wie oben beschrieben, zwei hatten eine problematische Beziehung zu ihren

Kindern, dennoch war ihnen etwas gemeinsam. Sie verfügten über eine anscheinend nicht in Frage zu stellende stabile Ehebeziehung, weder sie noch der Partner hatten irgendwelche Veränderungswünsche. Die Frauen waren die Dominierenden, sie hatten die Entscheidung zur Operation weitgehend selbst gefällt, ebenso wie sie früher die Kontrazeption geregelt hatten. Bei ihnen war das Thema, die Sorge, eher der Beruf oder die Kinder und nicht die Ehe. Frauen, die überwiegend ungeeignete Kombinationen von Copingstrategien verwandten, waren in ihren Partnerbeziehungen aus verschiedensten Gründen nicht so sicher, obwohl die Problematik durchwegs nur angedeutet zur Sprache kam und sich mehr in verdeckten Motivationen und Wünschen, die sich an die Operation hefteten, äußerte. Eine Frau ließ sich z. B. aus einer großen Schwängerungsangst heraus operieren, bis vor der Operation hatte sie auf die Empfängnisverhütung des Ehemanns vertraut. Drei Jahre nach der Operation konnte sie ihre Skepsis in bezug auf den Mann offener und auf weniger Umwegen formulieren. Zwei andere versprachen sich von der Operation eine gewisse Unabhängigkeit („leben wie ein Mann"), verbesserten sexuelles Erleben, um damit die verfahrene Ehesituation zu glätten bzw. auch leichter ausbrechen zu können. Eine Frau war Witwe, sie lebte nach außen hin unter den Augen ihrer alten Mutter nur für die Familie, Wünsche nach heterosexueller Freundschaft konnte sie nur dem männlichen Interviewer anvertrauen. Weiterführend muß man sich natürlich fragen, ob sich diese beiden Gruppen insgesamt in ihrem sozialen Stützsystem unterscheiden.

Zusammenfassung

Die vorliegende Arbeit soll erste Eindrücke und Ergebnisse aus unserer Verlaufsstudie aufzeigen. Ziel war es, mit dem mehrdimensionalen Ansatz nicht ausschließlich deskriptive Daten zu erhalten, sondern Veränderungen und prozeßhafte Abläufe zwischen Variablen zu messen. Insbesondere haben wir auf den Bewältigungsaspekt Wert gelegt, um mit diesem Modell zu einer differenzierten Verlaufsbeobachtung zu kommen. Webb u. Wilson-Bernett (1983) haben ein ähnliches Anliegen geäußert, aber das Modell letztlich nicht angewandt. Die hier betrachteten 15 Frauen wiesen im Verlauf weder in unseren wiederholten Befragungen grobe psychopathologische Auffälligkeiten auf noch nahmen sie spezielle psychiatrische oder psychotherapeutische Hilfe in diesen 3 Jahren in Anspruch. Sowohl unsere quantitativen als auch die qualitativen Daten zeigen jedoch eindeutig, daß es sich hier um ein wichtiges zu bewältigendes Lebensereignis handelt. Die überwiegende Mehrzahl der Frauen scheint nach 3 Jahren die Auseinandersetzung damit abgeschlossen und wieder eine Stabilisierung erreicht zu haben.
Betrachtete man die Interaktionspartner rund um die Operation, so war doch überraschend, welche entscheidende Rolle der niedergelassene Gynäkologe sowohl in der vorbereitenden Phase als auch in der Genesungzeit spielte. Die Ehemänner der Probandinnen waren bei den verschiedenen

Befragungen zwar nie explizit angesprochen, aber auch nie ausgeschlossen, einige waren auch manchmal zugegen, griffen aber bis auf ganz wenige Ausnahmen nie aktiv mit in die Befragung ein, somit trifft auf sie die Beobachtung Amendts (1985) zu, daß sich Männer scheinbar sehr wenig für die gynäkologischen Kontakte und Behandlungen ihrer Frauen interessieren. Andererseits erwiesen sich in bezug auf Bewältigung aber gerade gewisse Charakteristika in der Partnerbeziehung als ausgesprochen stabilisierend.

Literatur

Amendt G (1985) Macht der Frauenärzte. Fischer, Frankfurt am Main

Bangert-Verleger A (1984) Indikationen zur Hysterektomie. Dargestellt anhand von Kliniken in Mannheim. Dissertation an der Frauenklinik der Fakultät für Klinische Medizin Mannheim, Universität Heidelberg

Bellak L, Harvich M, Gediman HK (1979) Ego-functions in schizophrenics, neurotics and normals. Wiley, New York

Bernhard L (1986) Methodologic issues in studies of sexuality and hysterectomy. J Sex Research 22:108

Braukmann W, Filipp SH, Angleitner A, Olbrich E (1981) Problem solving and coping with critical life events. Forschungsbericht 15. Universität Trier

Coppen A, Bishop M, Beard RJ, Barnard GJR, Collins WP (1981) Hysterectomy, hormones and behavior. Lancet I:17

Drellich M, Bieber I (1958) The psychological importance of the uterus and its functions. J Nervous Mental Disease 27:332

Easterday CL, Grimes D, Riggs JA (1983) Hysterectomy in the United States. Obstetrics and Gynecology 62:203

Folkman S, Lazarus RS (1980) Coping in an adequately functioning middle-age population. J Health Soc Behavior 21:219

Gath D, Cooper P, Day A (1982) Hysterectomy and Psychiatric Disorder: I Brit J Psychiatry 140:335

Haan N (1977) Coping and defending. Academic Press, New York

Lazarus RS (1974) Psychological stress and coping in adaption and illness. Int J Psychiatry Med 5:321

Lindemann E (1941) Observations of psychiatric sequelae to surgical operations in women. Am J Psychiatry 98:132

Martin RL, Roberts RV, Clayton PJ (1980) Psychic status after hysterectomy. JAMA 244:350–353

Moore JT, Tolley DH (1976) Depression following hysterectomy. Psychosomatics 17:86

Prystav G (1981) Psychologische Coping-Forschung: Konzeptbildungen, Operationalisierungen und Meßinstrumente. Diagnostica 27:189

Richards DH (1973) Depression after Hysterectomy. Lancet II:430

Singh B, Raphael B, Gyaweshwar R, Johnston P (1983) Post-hysterectomy adaption: A review and report of two follow-up studies. Austr New Zealand J Psychiatry 17:227

„Der Spiegel" (1981) Nutzloses Organ (H. 7:196–197)

Vaillant GE (1977) Adaption to life. Little, Brown, Boston

Webb C, Wilson-Barnett J (1983) Hysterectomy: A study in coping with recovery. J Adv Nursing 8:311

Zerssen D von (unter Mitarbeit von Koeller DM) (1976) Klinische Selbstbeurteilungsskalen (KSb-S) aus dem Münchener Psychiatrischen Informationssystem (Psychis München). Beltz, Weinheim

Zintl-Wiegand A, Krumm B (1983) A prospective study of young women undergoing elective gynecological surgery, Unveröff. Manuskript, Zentralinstitut für Seelische Gesundheit, Mannheim

Zintl-Wiegand A, Krumm B (1986) Psychosomatic risk groups in connection with elective gynecological surgery. In: Lacey JH, Sturgeon DA (eds) Proceedings of the 15th European Conference on Psychosomatic Research. John Libbey (Engl.), pp 261–266

Zintl-Wiegand A, Cooper B, Krumm B (1980) Psychisch Kranke in der ärztlichen Allgemeinpraxis. Beltz, Weinheim

Zur Krise weiblicher Identität nach Verlust der Gebärmutter – ein klinischer Beitrag

H. Poettgen

In den letzten 20 Jahren ist die Hysterektomie an die Spitze aller gynäkologischen Operationen gerückt. Der Trend begann in den USA, wo nur noch jede 4. über 40jährige ihre Gebärmutter besitzt. Die angestiegene Zahl der Uterusexstirpationen korreliert indes weder in der Vergangenheit noch heute mit einem Anstieg pathologisch-anatomischer Erkrankungen des Uterus, die eine seriöse Indikation zur Hysterektomie liefern könnten. Im Gegenteil: Wie eine Studie von Kopera aus dem Institut für experimentelle und klinische Pharmakologie der Universität Graz unter Auswertung des internationalen Schrifttums nachweisen konnte, haben die günstigen Begleitwirkungen der Östrogen-Progestagen-Kombinationen die Anzahl der Blutungsregelwidrigkeiten, die prämenstruellen und dysmenorrhoischen Beschwerden, die glandulär-zystische Hyperplasie, entzündliche Adnexerkrankungen und benigne Ovarialtumoren signifikant verringert. Es kann sich also nur um einen Anstieg im Bereich relativer oder sog. erweiterter Indikationen handeln, deren indikatorische Relevanz in einer nicht unerheblichen Anzahl von Fällen überhaupt angezweifelt werden muß.

So haben Untersuchungen von Prill (1964), Wenderlein (1974) und Eicher et al. (1975) gezeigt, daß Hysterektomien als Methode der Kontrazeption, als Therapie bei Sexualstörungen wie z. B. Dyspareunie und Frigidität, bei Pelveopathie, Parametropathie und Beckenneuralgie, bei unklaren Unterbauchbeschwerden ohne Organbefund sowie bei Schutzblutungen durchgeführt wurden. Die operative Behandlung psychosomatischer Erkrankungen bedeutet aber, daß indirekte Meßwerte für die Gestörtheit menschlicher Lebensbedingungen (H. E. Richter), die solchen Erkrankungen innewohnen, ungenutzt bleiben und die Patientin um ihren immanenten Krankheitswert betrogen wird. Die in der psychosomatischen Medizin geforderte Einbeziehung des Patientensubjekts verlangt eine kritische Stellungnahme zu dem Hysterektomieboom der letzten 2 Jahrzehnte.

In meinem klinischen Beitrag zur Krise weiblicher Identität nach Organverlust werde ich mich auf die Hysterektomie beschränken; einerseits kann die psychosomatische Gynäkologie die Zunahme der Uterusexstirpationen nicht unbeachtet lassen, zum anderen nehmen die verschiedenen anatomischen Bereiche der weiblichen Geschlechtsorgane im subjektiven Erleben der Frauen einen sehr unterschiedlichen Stellenwert ein, der keineswegs mit der Hierarchie ihrer physiologischen Bedeutung in der medizinischen Wissenschaft korreliert. Ich möchte nun je einen Ausschnitt aus einem therapeutischen Prozeß von 2 Fällen berichten, die als Paradigmata für 2 wesentliche Verlaufsformen angesehen werden können.

Der 1. Fall erzählt von einer Frau, der wir eine weitgehend ausbalancierte weibliche Identität zuerkennen müssen und deren Hysterektomie aufgrund einer „seriösen" Indikation erfolgte. Im 2. Fall war die Erlangung weiblicher Identität in der Sozialisation mißglückt und die Hysterektomie der tragische Schlußstein einer autodestruktiven Karriere.

Fall 1

Im 1. Beispiel handelt es sich um eine Begebenheit aus einer Gruppentherapie. Die betreffende Frau (eine Ärztin) war zur Zeit dieser Begebenheit 40 Jahre alt, 21 Jahre verheiratet und hatte 3 Kinder geboren, die 20, 13 und 10 Jahre alt waren. Diese Frau, die ich im folgenden A. nennen möchte, berichtete, daß sie sich in der Gruppe sehr wohl fühlte und bis auf einen Mann sich von den anderen Teilnehmern der Gruppe akzeptiert erlebte. Wörtlich sagte sie: „Dieser Mann macht mich aggressiv; um sich selber besser zu fühlen, braucht er, daß es uns Frauen schlecht geht..." Sie konnte aber ihre Aggressionen ihm gegenüber nicht herauslassen. Eines Tages wurde sie im Verlauf einer Gruppensitzung von dem besagten Kollegen angegriffen, sie sei eine Geschäftsfrau, würde funktionieren wie eine Registrierkasse, hätte nichts Weibliches an sich, könnte nicht weich und anschmiegsam sein.

So angegriffen, wurde sie hilflos, versuchte aber, sich überlegen zu geben und sich mit der über ihn bereits erworbenen Erkenntnis zu beruhigen, daß dieser Mann Frauen nur als Sexualobjekte betrachte und daß die Frau als emanzipierte Partnerin ihm Angst mache. Sie sei aber im weiteren Verlauf der Sitzung verstört gewesen und habe auch nicht mehr richtig zuhören können. Zu Hause habe sie sich auf dem Schoß ihres Mannes ausgeweint, der ihr bestätigte, daß sie eine bewunderswerte Frau sei. Am Abend blätterte sie noch in einer gynäkologischen Zeitschrift und las einen Artikel, in dem von einem Lithopädion berichtet wurde, das bei der Sektion einer alten Frau gefunden worden war. In der darauffolgenden Nacht hatte sie (mit ihren eigenen Worten) „einen schrecklichen Traum". Ich zitiere sie jetzt weiterhin wörtlich: „Ich hatte einen aufgetriebenen, zum Platzen gespannten Bauch, und darin saßen 3 Steinkinder, über-, neben-, untereinander. Ich wurde sie nicht los; ich wollte pressen, den Bauch aufschneiden, sie herausholen, es ging gar nichts. Eine schreckliche Not erfaßte mich – was soll werden? Wer hilft mir? Angst schnürte mir die Kehle zu. In den darauffolgenden Nächten kam der Traum wieder, immer wieder diese versteinerten, schmerzhaften Kinder, die mich fast platzen ließen. Ich hatte schließlich Angst, schlafen zu gehen; aber die Bilder verfolgten mich auch tagsüber und beeinträchtigten mich bei meiner Arbeit."

A. schilderte der Gruppe ihre elementare, auch in den Tag hineinreichende Angst und beantwortete verschiedene Fragen zusammengefaßt damit, daß ein Jahr zuvor die Gebärmutter wegen Menometrorrhagien bei Uterus myomatosus entfernt worden war. Sie sei damals froh darüber gewesen, die lästigen Blutungen los zu sein.

Schließlich fragte der Gruppenleiter sie, ob sie denn noch Kinder hätten haben wollen. Sie antwortete: „Nein ich nicht", stockte einen Augenblick und sagte dann mit einem fragenden Gesichtsausdruck „... aber mein Mann!" Was dann geschah, möchte ich wieder mit den eigenen Worten dieser Frau zitieren: „Und da brach etwas in mir los, ich wurde richtig geschüttelt – er wollte Kinder – ich konnte nicht mehr, war nicht mehr vollwertig; ich erlebte ganz schmerzhaft die Trauer um mein verlorenes, weibliches Organ, das von meinem Bewußtsein her lange vergessen war."

Ihre Erschütterung war so heftig, daß die ganze Gruppe tief betroffen war. Ihr Mann hatte mit ihr die Entscheidung zur Hysterektomie gemeinsam getragen, nie ihre Weiblichkeit angezweifelt; er hatte lediglich beim Anblick von Babys und Kleinkindern manchmal harmlose Bemerkungen gemacht wie: „So Kleine sind doch schön, mitzuerleben, wie sie wachsen – vielleicht ist ja in der Praxis noch ein Kind, das adoptiert werden muß!?"

Diese kleinen Einlassungen fielen A. jetzt in ihrer Trauerarbeit wieder ein, nachdem sie vorher verdrängt worden waren. Nach ihrer Trauerarbeit fühlte sie sich befreit; sie sagte: „Wie nach einem reinigenden Gewitter, frisch und klar. Ich war wie erlöst, hätte alle umarmen können."

Betrachten wir die Darstellung dieses Traums als eine Regression im Dienste des Ich, so signalisiert uns die hohe Angstmanifestation ein Versagen der Abwehr, wodurch der Impuls durchbricht, gebären zu wollen, unter allen Umständen gebären zu müssen – und wenn das Messer zu Hilfe genommen werden muß – und die große Not, nicht gebären zu können. Der Konflikt zwischen dem Wunsch nach Aufrechterhaltung der generativen Potenz und danach, dem Mann seine vollwertige Partnerin zu sein, auf der einen Seite und der rationalen Entscheidung einer mit 40 Jahren an der Schwelle der Klimax stehenden, berufstätigen Frau mit 3 Kindern, kommt in der im Traum vollzogenen Identifikation mit der alten Frau aus der gynäkologischen Zeitschrift und ihrem Lithopädion zur Kompromißbildung. Die Abwehr hat die Bedrohung von seiten der Kastrations- und Trennungsängste nicht neutralisieren können; so kommt es zu einem Alptraum, der appellativen Charakter an den Partner und v. a. aber auch an die Träumende selber hat, nämlich sich einer Revision ihrer Entscheidung hinsichtlich der Zulassung der Hysterektomie zu stellen oder ihren Organverlust zu integrieren. Dies ist die therapeutisch-synthetische Intention des Ich in diesem Traum. Im Kontext des Geschehens sollte ich noch erwähnen, daß Mutter und Vater dieser Frau beide aus einer Familie mit 6 Kindern stammten, mit ihren 3 Steinkindern kommt sie ebenfalls auf die Zahl 6; ein interessantes Aperçu für den zeitlosen Umgang des Traums mit historisch-biographischen Daten.

Epikritisch ist zu sagen:

Die Erschütterung und Trauer dieser Frau über den Verlust ihrer Gebärmutter kann nur als Folge einer nicht bewältigten narzißtischen Wunde in ihrem weiblichen Selbstwertgefühl verstanden werden, weil der Gebärmutter im Körper selbst eine zentrale Bedeutung für die Stabilität der Identität zukam. Aber nicht nur das; es geht nicht nur um die narzißtische Besetzung des Uterus im

Körperbild für die Frau selber, sondern auch – wie ich aus einer größeren Anzahl weiterer Krankengeschichten entnehmen konnte – um die Repräsentation weiblicher Vollwertigkeit gegenüber dem Mann, und dies wiederum insbesondere in einer geglückten, harmonischen Partnerschaft. Das kommt bei vielen Frauen, aber auch bei ihren Partnern, in einer Verunsicherung und Verschlechterung der Sexualität nach der Hysterektomie zum Ausdruck.

Der Scheidenblindsack nimmt im Erleben des Körperbildes der Frau eine ähnliche Stellung ein wie eine Organminderwertigkeit, die ja bekanntlich durch die narzißtische Rücknahme von Libidobesetzung ein verändertes Realselbst schafft.

Wenn – wie in diesem 1. Fall – der Verlust der Gebärmutter bei einer Frau mit einer weitgehend stabilen weiblichen Identität so eine beachtliche narzißtische Wunde hinterläßt, wieviel gravierender müssen dann erst die Folgen der Hysterektomie bei Frauen mit einer brüchigen oder gar defizitären Identität sein.

Fall 2

Dies möchte ich an einem weiteren Fall erläutern, in welchem der Uterus und seine physiologische Funktion im Sinne der Entwicklung zu einer reifen Sexualität unter Einbeziehung von Gefühlen der Mutterschaft mit der autodestruktiven Lebensgeschichte einer Frau verknüpft ist.

Es handelt sich um eine 48jährige Frau, die an einer depressiven Neurose mit hysterischer Grundtönung und phobischen Symptomen litt. Mit 21 Jahren war sie für die Dauer von etwa 3/4 Jahren verheiratet. In diese Zeit fällt ein erster Schwangerschaftsabbruch. Heute ist ihr klar, daß ihr Vater die Ehe hintertrieben und auf ihre Scheidung hingewirkt hat. Der Vater hatte einen mittleren Betrieb mit 50 Angestellten, den die Patientin heute selber leitet. Zu ihrer Mutter, die eine kühle, zwanghaft dirigistische Frau war und ihre Tochter häufig mit dem Stock züchtigte, hat die Patientin bis zum heutigen Tage keine emotional tragfähige Beziehung aufbauen können, obschon die beiden seit langem Haus an Haus zusammenwohnen. Haß und Aggression hat sie aber nie gegenüber ihrer Mutter herauslassen können. Die Patientin, die ich jetzt B. nenne, war die 2. Tochter und letztes der beiden Kinder dieses Ehepaars und sollte eigentlich ein Junge geworden sein. Im Gegensatz zu der frostigen Mutterbeziehung war B. bis zur Pubertät Vaters Liebling. Die positive Identifizierung mit dem Vater nimmt in der Übernahme des Berufsbilds Gestalt an. Mit zunehmender Reife weiblicher Formen in der Pubertät wurde die emotionale Beziehung von seiten des Vaters wegen dessen latenter Inzestangst distanzierter und von aggressiven Emotionen besetzt. Nun wurde ihr Bedürfnis nach Sicherheit und Geborgenheit von keinem der beiden Eltern mehr abgedeckt, und es wundert uns nicht, daß ihre erste sexuelle Begegnung im Alter von 14 Jahren mit einem 40jährigen Ersatzvater in Gestalt eines Werkmeisters im väterlichen Betrieb zustandekam. Schon mit 12 Jahren hatte sie wahrgenommen, daß der Vater sein Liebesleben mit einer Frau außerhalb der Ehe lebte, die er auch später heiratete. Der Verrat des Vaters bedeutet für sie erneut einen hemmenden Schub für die Entwicklung mütterlicher Anteile in ihrer Weiblichkeit. Ihr ganzes Leben bleibt eine Suche nach dem liebenden Vater; aber dessen phallisch-narzißtische Introjekte wurden ihr zum Verhängnis: Aus der beruflichen Rivalität mit dem Vater wurde eine Leistungssucht, und mit attraktiven verheirateten Ersatzvaterfiguren kamen 3 weitere Schwangerschaften zustande, die alle abgebrochen wurden.

Der letzte Abbruch erfolgte in Form einer Hysterektomie, als sie 36 Jahre alt war.

Der Operateur, Chef einer größeren Klinik, hatte ihr mehrere Tage zugeredet, Abstand von ihrem Ansinnen zu nehmen, u. a. mit dem Hinweis, daß dies ihre letzte Möglichkeit wäre, doch noch ein Kind zu bekommen. Sie aber bestand auf der Operation und der Gynäkologe gab nach. Danach war die Patientin 10 Jahre mit kurzfristigen Unterbrechungen in 2 Einzelbehandlungen und einer Gruppentherapie psychotherapeutisch behandelt worden, bevor sie zu mir kam. Weder die Abbrüche noch die Hysterektomie waren in den voraufgegangenen Therapien jemals zur Sprache gekommen. Eines Tages brachte sie einen Traum, dessen zweiten Teil ich hier wegen seines archetypischen Charakters einblenden möchte. Zwischen ihren Beinen saß ein Hund, der mit seiner Schnauze ihre Vulva berührte; dabei hatte sie zunächst lustvolle Empfindungen. Allmählich kamen aber mehr und mehr Gefühle des Ekels, der Angst und des Grauens auf und sie wollte den Hund abschütteln, der aber biß sich fest und verwandelte sich mehr in einen Wolfshund. Im Verlaufe der Bearbeitung des Traumes, die sich über 3 Monate erstreckte, kroch der Hund immer höher, während er gleichzeitig flacher wurde. Zum Schluß fantasierte sie in ihrem Körperbild ein großes Loch im Unterleib, das von einer leeren Blase ausgefüllt und mit einer leeren Röhre bis zum Munde nach oben verbunden war. Ihre Assoziationen bewegten sich um inzestuös-masochistische und Vergewaltigungsfantasien. Später sah sie sich von vielen weißen Würmern umgeben und viele kleine Embryonen „auskotzen". Sie litt in dieser Zeit häufig unter Übelkeit. Bei kategorialer Betrachtung des Traumes läßt sich unschwer die regressive Verschiebung der Triebrichtung von der phallisch-genitalen über die sadomasochistische hin zur oralen Aggression, die mit der Zerstörung der inneren weiblichen Organe endet, erkennen.

Eine solch massive Aggression, die den mütterlichen Leib – oder besser gesagt, das, was in ihm kostbar ist – eventeriert, regelrecht ausweidet, nennt Grunberger (1985) archaische oder auch anubische[1] Aggression. Sie ist Ausdruck bereits pränatal angelegter destruktiver Stoffwechselvorgänge des Verdauungssystems – Kinder machen und wieder abtreiben.

In wochenlanger und schmerzhafter Trauerarbeit erkannte die Patientin, daß sie den Teil ihrer Weiblichkeit, der sich zur Mütterlichkeit hätte entwickeln könne, verdrängt und verleugnet hatte, daß dieser Teil ihres Körperselbst, der

---

[1] Anubis – Totengott oder auch todverkündende Gottheit der alten Ägypter, dargestellt als menschlicher Körper mit Hunde- oder Schakalkopf; Herrscher des Totenreichs, der die Toten ausweidete und die Eingeweide in Urnen bewahrte. Ein als Anubis verkleideter Priester tötete die Pharaonen durch das Schlangengift einer Viper, wenn sie 28 Jahre regiert hatten.

ihr Wärme, Zärtlichkeit und Nähe hätte bringen können, nicht gelebt worden war.

Mehr noch als im ersten klinischen Beispiel werden wir hier an den von V. v. Weizsäcker (1950) geprägten Gedanken von der pathogenen Wirksamkeit des „ungelebten Lebens" aufmerksam gemacht. Nach seiner Auffassung steht der gelebten Vergangenheit ein nicht faktisch gewordener Anteil der Vergangenheit gegenüber, dessen Ausmaß die historische Wirklichkeit bei weitem übertrifft und der durch eine sich bewahrenwollende Wartestellung für die unerschöpflichen Möglichkeiten kreativer Selbstverwirklichung gekennzeichnet ist. B. aber versuchte, der Wiederholung des mütterlichen Schicksals zu entgehen, indem sie der Entwicklung des mütterlichen Anteils ihrer Weiblichkeit durch körperfeindliche Aktionen entgegenwirkte.

So wendete sich der ödipale Mutterhaß gegen ihr eigenes Selbst, und ihre „Mutter des Gebärens" wurde zur Quelle spezifisch weiblicher Erniedrigung, in der genitale Lust durch orale Aggressivität zerstörend bedroht wurde.

Schlußfolgerungen

1) Insbesondere das 2. klinische Beispiel lehrt uns, daß Teilbereiche weiblicher Identität, die niemals eine emphatische Spiegelung von außen erfahren haben, auch im psychischen Innenraum nicht symbolisch abgebildet und deshalb auch nicht in die Selbstrepräsentanz integriert werden. Benedetti (1983) bezeichnet sie als „stumme Zonen" oder auch „Todeslöcher", die das Identitätsgefühl auszuhöhlen drohen. Durch den Entzug von Libido und narzißtischer Besetzung werden sie zu einer Quelle spezifisch weiblicher Erniedrigung und Frustrationen sowie zu Zielpunkten autodestruktiver Triebkräfte.

2) Identität ist nichts Statisches, sondern ständig der Wechselwirkung zwischen bewußtem und unbewußtem eigenen Körperbild in den einzelnen biologischen Phasen, in der Partnerbeziehung und im soziokulturellen Umfeld ausgesetzt. Bei letzterem wären weitere Forschungen angebracht, inwieweit soziokulturelle Einflüsse (man denke nur einmal an die perhorreszierenden Attribute der Unreinheit, die der Menstruation in der abendländischen Geschichte angedichtet wurden) weibliche Selbstzerstörung und aggressives Operieren gefördert haben.

3) Die beiden klinischen Beispiele sollten nur dem einen Zweck dienen, über die Indikation zur Hysterektomie erneut nachzudenken, weil dem Verlust der Gebärmutter im Selbstwertgefühl der Frau auch jenseits der generativen Phase eine größere Bedeutung zukommt, als sie im naturwissenschaftlich-medizinischen Denken definiert ist.

Insbesondere der 2. der vorgestellten Fälle macht uns deutlich, daß das Wertbewußtsein für das verlorene Organ nach dem Verlust ansteigt, und zwar unabhängig davon, ob die eigene Weiblichkeit vorher angenommen worden oder abgewehrt war. Daraus kann geschlossen werden, daß der Uterus – obschon visuell von der betroffenen Frau nicht wahrnehmbar – in ihrem eigenen Körperbild jedoch präsent und in ihrem Ideal-Ich nach wie vor libidinös besetzt ist.

Der rationalen Entscheidung einer Frau zur Hysterektomie kann in ihrem Unterbewußtsein eine massive Abwehr der durch diesen Eingriff hervorgerufenen Bedrohung in Form einer narzißtischen Verletzung gegenüberstehen.

Literatur

Benedetti G (1983) Todeslandschaften der Seele. Vandenhoeck & Ruprecht, Göttingen

Chassequet-Smirgel J (1988) Zwei Bäume im Garten, zur psychischen Bedeutung der Vater- und Mutterbilder. Verlag Internationale Psychoanalyse, München Wien

Eichler W, Herms V, Repschläger C, Kubli F (1975) Psychosomatik der Hysterektomie. Sexualmedizin 6:

Grunberger B (1985) Narziß und Anubis. Forum Psychoanal 1:48–59

Kopera H (1987) Steroid-induzierte Nebenwirkungen oraler Kontrazeptiva. In: Künzel W, Gips H (Hrsg) Gießener Gynäkologische Fortbildung 1987. Springer, Berlin Heidelberg New York Tokyo, S 160–171

Prill HJ (1964) Psychosomatische Gynäkologie. Urban & Schwarzenberg, München

Rhode-Dachser C (1986) Ringen um Empathie. Forum Psychoanal 2:44–58

Wenderlein JM (1974) Übergewicht – Hysterektomie – Sexualität. Fortschr Med 92:1289–1291

Willenberg H (1986) Die Polarität von Selbsterhaltung und Selbstdestruktion. Forum Psychoanal 2:28–43

Zacher A (1984) Der Begriff des „ungelebten Lebens" im Werk Viktor von Weizsäcker. Psychother Psychosom Med Psychol, S 237–241

Zintl-Wiegand A, Köhler F (1987) Die langfristige Bewältigung einer Gebärmutteroperation. Prax Psychother Psychosom 32:266–273

Väterlichkeit

Die Bedeutung des Vaters für die Entwicklung des Kindes

V. Frick-Bruder

Aus der Perspektive des Kindes ist die Geschichte der abendländischen Kultur über weite Strecken auch eine Geschichte des abwesenden Vaters: abwesend zur Sicherung der Existenz, zum Erwerb von Geltung und Macht, als Entdecker und Eroberer, Aggressor oder Verteidiger, als Held oder Opfer. Kurz: ein schillerndes, bewundertes, aber auch gefürchtetes Bild, dem mindestens ebenso viel Sehnsucht wie Enttäuschung galt, oder wie das Kind es vielleicht selbst ausdrücken würde: ein Vater zum Träumen, aber kein Vater zum Anfassen.

Dies macht sich auch in der Theorie bemerkbar: In der einschlägigen Literatur spielt er etwa bis zum Ende der 60er Jahre in der frühen Eltern-Kind-Beziehung neben der Mutter eine ausgesprochen untergeordnete Rolle. Wenn er den Plan überhaupt betritt, dann meist als zwielichtige Figur, die das Kind morgens noch nicht und abends nicht mehr erlebt (Rotmann 1978), eine Art Störenfried der zärtlichen Beziehung von Kind und Mutter, ein eifersüchtiger und ebenso eifersüchtig bewachter Rivale um die präödipale und ödipale Liebe zu ihr.

So entsteht leicht der Eindruck, am Anfang könne es nur Mütterlichkeit geben und nur sie eine hervorragende Bedeutung für das Kind haben. Tatsächlich spiegelt sich in dieser Annahme aber eher ein gesellschaftliches Phänomen wieder, das sich seit dem Ende der 60er Jahre im Wandel befindet. Ich meine die Zeit, in der die Verbreitung sicherer Kontrazeption in einer revolutionären Weise eine Aufweichung der herkömmlichen Rollen bewirkte. Seitdem auch Frauen autonome Bedürfnisse verwirklichen, die jenseits ihrer Fortpflanzungsfunktion liegen, stehen sie eben nicht mehr so selbstverständlich und uneingeschränkt für ihre Kinder zur Verfügung. Damit entstehen neue Notwendigkeiten, aber auch Möglichkeiten für den Mann, einen intensiveren Zugang zur frühen Kindheit seines Kindes zu finden. Eine Entwicklung, die trotz beachtlicher Veränderungen noch in keiner Weise abgeschlossen zu sein scheint.

Von der vergleichenden Tierforschung wissen wir schon seit längerem um die große Mannigfaltigkeit des Zusammenlebens von Geschlechtspartnern zum Zweck der Fortpflanzung und Arterhaltung. Sie reicht von einem nur auf die Paarung begrenzten Zusammensein und vollständigen Fehlen der elterlichen Fürsorge bis hin zu dauerhaftem Zusammenleben und gleichmäßiger Rollenverteilung in der Versorgung des Nachwuchses. Dabei gibt es sogar Beispiele einer völligen Rollenumkehrung. So ist bei manchen Küstenvögeln und

Fischarten das Brüten bzw. die Aufzucht der Jungen eine ausschließliche Aufgabe der Männchen (Papoušek et al. 1984).

Auch wenn eine Übertragbarkeit auf das menschliche Zusammenleben fraglich erscheint, geben neuere Ergebnisse entwicklungspsychobiologischer Forschung Anlaß, die Annahme einer nahezu ausschließlich auf die Mutter zentrierten Form der Bindung in der frühen Kindheit zu korrigieren und dem Vater einen eher gleichberechtigten Stellenwert einzuräumen. Mit Hilfe einer speziellen Versuchsanordnung gelang es Papoušek und seinen Mitarbeitern, instrumentelle Lernprozesse bereits in der 1. Lebenswoche des Kindes nachzuweisen, komplexe Fähigkeiten wie Diskrimination, Entdecken und Ableiten von regelhaften Beziehungen in der Umwelt in den ersten 4 Monaten. Das Kind scheint als genetisch mit einigen grundlegenden Verhaltensbereitschaften ausgestattet zu sein, die es in die Lage versetzen, optimalen Nutzen aus sozialen Interaktionen zu ziehen. Dementsprechend sind bei den Eltern, d.h. bei Mutter *und* Vater, Verhaltensbereitschaften angelegt, die nicht nur die körperliche Versorgung, sondern auch die seelische Betreuung des Säuglings sicherstellen sollen. Wie die Autoren im Experiment zeigen konnten, werden diese sehr spezifischen Verhaltensformen, so z.B. die Reaktion auf jeden Blickkontakt des Säuglings, allein durch die Gegenwart und das Verhalten eines Säuglings ausgelöst und weitgehend ohne bewußte Kontrolle ausgeübt.

Aufregend neu scheint mir daran der Beweis, daß Männer, die weder Vater noch leiblicher Vater sein müssen, ebenso wie Frauen, die die Mutterrolle übernehmen, offenbar intuitiv, d.h. ohne bewußte Kontrolle fähig sind, spontan und nahezu reflexartig auf das Kind zu reagieren. Eine Erfahrung, die nicht nur für eine flexiblere Rollenverteilung oder sogar Rollenumkehrung wichtig ist, sondern auch im Hinblick auf die Sorgen angehender Adoptiveltern, ob sie imstande wären, sich wie leibliche Väter und Mütter zu verhalten.

Klaus u. Kennell (1976) haben in sorgfältig kontrollierten Studien eine sensitive Phase auf seiten der Mutter in den ersten Stunden nach der Geburt nachweisen können („maternal-infant bonding"). Voraussetzung für diese Basis einer optimalen Mutter-Kind-Beziehung ist, daß Mutter und Vater in den ersten Stunden nach der Geburt möglichst engen körperlichen Kontakt mit ihrem neugeborenen Kind haben.

Wer Gelegenheit hatte, einen Vater zu erleben, der ohne Hemmung seiner zärtlichen Impulse sein eben geborenes Kind in den Armen hielt, wird nicht in Frage stellen wollen, daß es auch ein „paternal-infant bonding" gibt, vorausgesetzt die Mutter und alle übrigen an der Geburt beteiligten Personen beziehen ihn in dieser Weise mit ein und vorausgesetzt auch, es handelt sich um einen Mann, der seine eigenen weiblichen Anteile nicht zu sehr abwehren muß. Immerhin konnte Lind (1972, zit. nach Diederichs 1980) sogar experimentell nachweisen, daß auch das väterliche Pflegeverhalten in den ersten 3 Lebensmonaten zunahm, wenn er in dieser Zeit täglich für eine Stunde Blickkontakt mit dem Neugeborenen hatte, oder anders ausgedrückt, wenn sein Rollenverständnis es zuließ, für sein Kind in dieser Weise präsent zu sein.

Rufen wir uns noch einmal in Erinnerung, was Winnicott (1976) der übrigens selbst nicht Vater war, mit seinem Begriff „primärer Mütterlichkeit" meinte: einen ganz besonderen seelischen Zustand erhöhter Sensibilität bei der Mutter, der sich allmählich während der Schwangerschaft, besonders aber gegen deren Ende einstellt und auch noch mehrere Wochen nach der Geburt des Kindes anhält. Er ermöglicht es ihr, in einer optimalen Weise die Bedürfnisse des Kindes zu erfüllen, so daß es jene emotionale Basis erwirbt, die Erikson (1968) das Urvertrauen in die Zuverlässigkeit der Objekte nannte. Winnicott betonte, daß ein Versagen der Mutter bei der Anpassung in dieser frühesten Phase ausschließlich die Vernichtung des kindlichen Selbsts hervorrufe. Dabei werde das, was die Mutter richtig mache, vom Kind auf dieser Stufe in keiner Weise zur Kenntnis genommen. Ihre Fehler dagegen würden nicht als solche empfunden, sondern wirkten auf den Säugling als Bedrohung für das Dasein seines persönlichen Selbsts.

Wenn man bedenkt, daß die hier diskutierte Verhaltensdisposition zur primären Mütterlichkeit zwar ihre biologische Verankerung hat, aber doch auch in der persönlichen Vorgeschichte und augenblicklichen Lebenssituation der Mutter determiniert ist und damit bis hin zur schwersten Pathologie gestört sein kann, mag diese machtvolle, von Existenz- und Vernichtungsängsten bedrohte Zweierbeziehung unter der darauf ruhenden Verantwortung für beide Seiten, für das Kind ebenso wie für die Mutter, allerdings auch zum Fürchten sein. Die Anwesenheit einer dritten Person, die nicht irgendwann dazukommt, sondern von Anfang an gleichberechtigte Bedeutung hat, stellt die natürlichste Lösung aus diesem Abhängigkeitsdilemma dar. Dabei liegt die Chance dieser Konstellation darin, daß Mutter und Vater sich hinsichtlich ihrer Weiblichkeit und Männlichkeit einerseits zwar klar voneinander unterscheiden und damit das jeweilige andere und Anderssein verkörpern, aber auch über Anteile des jeweils anderen Geschlechts verfügen. Dies ermöglicht eine größere Flexibilität im Umgang mit den Rollen, die nicht nur der gegenseitigen Entlastung dient, sondern die Voraussetzung dafür schafft, daß sich das Kind mit beiden Personen identifiziert und auf diese Weise die Fähigkeit zur Empathie erwirbt, womit wir ja nichts anderes meinen, als sich in einen anderen hineinfühlen, in seiner Haut stecken können.

Diese Überlegungen führen zur Frage des Vorhandenseins einer primären Väterlichkeit und zur Frage seiner Bedeutung für die weitere Entwicklung des Kindes in einer von Beginn an triadischen Eltern-Kind-Beziehung. Als eine Art Subsystem muß diese aber auch vorübergehend wechselnde Dyaden der drei untereinander möglich machen, weil diese für die Gesundheit aller Beteiligten und natürlich allem voran für die Entwicklung des noch gänzlich abhängigen Kindes nötig sind.

Was bedeutet dies nun, sozusagen von Beginn an? Auch wenn der Kinderwunsch des Mannes weniger erforscht ist als der der Frau, so kann man doch davon ausgehen, daß sich auch bei ihm eine Wiederholung seiner eigenen Kindheitssituation mit den entsprechenden Erfahrungen von erlebter Mütterlichkeit und Väterlichkeit darin ausdrückt. Nur wenn er seine eigenen, damals erlebten Gefühle von Abhängigkeit, Angst, Wut, Gier, Schwäche und Im-Mittelpunkt-sein-Wollen soweit bewältigt hat, daß er ihre Wiederholung bei seinem Kind nicht fürchten muß, sondern akzeptieren kann, wird er sich auf ein reales Kind wirklich einlassen können.

Väterlichkeit resultiert letztlich aus einem Bewußtsein von der Zeugung, die stattgefunden hat, d. h. bewußt und gewollt übernommener Verantwortung für das Kind. Da die Zeugung ungleich flüchtiger mit der Körperidentität verknüpft ist als Schwangerschaft, Geburt und Stillen mit dem sehr viel körperbezogeneren Selbstgefühl der Frau, hat es der Mann phasenweise, d. h. besonders am Beginn der Schwangerschaft schwer, zu seinem Kinderwunsch zu stehen, und ist deshalb besonders auf das Vorhandensein einer tragfähigen Gefühlsbeziehung zu seiner Partnerin angewiesen. Während die Frau vom Augenblick der Empfängnis an zumindest körperlich eine symbiotische Verschmelzung mit dem Kind eingeht (selbst dann, wenn sie hierzu seelisch noch gar nicht in der Lage ist), muß sich der Mann für die Zeugung von seinem Samen trennen. Da er außerdem eine eigene Schwangerschaft niemals erlebt, entsteht das Kind zunächst ausschließlich als Phantasiebild seiner Wünsche und Ängste. Durch intensiven Austausch mit der Mutter, durch abtastendes Spüren der kindlichen Bewegungen und Abhören seiner Herztöne kann er an seiner Entwicklung teilnehmen, muß dabei gleichzeitig aber auch Gefühle von Eifersucht und Ausgeschlossensein und Neid auf die schöpferische Potenz seiner Frau bewältigen. Väterlich ist er in dieser Phase der Entwicklung seines Kindes v. a. dadurch, daß er als Außenstehender an der Symbiose von Mutter und Kind teilnimmt, ohne den Beweis liefern zu wollen, daß er eigentlich die bessere Mutter sei. Es scheint mir fast banal und doch so wichtig, an dieser Stelle zu betonen, daß es leichter für ihn ist, dies in dem Gefühl zu tun, daß seine Partnerin sich auch wirklich eine innige Beziehung zwischen ihm und dem Kind wünscht.

Ich möchte annehmen, daß unter allen Veränderungen, die in der Geburtshilfe in den letzten 2 Jahrzehnten stattgefunden haben, das Rooming-in und die Anwesenheit des Vaters bei der Geburt die wirklich wichtigen waren. Die Erfahrung, selbst körperlich an diesem anstrengenden Akt der beiden nicht beteiligt, aber mit liebevoller Besorgnis (was nicht mit Mitleid zu verwechseln ist) einbezogen zu sein, dürfte für den Beginn der Vater-Kind-Beziehung ebenso wie für die um das Kind erweiterte und damit veränderte Partnerbeziehung von unschätzbarem Wert sein. Väterlichkeit meint in diesem Sinne also auch eine besondere Zärtlichkeit, die sich von der mütterlichen durch mehr Abgegrenztheit und weniger Verschmelzung unterscheidet und damit ein wesentliches Element für die Autonomie des Kindes bildet (Parseval 1985).

Die kindliche Entwicklung verläuft in einem stetigen Wechselspiel progressiver und regressiver Strebungen nach Identifikation und Autonomie. Streitereien entfachen sich oft am Vorwurf des Vaters an die Mutter, sie sei zu regressionsfördernd, d. h. zu ängstlich und behütend mit dem Kind, und von der Mutter an den Vater, er sei zu nachlässig und riskant mit ihm. In Wahrheit liegt die Chance gerade darin, daß beide sich voneinander unterscheiden, was nicht heißen soll, damit auf eine starre Rollenauslegung festgelegt zu sein. Der Vater ist in dieser Dreipersonenkonstellation eben der bedeutungsvolle Andere neben der Mutter. Er ist in der Beziehung zwischen ihr und dem Kind das 3. Objekt, erwachsen und unabhängig, oder jedenfalls anders abhängig als das Kind. Er lebt dem Kind die Beziehung zu ihr, dem primären Objekt des Kindes, vor, aber auch die zeitweise Trennung von ihr. Er ist wichtiger Repräsentant der Außenwelt, die das Kind gerade neugierig zu erforschen beginnt. Er bedeutet die Möglichkeit zu anderen, neuartigen Befriedigungs- und Subliminierungsmöglichkeiten, die nicht von der Mutter stammen. Rotmann 1978: „In der Identifikation mit diesem bedeutungsvollen Vater der persönlichen Vorzeit kann das Kind eine erste Entidentifikation in bezug auf die Mutter wagen. Es setzt zwar sozusagen auf ein zweites Pferd, aber im Normalfall ist das keine Alternativentscheidung, da Vater und Mutter eine Beziehung zueinander haben. Identifikation mit ihm bedeutet dementsprechend u. a. auch Identifikation mit seiner Beziehung zur Mutter." Diese Triangulierung, wie es in der psychoanalytischen Fachsprache heißt, diese präödipale Dreipersonenbeziehung, dient damit v. a. der notwendigen Loslösung des Kindes von der Mutter. Sie bleibt eine jederzeit reversible Komplementärbeziehung, die eine Alles-oder-nichts-Lösung von der Mutter nicht nur unnötig macht, sondern sie geradezu verhindern hilft. Wie sieht nun die Bedeutung des Vaters als der andere, als dritte Person – etwas differenzierter betrachtet – in den Phasen des Loslösungs- und Individuationsprozesses (in Anlehnung an Mahler 1978) aus? Eine spezifische Beziehung zum Vater konnte schon sehr früh, d. h. zwischen dem 5. bis spätestens 9. Monat an der Lächelreaktion beobachtet werden, die ihm gegenüber etwas später als bei der Mutter und Geschwistern auftritt. Mit der Entwöhnung und der Differenzierung der Wahrnehmungsprozesse nimmt das Kind die Mutter zunehmend als von sich getrennt wahr. Diese unvermeidliche Enttäuschung, nicht mehr allmächtig über sie verfügen zu können, verursacht Wut und depressive Reaktionen. Das gesunde Kind wendet sich nun dem Vater zu, der die Welt verkörpert, die anders als die Mutter ist. Diese Hinwendung wird von dem natürlichen Drang des Kindes nach Entwicklung und Autonomie unterstützt. Es krabbelt, klettert, richtet sich auf, läuft, entwickelt seine Geschicklichkeit, seine Körperempfindungen nehmen zu. Es entfernt sich physisch mehr von der Mutter, benutzt sie aber dabei immer noch als Heimatbasis zum emotionalen Auftanken. Seinen Vater und die Geschwister, oder eben eine andere wichtige Person, bezieht es aber sehr viel mehr in seine erwachende Funktionslust mit ein als die Mutter. Hochgeworfen, herumgewirbelt, auf den Schultern getragen werden, um die Wette rennen, sind beliebte Aktivitäten mit dem Vater oder der Person, die ihn verkörpert. Er ist der Repräsentant der Außenwelt, die außerhalb des symbiotischen Erlebnishorizonts mit der Mutter liegt. Er bietet die Möglichkeiten zu neuen, andersartigen Befriedigungen. Ist der Vater in dieser frühen Triangulierungszeit nicht anwesend oder bedeutungslos und fehlt eine Ersatzperson, die die Funktion des anderen, dritten, übernehmen könnte, so wird diese Entwicklung unter Umständen ernsthaft behindert. Beziehungen laufen dann später nach dem Alles-oder-nichts-Prinzip ab und werden von Ausschließlichkeitswünschen bestimmt, d. h. jeder dritte stört und muß deshalb ausgeschlossen werden. Väterlichkeit bedeutet in dieser Phase der Entwicklung also vor allem, als eine von der Mutter getrennte und unterschiedliche Person zur Verfügung zu stehen, wenn das Kind mit seinem Haß auf die Mutter kämpft, die ihm die unvermeidlichen Frustrationen der Entwöhnung, des Nicht-mehr-unbedingt-zur-Verfügung-Stehens und der Forderungen von Anpassungsleistungen in der Sauberkeitserziehung zufügt. Der Vater ermöglicht seinem Kind, zunächst eine

Aufspaltung seiner Gefühle von Liebe und Haß vorzunehmen und sie jeweils bei Vater *oder* Mutter unterzubringen. Er hilft ihm dann aber auch, diese Aufspaltung in böse Mutter, guter Vater oder umgekehrt zu überwinden, indem er in der Beziehung zur Mutter Nähe und Distanz, Liebe und Haß ohne Trennungsabsichten vorlebt. Als drittes Objekt hilft er damit dem Kind, nicht mehr zwischen gutem Vater und böser Mutter aufspalten zu müssen, sondern Liebe und Haß bei beiden gleichzeitig unterzubringen.

In der ödipalen Dreierkonstellation erlebt das Kind dann eine Beziehung zwischen Vater und Mutter, von der es sich zeitweilig ausgeschlossen fühlt, eine schmerzliche Erfahrung, die für seine Reifung aber wichtig ist. Es erlebt den Vater als begehrtes Liebesobjekt, als mächtigen Rivalen, als Repräsentanten von Geboten und Verboten. Immer ist dies auch mit dem Gefühl verbunden, schwächer und kleiner, nicht mehr Hauptperson, sondern Dritter zu sein. Wenn es die Kränkung verarbeiten kann, weil es gute innere Bilder von beiden Eltern aufgebaut hat und ein ausreichendes Maß von Toleranz im Umgang mit Frustrationen erworben hat, verfügt es über eine sichere Identität und ein ausreichend stabiles Selbstgefühl. Es kann seine Eltern miteinander allein lassen und selbst auch allein sein. Dies bedeutet nicht, daß es sich resignativ aus Enttäuschung zurückzieht, sondern daß es sein Alleinsein aktiv gestalten kann, zunächst mit Hilfe von Übergangsobjekten, dann auch im Spiel. Väterlichkeit bedeutet in diesem Sinn schließlich auch die Zumutung der Erfahrung, von den Eltern getrennt zu sein (eine Zumutung, die Müttern im allgemeinen schwerer fällt), so daß das Kind zunächst im Spiel, später in der Arbeit, Kreativität und Unabhängigkeit entfalten kann. Häufig entflammt noch einmal ein heftiger Konflikt zwischen progressiven Strebungen des Vaters und regressivem Schutzbedürfnis der Mutter, der sich an Fragen festmacht wie: Soll die Tür zum Kinderzimmer nachts aufbleiben, muß im Flur Licht sein, soll das Kind noch immer im Elternbett schlafen oder darf es auch einmal allein gelassen werden.

Ich habe aus Zeitgründen sehr gerafft eine Auswahl dieser weitgefächerten Thematik treffen müssen und habe Ihnen dabei fast ein idealtypisches Bild der Entwicklungsbedingungen des Kindes aufgezeichnet. Da ich davon ausgehe, daß die wenigsten von uns derartige Bedingungen gehabt haben und daß nach statistischer Wahrscheinlichkeit wenigstens ein Drittel von uns eine Scheidung mit den damit meistens verbundenen Erfahrungen von Alleinerziehen oder Trennung von den Kindern gemacht haben, gestatten Sie mir zum Abschluß einige Bemerkungen zu Fragen, die sich aufdrängen mögen.

Wenn Eltern sich schon trennen müssen, wann sollten sie dies im Interesse ihres Kindes dann am besten tun? Ganz sicher gibt es kein ideales Trennungsalter, wohl aber ein besonders ungünstiges. Aus dem Gesagten dürfte hervorgegangen sein, daß fehlende präödipale Triangulierung und fehlende ödipale Dreierbeziehung schwierige Ausgangsbedingungen für die Entwicklung im Loslösungs- und Individuationsprozeß des Kindes sind. Ich meine, dies beinhaltet eine klare Absage an den bewußten Verzicht auf den anderen von vornherein, wobei der andere nicht unbedingt der Vater sein muß. Andererseits kann es ebenso schädlich sein, dem Kind den anderen zwar zu erhalten, aber ihm dann vorzuleben, daß es eine liebevolle Verbindung zu ihm nicht gibt. Zwangsläufig stellt sich dann die nächste Frage.

Muß ein Kind zwingend Schaden nehmen, wenn die Beziehung der Eltern in dieser Zeit oder auch später auseinanderbricht? Ich meine nein. Identifikation und Auseinandersetzung findet ja nicht nur mit dem real anwesenden Dritten statt, sondern auch in der Auseinandersetzung mit dem Bild, das sich das Kind von ihm macht. (Es sei in diesem Zusammenhang an den Familienroman bei Freud, 1906 erinnert, d.h. an die Neigung des Kindes zur Phantasiebildung über den Vater, die im Zweifel an seiner Abstammung von ihm ihren Ursprung hat und gleichzeitig eine Reaktionsbildung gegen den Ödipuskomplex darstellt.) Auch wenn der Vater nur gelegentlich, durch Besuchsrecht geregelt – besser noch in großzügiger Absprache – dem Wunsch des Kindes entsprechend anwesend ist, kann er bei diesen Gelegenheiten seine Funktion wahrnehmen und darauf vertrauen, daß es in der Entwicklung seines Kindes ohnehin Phasen größerer Annäherung an ihn geben wird. Das setzt freilich voraus, daß die Mutter dem Kind auch eigene Erfahrungen mit einem Vaterbild, das gut und böse ist, lassen kann. Große Anstrengungen liegen ja ohnehin bei dem, der der Alleinerziehende ist, da er die Kontinuität des Alltags gewährleisten und für das Kind progressive und regressive, d.h. trennende und bindende Elemente, ja manchmal sogar auch den anderen in einer Person verkörpern muß, oft ohne Möglichkeiten, selbst aufzutanken.

Wenn es, wie Winnicott sagt, für die gesunde Entwicklung des Kindes ideal ist, eine Mutter zu haben, die nicht optimal, sondern gut genug ist, dann mag das gleiche für den Vater oder die Beziehung der beiden zueinander gelten.

Eltern, die ihr Kind grundsätzlich lieben können und ihm vorleben, daß sie einander lieben, sich mögen oder wenigstens in ihrem Anderssein respektieren, oder falls auch dies nicht möglich ist, immerhin den Wunsch des Kindes nach einem eigenen Bild von dem abwesenden Elternteil respektieren, dürfen getrost Fehler machen.

Literatur

Diederichs P (1980) Neue Entwicklungen in der geburtshilflichen Psychosomatik. Materialien zur Psychoanalyse und analytisch orientierten Psychotherapie 6:181–197

Erikson HE (1968) Kindheit und Gesellschaft. Klett, Stuttgart

Freud S (1906) Der Familienroman der Neurotiker. (Gesammelte Werke, Bd 7; Fischer, Frankfurt am Main, 1966ff) S 227–231

Klaus MH, Kennell JH (1976) Maternal-infant bonding. Mosby, St Louis

Mahler M (1978) Die psychische Geburt des Menschen. Fischer, Frankfurt am Main

Papoušek H, Papoušek M, Giese R (1984) Die Anfänge der Eltern-Kind-Beziehung. In: Frick-Bruder V, Platz P (Hrsg) Psychosomatische Probleme in der Gynäkologie und Geburtshilfe. Springer, Berlin Heidelberg New York Tokyo

Parseval GD de (1985) Was wird aus den Vätern? Beltz, Weinheim Basel

Rotman M (1978) Über die Bedeutung des Vaters in der „Wiederannäherungs-Phase". Psyche 2:1107–1147

Winnicott PW (1976) Primäre Mütterlichkeit. In: Winnicott PW (Hrsg) Von der Kinderheilkunde zur Psychoanalyse. Kindler, München

Schwangerschaft, Geburt und die Zeit danach im Erleben von Männern

H. Bullinger

Obwohl Vaterwerden und Vatersein heute in viel größerem Umfang als noch vor einigen Jahren zum Gegenstand allgemeinen Interesses geworden sind,[1] ist im Bewußtsein der Öffentlichkeit nach wie vor die Tendenz vorherrschend, das Erleben des Mannes während der Schwangerschaft, Geburt und der Zeit danach entweder für unbedeutend anzusehen oder nur in Bezug zum Erleben der Frau zu setzen und so implizit seine Eigenständigkeit zu leugnen. Auch die Sozialwissenschaften haben sich bisher nicht in nennenswertem Umfang mit dem werdenden Vater beschäftigt (s. Fthenakis 1985; Delaisi de Parseval 1985).

Heute ist es immer noch eher die Ausnahme, sich nach dem Befinden und den Gefühlen eines werdenden Vaters genauso zu erkundigen, wie das bei schwangeren Frauen üblich ist. Dies hängt mit der Bedeutung zusammen, die wir dem Vater während der Schwangerschaft und der Geburt zumessen. In unserer Gesellschaft beschränkt sich die Rolle des werdenden Vaters weitgehend auf die Unterstützung seiner Frau (s. Trimmer 1985; Richter 1982). Daß der Mann seinen Beitrag zur Schwangerschaft mit der Zeugung geleistet hat und daß es danach nur noch auf seinen emotionalen Beistand ankommt, erscheint uns evident und selbstverständlich.

In krassem Gegensatz dazu steht die Auffassung naturvölkischer Gesellschaften, daß der Mann während der Schwangerschaft die wichtigere Rolle spielt. Vor allem in Pflanzergesellschaften kommt dem Mann häufig die alleinige Verantwortung „für die Stärkung der Wachstumskräfte und die Formung des Fetus" (Müller 1984) zu. Ohne wiederholten Geschlechtsverkehr des Mannes mit der Frau während der Schwangerschaft kann die „Entstehung und das ungestörte Heranreifen des Fetus (Müller 1984) nicht sichergestellt werden. Wir wissen heute, daß solche Zeugungstheorien dazu dienten, die gesellschaftliche Dominanzposition des Mannes zu untermauern und den Beitrag der Frau demgegenüber als unbedeutend zu klassifizieren. Trotzdem verdeutlichen uns diese ethnologischen Forschungen die kulturelle Bedingtheit unserer Ansichten über die Rolle des Vaters. In der Tat spiegelt sich in unserer Geringschätzung

---

[1] Dies spiegelt sich nicht nur in zahlreichen Buchveröffentlichungen wider, sondern auch in vielen Artikeln einschlägiger Zeitschriften. Als interessantes Beispiel s. Pauls 1987.

des Erlebens von werdenden Vätern lediglich die vorherrschende gesellschaftliche Sichtweise der Bedeutung des Vaters wider (Delaisi de Parseval 1985, S. 17ff.). Wenn wir die Rolle des Mannes während der Schwangerschaft in erster Linie auf die Unterstützung der werdenden Mutter beschränken, müssen wir uns nicht wundern, wenn werdende Väter wenig Zugang zu ihrem eigenen Erleben haben, eine Auseinandersetzung mit dem eigenen Vaterwerden nur unzureichend stattfindet und der werdende Vater sein eigenes Erleben nicht wirklich ernstnehmen kann.

Wenn das Vatersein als eine unbedeutende Nebenrolle im Leben des Mannes angesehen wird und die Gesellschaft aktive Vaterschaft weder wertschätzt noch besonders unterstützenswert findet, kommt den Gefühlen und Erfahrungen werdender Väter tatsächlich nur eine untergeordnete Bedeutung zu. Erst wenn wir anerkennen, daß auch Vaterschaft der Vorbereitung und inneren Entwicklung bedarf und daß das Ernstnehmen des eigenständigen männlichen Erlebens von Schwangerschaft und Geburt die entscheidende Voraussetzung für aktive und bewußte Vaterschaft ist, lassen wir die herrschende Sichtweise wirklich hinter uns.

Mann und Frau erleben Schwangerschaft, Geburt und die Zeit danach in geschlechtspezifischer Weise. Das eigenständige Erleben des Mannes macht sich fest an den realen Veränderungen, die sich in der Lebenssituation des Mannes durch das Vaterwerden ergeben. Die Zeit der Schwangerschaft ist für den werdenden Vater eine Zeit der intensiven Gefühle. Gegensätzliche Gefühle existieren gleichzeitig nebeneinander (s. auch Wimmer-Puchinger 1982).

Da ist zunächst einmal die Angst vor den Veränderungen, die durch ein Kind im Leben eines Mannes bewirkt werden. Viele Männer erleben die Entscheidung für ein Kind als eine Entscheidung gegen ihre Freiheit. Dies gilt auch dann, wenn es sich um eine auch von ihnen gleichermaßen erwünschte Schwangerschaft handelt. Wenn ein Kind kommt, treten Paarbeziehungen in eine neue Phase. Ein gemeinsames Kind schafft nicht nur eine umfassendere Abhängigkeit zwischen zwei Partnern, sondern es verändert auch den Charakter der bisherigen Beziehung. Die Paarbeziehung muß in eine Elternbeziehung transformiert werden (vgl. Bullinger 1986; Meyner-Ohlenschlager 1985; Buddeberg 1986; Dorman u. Klein 1984; Schütze et al. 1982). Ein Kind bringt für den Mann meist auch mehr Verantwortung für die materielle Versorgung der Familie mit sich. Nicht selten hört auch heute noch nach der Geburt die Frau für längere Zeit mit der eigenen Erwerbstätigkeit auf. Die Verantwortung für die Versorgung der Familie liegt dann allein auf den Schultern des Mannes.

Hinzu kommt, daß auch die Schwangerschaft selbst schon mehr oder weniger große Einschränkungen für den Mann mit sich bringt. Das Bedürfnis vieler Schwangerer nach Ruhe und die häufige Tendenz zum Rückzug in die eigenen vier Wände, verbunden mit den Erwartungen der Frau nach verstärkter emotionaler Unterstützung, fordern vom Mann die Zurückstellung eigener Bedürfnisse. „So kann es eigentlich nicht verwundern, wenn die bei den meisten Männern ohnehin vorhandenen Ängste vor dem Verlust der eigenen Unabhängigkeit sie während der Schwangerschaft teilweise vorrangig beschäftigen" (Bullinger 1983).

Mit seiner Frau kann der Mann über solche Ängste häufig nicht offen sprechen, weil sie diese Ängste als Infragestellung des gemeinsamen Entschlusses für das Kind erlebt. Ein nicht unwichtiger Teil dessen, was den werdenden Vater innerlich beschäftigt, bleibt so aus der Beziehung ausgeklammert. Obwohl die beschriebenen Ängste bei manchen Vätern einen sehr dominierenden Gefühlzustand darstellen, schließen sie die Freude auf das Kind und die Freude über das intensive Zusammensein mit der Frau während der Schwangerschaft keineswegs aus. Vielmehr können beide Gefühlzustände nebeneinander bestehen. Welcher Gefühlzustand bei werdenden Vätern jeweils dominiert, scheint im übrigen nicht unwesentlich davon abzuhängen, wie sich die Beziehung von Mann und Frau während der Schwangerschaft gestaltet. Da die Beziehung des werdenden Vaters zum Kind im Bauch hauptsächlich über die Mutter vermittelt wird, kann sich Vorfreude auf das Kind oftmals nur dann entwickeln, wenn zwischen Mann und Frau eine „funktionierende" emotionale Beziehung besteht. Vieles, was die Frau direkt körperlich spürt, kann der Mann nur indirekt über das Gespräch mitbekommen. Störungen in der Beziehung wirken sich unmittelbar auf seine Möglichkeiten der Teilnahme an der Schwangerschaft aus. In diesem Sinne sind auch die Untersuchungsergebnisse von Lukesch (1977) zu interpretieren, der in einer umfangreichen empirischen Studie herausgefunden hat, daß ein positives Schwangerschaftserleben v. a. bei denjenigen werdenden Vätern vorhanden ist, die in einer partnerschaftlich angelegten Beziehung leben.

Allerdings dürfen an das Miterleben und Mitempfinden des Mannes von seiten der Frau auch keine zu hohen Erwartungen gestellt werden. Vor allem in den ersten Schwangerschaftsmonaten ist dem Mann das Kind im Bauch der Frau oftmals sehr fern und fremd. Sein Gefühlzustand ist eher durch Gleichgültigkeit als durch Mitfühlenkönnen bestimmt. Dies kann, wenn die Frau zu hohe Erwartungen an das Mitempfinden des Mannes stellt, zu Beziehungskonflikten führen, weil die Frau dem Mann Vorhaltungen macht und über dessen Distanziertheit enttäuscht ist. Wir müssen demgegenüber die anfängliche Distanziertheit des werdenden Vaters als normal betrachten. Im Umgang mit werdenden Eltern muß diesen signalisiert werden, daß mit fortschreitender Schwangerschaft die emotionale Distanz der meisten werdenden Väter immer geringer wird.

Die Anwesenheit des Mannes bei den Ultraschalluntersuchungen und beim Anhören der kindlichen Herztöne ist für den werdenden Vater zur Überwindung seiner Distanz besonders wichtig. Wie wir aus Erfahrungsberichten (Engel 1982) wissen, wird seine Vaterschaft für ihn konkreter, greifbarer und vorstellbarer, wenn er die Herztöne seines Kindes zum ersten Mal hört und sein Kind zum ersten Mal auf dem Bildschirm des Ultraschallgerätes in Umrissen sieht.

Noch näher kommt den meisten Vätern ihr Kind, wenn sie spüren und sehen können, wie es sich im Bauch der Mutter bewegt. Selbst wenn ein werdender Vater gegen Ende der Schwangerschaft kein ähnlich intensives Verhältnis zu seinem Kind hat wie die schwangere Mutter, sollte er sich keine Schuldgefühle einreden lassen. Er muß vielmehr seine größere Distanz als Ausdruck seines männerspezifischen Erlebens begreifen und darauf vertrauen, daß seine Beziehung zum Kind nach und nach immer intensiver wird.

Wie weit die Teilnahme am Schwangerschaftserleben seiner Frau geht, hängt auch davon ab, welches Bild von Männlichkeit er hat und ob er sich für weibliches Erleben überhaupt öffnen kann (Bräutigam 1986). Männer, deren Identität auf eine starke und zwanghafte Abgrenzung von der Frau und damit von ihren eigenen weiblichen Anteilen gründet, müssen sich während der Schwangerschaft in besonderer Weise abgrenzen und können sich deshalb für das weibliche Erleben nicht wirklich öffnen. Je weniger abgegrenzt ein Mann gegenüber seinen weiblichen Anteilen ist, um so offener kann er der Frau begegnen. Männer, die am Erleben der Frau Anteil nehmen, haben während der Schwangerschaft oftmals Symptome, die dem körperlichen Erleben der Frau ähneln: Gewichtszunahme, Magen-Darm-Beschwerden, Rückenschmerzen, Schlaflosigkeit, Heißhunger und ähnliches (vgl. Threthowan u. Conlon 1965; Liebenberg 1969; Buddeberg 1978). Die anteilnehmenden Männer haben meist wenig Probleme mit der Sexualität während der Schwangerschaft. Sie finden den dicken Bauch der Frau auch erotisch stimulierend und reagieren auf die „sanftere" Sexualität der Frau mit wenig Angst. Männer, die sich abgrenzen müssen, neigen eher zur Vermeidung des Sexualkontakts und kommen mit den körperlichen Veränderungen der Frau nicht besonders gut zurecht.

Die Schwangerschaft ist für beide Gruppen von Männern eine Zeit tiefer Verunsicherung und Infragestellung ihrer männlichen Identität. Anteilnehmende Männer wirken deshalb weicher und offener, zwanghaft männliche heben ihre Männlichkeit hervor und fallen während der Schwangerschaft durch vielfältige Formen betont männlichen Verhaltens auf.

Männer werden durch Schwangerschaft und Geburt mit etwas konfrontiert, was sie nicht können. Früher, als Schwangerschaft und Geburt ausschließlich Frauensache waren, konnte der Mann das, was er nicht kann und auch nie können wird, viel leichter wegschieben. Heute erleben viele Männer sehr bewußt, von welchen schönen und existentiellen Erfahrungen sie ausgeschlossen sind. Sie werden nie ein Kind in sich wachsen und strampeln fühlen und nie selbst die Euphorie einer glücklichen und komplikationslos verlaufenden Schwangerschaft empfinden. Je mehr der Mann sich all dem in seinem Erleben öffnet und die weiblichen Fähigkeiten insgeheim oder offen bewundert, um so bewußter und intensiver wird er auch Neid darauf empfinden, was Frauen im Unterschied zu Männern von Natur aus können (s. Bullinger 1985). – Bewußt erlebte Schwangerschaft und Geburt bringen eine fundamentale Infragestellung männlicher Identität mit sich, weil das männliche Überlegenheitsgefühl gegenüber Frauen, einer der Eckpfeiler traditionellen männlichen Selbstbewußtseins, ins Wanken gerät.

Der seine weiblichen Anteile abwehrende Mann entzieht sich dieser Infragestellung, indem er die weiblichen Fähigkeiten abwertet und sich seiner Männlichkeit durch betont männliches Verhalten versichert. Der offene und anteilnehmende Mann erlebt seine Verunsicherung zwar meist bewußt, stellt sich ihr aber nicht wirklich, sondern weicht einer Auseinandersetzung mit seinen männlichen Gefühlen dadurch aus, daß er sich sehr weitgehend mit dem Erleben der Frau identifiziert. Im Extremfall geht er vollkommen im weiblichen Erleben von Schwangerschaft und Geburt und in der Symbiose des „Wir" auf. Zum Problem wird diese Verarbeitungsweise, weil durch die weibliche Identifikation des Mannes die Auseinandersetzung mit dem eigenen männlichen Erleben unterbleibt und eine Reifung zu wirklicher Vaterschaft nicht stattfindet. Der Vater wird dann, wie Bopp (1984) es formuliert hat, zum „Mappi", also zu einere Art männlicher Supermutter, und konkurriert mit seiner Frau um die Mutterrolle. Oder er wird nach der Geburt zum abwesenden Vater, der im Beruf und durch andere Tätigkeiten außerhalb der Familie die eigene Verunsicherung kompensiert und sich durch Bewährung im „feindlichen" Leben seine männliche Überlegenheit zwanghaft beweisen muß.

Gehen wir noch einmal einen Schritt zurück, zu Schwangerschaft und Geburt: Zu den Gefühlen, die den werdenden Vater während der Zeit der Schwangerschaft beschäftigen, gehören auch die Ängste vor der Geburt. Dabei steht die Angst, bei der Geburt zu versagen, im Vordergrund. Der Mann kann beispielsweise befürchten, den Erwartungen seiner Frau nicht gerecht zu werden oder die Geburt nicht durchzustehen. Die Angst des werdenden Vaters kann sich aber auch darauf beziehen, daß seiner Frau oder dem Kind etwas zustößt.

Gehen wir jetzt, nach der Schilderung der Gefühle des werdenden Vaters, zur Beschreibung der ersten Zeit des Vaterseins nach der Geburt über (s. Bullinger 1986, S. 47ff.). In den ersten Wochen nach der Geburt herrscht bei vielen Vätern ein Glücksgefühl vor, was dann aber häufig zunehmend und schleichend von einem diffusen Unbehagen verdrängt wird. Der „junge" Vater zieht sich immer mehr auf sich zurück, die Stimmung in der Paarbeziehung wird gereizter, es kommt zu Auseinandersetzungen, bei denen weder Mann noch Frau genau sagen können, welche Ursache sie haben. Der Vater fühlt sich ausgeschlossen aus der symbiotischen Beziehung der Mutter zum Kind, ohne daß er seine Gefühle und Empfindungen genau benennen und beschreiben könnte. Bewußt ist ihm häufig nur seine Unzufriedenheit.

Auch das Stillen kann zu einem Konfliktpunkt werden. Durch das Stillen ist die Mutter die unumstrittene Hauptperson im Leben des Kindes. Nur sie kann in bestimmten Situationen das Kind beruhigen. Das Kind schreit nicht nur, wenn es Hunger hat, sondern auch, wenn es die körperliche Nähe und Geborgenheit will, die das Saugen an der Brust bedeutet. Für die Mutter ermöglicht das Stillen eine enge und intensive Beziehung zum Kind. Für den Vater bedeutet es das Gegenteil. Nur selten hat er in den ersten Monaten das sichere Gefühl, daß auch er für das Kind wichtig ist.

Männer haben in zweifacher Hinsicht das Gefühl, nicht dazuzugehören. Einmal ist ihnen durch das Stillen eine gleichberechtigte Beziehung zum Kind verwehrt, zum anderen hat die Exklusivität der Mutter-Kind-Beziehung etwas Ausschließendes. Die Beziehung zum Mann reduziert sich nicht selten auf das, was das Kind übrigläßt. Solange das Kind gestillt wird, kann der Vater nur sehr eingeschränkt allein etwas mit ihm unternehmen. Dies ist aber die Voraussetzung dafür, daß der Vater zum Kind eine eigenständige Beziehung aufbauen und Sicherheit im Umgang mit dem Kind entwickeln kann.

Sein Gefühl des Ausgeschlossenseins wird noch verstärkt, wenn seine Frau über längere Zeit nach der Geburt keine Lust verspürt, mit ihm zu schlafen, was bei der Mehrzahl der Frauen der Fall ist. Er fühlt sich dann als Mann von seiner Frau abgelehnt und auf die Vaterrolle reduziert. Wenn ein Mann sich von seiner Frau zurückgewiesen fühlt, erlebt er dies als Infragestellung und Ablehnung seiner ganzen Person. Es kann ihn in seinem Selbstwertgefühl tief treffen und verunsichern. Sexualität kann unter diesen Umständen leicht zu einer fixen Idee werden, die den Mann nicht mehr losläßt und ihn ununterbrochen beschäftigen kann.

Schlimm ist für die meisten Männer auch, daß sie an der Situation durch eigene Anstrengung nichts verändern können. Da ihre Partnerin meist auch nicht sagen kann, warum sie keine Lust zur Sexualität hat und sie selbst auch nicht weiß, wie die Situation verändert werden kann, fühlt sich der Mann mit seinem Problem alleingelassen. Die Unzufriedenheit des Mannes kann dazu führen, daß es dauernd um Kleinigkeiten Streit gibt. Häufig wird er nicht offen aussprechen, was er empfindet, ja es vielleicht selbst nicht so genau wissen und sich dennoch in immer wiederkehrenden Vorwürfen und Nörgeleien Luft verschaffen.

Hinzu kommt ein weiteres Problem: Die gemeinsam und ungestört verbrachte Zeit des Paares schrumpft nach der Geburt auf ein Minimum zusammen. Für sich gegenseitig bleibt, weil das Kind viel fordert, nur wenig Zeit übrig. Auch wenn der Vater sich umfangreich an der Pflege des Kindes und an den Haushaltsarbeiten beteiligt – was heute statistisch gesehen immer noch die Ausnahme ist (s. Metz-Göckel u. Müller 1986) –, ändert dies meist wenig an der allmählichen Entfremdung des Paares. Beteiligt er sich nicht, belastet dies die Paarbeziehung allerdings zusätzlich und treibt die Entfremdung weiter voran.

Wenn der Mann arbeiten geht und die Frau zu Hause das Kind versorgt, leben beide in unterschiedlichen Welten. Konkret bedeutet dies, daß der Mann sich nur ungenügend in das Alltagserleben der Frau hineinversetzen kann. Während die Frau die Situation des Mannes im Beruf aus früherer Erfahrung noch einigermaßen nachvollziehen kann, fehlt dem Mann die Erfahrung meist völlig, was es bedeutet, den ganzen Tag mit einem Neugeborenen oder einem kleinen Kind zu verbringen. Wenn die Frau Probleme hat zurechtzukommen, etwa wenn ihr die Arbeit über den Kopf wächst, das Kind viel schreit oder wegen irgendeiner Krankheit sehr quengelig und anstrengend ist, wird er wenig Verständnis aufbringen können. Da er aus eigener Erfahrung nicht weiß, wie stressig solche Situationen sein können, wird er vielleicht insgeheim denken, daß seine Frau ungeschickt oder unfähig sei. Wenn die Frau ihre Enttäuschung über sein mangelndes Verständnis zum Ausdruck bringt, wird er ihr mit Unverständnis begegnen. Die Situation hat eine Tendenz, immer verfahrener zu werden.

Das Problem von seiten des Mannes liegt zudem darin, daß er dazu neigt, seine Gefühle und Empfindungen zu verdrängen und sich auf sich selbst, seine Arbeit und seine Hobbys zurückzuziehen. Außer gereizter Stimmung, Unmutsäußerungen oder gar Wutausbrüchen zeigt er von sich aus wenig Ansätze zu einer konstruktiven Bewältigung der Krise. Da er dazu tendiert, die Ursache der Probleme im Verhalten der Frau zu sehen, sieht er wenig Grund, an seinem eigenen Verhalten etwas zu verändern.

Um konstruktive Schritte zur Bewältigung der schwierigen Situation unternehmen zu können, ist es für die betroffenen Paare wichtig zu wissen, daß die Krise der Paarbeziehung nach der Geburt eine normale Erscheinung ist, die alle Paare in mehr oder weniger ausgeprägter Form erleben. „Jede einschneidende Veränderung ist zugleich auch eine Krise" (Steffen 1983). Diese Erkenntnis ist sozusagen der erste Schritt zu ihrer Bewältigung. Wenn die Probleme nach der Geburt nicht mehr tabuisiert werden und Paare infolgedessen ihre Schwierigkeiten nicht mehr als individuelles Versagen, sondern als schwierige Durchgangsphase beim Elternwerden begreifen können, ist ein weiterer Schritt zur Bewältigung der Krise getan.

In bezug auf das Vaterwerden bleibt festzuhalten, daß wir Abschied nehmen müssen von gängigen Klischees. Vaterwerden ist ein intensiver innerer Entwicklungsprozeß, der widersprüchlich und krisenhaft verläuft. Damit dieser Entwicklungsprozeß unter heutigen Bedingungen gelingen kann, ist eine Auseinandersetzung des Mannes mit seinem Erleben unerläßlich. Wenn uns an *neuer Väterlichkeit* (Gerspach 1982; Wagener 1986) gelegen ist, müssen wir die (werdenden) Väter mehr als bisher darin unterstützen. Dazu gehört auch, daß sich die sozialwissenschaftliche Forschung intensiver mit dem Vaterwerden und Vatersein beschäftigen muß.

Literatur

Bopp J (1984) Die Mamis und die Mappis. Zur Abschaffung der Vaterrolle. Kursbuch 76:60–61
Bräutigam W (1986) Gebärneid. Zur Psychodynamik der Geburt aus der Sicht des Mannes. Psyche 3:217–227
Buddeberg C (1978) Die Schwangerschaft: Reifungskrise für Mann und Frau. Schweiz Rundsch Med Prax 67:2–8
Buddeberg C (1986) Vom freudigen Ereignis zum ehelichen Unglück – Die Zeit nach der Geburt als familiäre Reifungskrise. In: Fervers-Schorre B et al (Hrsg) Psychosomatische Probleme in Gynäkologie und Geburtshilfe, 1985. Springer, Berlin Heidelberg New York Tokyo, S 192–198
Bullinger H (1983) Wenn Männer Väter werden. Schwangerschaft, Geburt und die Zeit danach im Erleben von Männern, S 62. Rowohlt, Reinbek
Bullinger H (1985) Gebärneid. In: Bonorden H (Hrsg) Was ist los mit den Männern? Stichworte zu einem neuen Selbstverständnis. Biederstein, München, S 55–58
Bullinger H (1986) Wenn Paare Eltern werden. Die Beziehung zwischen Mann und Frau nach der Geburt ihres Kindes. Rowolt, Reinbek
Delaisi de Parseval G (1985) Was wird aus den Vätern? Künstliche Befruchtung und das Erlebnis der Vaterschaft. S 1ff. Beltz, Weinheim Basel, S 1ff.
Dorman M, Klein D (1984) How to stay two when baby makes three. Prometheus Brooks, New York
Engel K (1982) Zur Krisenerfahrung männlicher Identität beim Vaterwerden. Unveröffentlichte Diplomarbeit, Universität Berlin
Fthenakis WF (1985) Väter. Zur Psychologie der Vater-Kind-Beziehung. Bd I, S 104–150. Urban & Schwarzenberg, München Wien Baltimore
Gerspach M (1982) Gibt es eine neue Väterlichkeit? In: Gerspach M, Hafeneger B (Hrsg) Das Väterbuch. Jugend & Politik, Frankfurt, S 37–58
Liebenberg B (1969) Expectant fathers. Child Family 8:265–277

Lukesch H (1977) Das Schwangerschaftserleben werdender Väter. Psychologie Praxis 21:123–131

Metz-Göckel S, Müller U (1986) Der Mann. Die Brigitte-Studie. Beltz, Weinheim Basel

Meyner-Ohlenschlager B (1985) Wenn Paare Eltern werden – wie verarbeiten sie die neue Situation. Unveröffentlichte Diplomarbeit, Universität München

Müller KE (1984) Die bessere und die schlechtere Hälfte. Ethnologie des Geschlechterkonflikts. Campus, Frankfurt New York, S 77

Pauls H (1987) Wenn Männer Kinder kriegen. AOK-Magazin 6:6–8

Richter D (1982) Schwangeren- und Elternberatung aus der Sicht des ungeborenen Kindes. In: Hau TF, Schindler S (Hrsg) Pränatale und perinatale Psychosomatik. Hippokrates, Stuttgart, S 187–199

Schütze Y, Kreppner K, Paulsen S (1982) Vater sein. Psychologie heute 7:39–44

Steffen H (1983) Wenn Paare Eltern werden. Psychologie heute 5:71

Threthowan WH, Conlon MF (1965) The couvade syndrome. Br J Psychiatry 111:56–66

Trimmer E (1985) Vater werden – Vater sein. Hallwag, Bern

Wagener B (1986) Auf dem Weg zum neuen Vater … Westermanns Pädagogische Beiträge 7/8:58–63

Wimmer-Puchinger B (1982) Das gemeinsame Geburtserlebnis – Bemerkungen zum Erlebnisbereich des Mannes. In: Hau TF, Schindler S (Hrsg) Pränatale und perinatale Psychosomatik. Hippokrates, Stuttgart, S 200–209

Die Bedeutung des Vaters bei Patienten mit psychovegetativen Störungen

M. Ermann

Über lange Zeit haben wir psychovegetative Störungen nur vor dem Hinter-grund der Mutter-Kind-Beziehung betrachtet. Wir haben lange nicht berück-sichtigt, daß die Dyade als Matrix der Störung immer Teil eines dynamischen Ganzen ist. Das hat sich in den letzten Jahren verändert. Wir sehen heute deutlicher als früher die Bedeutung des Vaters für die gesunde Entwicklung des Kindes und die Defizienz der präödipalen Vaterfunktion als Disposition für die Entstehung psychovegetativer Störungen.

Als Angelpunkt in der Dynamik der Patienten mit psychovegetativen Störun-gen betrachten wir heute die frühe Triangulierung. Wir wissen: Eine defiziente präödipale Funktion des Vaters in der frühen Triangulierung führt unvermeid-lich zu einer Fehlentwicklung, wenn nicht intensive kompensatorische Fakto-ren das Defizit substituieren. Denn es geht bei der präödipalen Triangulierung um den Schritt aus der Zweipersonenbeziehung in die Triade, der mit innersee-lischen Veränderungen verknüpft ist: mit der Aufrichtung fester Selbstgrenzen, mit der Fähigkeit zur Herstellung ambivalenter Gefühlseinstellungen gegen-über ein und derselben Person, mit dem Erwerb der sexuellen Kernidentität und schließlich mit dem Keim zur Gruppenfähigkeit (vgl. u.a. Abelin 1971; Ermann 1985; Rotmann 1978).

Ausgangspunkt dieser Entwicklung ist die Dyade, von der wir die Vorstellung einer innigen Harmonie als Basiserleben haben, welches uns Grundstabilität und Urvertrauen vermittelt. Irgendwann aber entsteht durch die voranschrei-tende Reifung die Bereitschaft, sich aus der Symbiose herauszuentwickeln und sich neuen Erlebnismöglichkeiten zuzuwenden. Dieser Entwicklungsschub ist mit der bedrohlichen Phantasie verknüpft, in die zu eng gewordene Symbiose wieder zurückgezogen zu werden. Wir sprechen in einer vielleicht nicht sehr geglückten Metapher von Ängsten, von der präödipalen Mutter verschlungen zu werden, oder besser von Näheängsten (Rohde-Dachser 1984). Sie sind das Motiv für die normale Vorwärtswendung der Abwehr, die darin besteht, daß die Bereitschaft des heranwachsenden Kleinkindes entsteht, neue Bindungen an die Umwelt aufzunehmen. Es entsteht ein leerer Platz, der besetzt werden will. Zunächst wird es der Platz für dingliche Objekte: Kuscheltiere, Zipfel, normale Fetische als Übergangsobjekte[1] in der Entwicklung. Später aber muß

---

[1] Zum Konzept des Übergangsobjekts s. Winnicott (1973).

ein lebendig antwortendes Objekt an die Stelle treten, damit es nicht zu Fixierungen an den Fetisch kommt. Dann entsteht ein Vakuum, *ein leerer Platz für den Vater.* Das ist nun der Augenblick, in dem der Vater zum Hilfsobjekt der Loslösung wird, und zwar durch eine paradoxe Verdichtung:

1) Er erscheint als ein Objekt außerhalb der Mutter, von ihr losgelöst, und repräsentiert die Trennung.
2) Er lebt die Beziehung zur Mutter vor und repräsentiert, daß Trennung nicht Verlust von Bindung bedeutet.

Deshalb schützt die Identifizierung mit dem Vater vor dem Sog zurück in Passivität und Grenzenlosigkeit, als die die Symbiose von diesem Entwicklungsstand aus erscheinen muß.

Was geschieht nun aber, wenn dieser Platz leer bleibt und die Gefahr der Regression nicht durch die Verwendung eines dritten Objekts gebändigt werden kann, wenn also kein Vater zur Verfügung steht und auch kein Vaterersatz, der den freien Platz in der Erlebniswelt einnimmt?

Meine These ist, daß das Kind an dieser Stelle dann als eine der Möglichkeiten auf den eigenen Körper zurückgreift und das subtile Wechselspiel zwischen der Mutter, seinem Körper und der eigenen psychischen Person – also: zwischen Mutterbild, Körperselbst und psychischem Selbst in die Dynamik der Autonomiebildung einbringt. Die vielfältigen körperlichen Dysfunktionen und die noch nicht vollendete Desomatisierung der Affekte in dieser Entwicklungsphase geben dazu genügend Ansatzpunkte: die engen Grenzen der Regulation von Ängsten, Wut und Verzweiflung und die Verschränkung des seelischen Erlebens mit der körperlichen Reaktion.

Der Kampf um Autonomie ist mit arachaischen Aggressionen verknüpft, die sich gegen die nun einengend und frustrierend erlebte Mutter der Symbiose richten. Zum Schutz vor aggressiven, ja mörderischen Phantasien gegen die Mutter werden diese Phantasien auf das Körperselbst projiziert. Zum Schutz des Selbst wird gleichzeitig das Körperselbst von der Selbstrepräsentanz getrennt gehalten. Es entsteht, um einen Begriff von Kutter (1980) aufzunehmen, eine psychosomatische Triangulation zwischen Selbst, Körper und Mutter. Dadurch wird der Körper in der Phantasie verselbständigt, er wird handelndes drittes Objekt. (Ein solcher Vorgang kommt z. B. auch in Äußerungen zum Ausdruck wie: „Da hat der Darm mir einen Strich durch die Rechnung gemacht" oder „Es geht mir gut, nur das Herz schlägt kuppeister".)

Durch die Projektion des Aggressiven wird der Körper Repräsentant des Bösen. Ärger schlägt auf den Magen. Statt Angst kommt nur das Herzrasen zum Bewußtsein. Von der quälenden Spannung bleibt nur der Kopfschmerz (vgl. Ermann 1987, Kapitel 3). Als Vehikel der Trennung wird nun die Organstörung benutzt, um Autonomie zu bewahren. Die Patienten stellen den Schmerz, die Blase, die Blutung zwischen sich und den Arzt. Selbst in gutlaufenden Analysen meldet sich das Herz oft nach langen Behandlungszeiten, wenn z. B. sadistische Impulse direkt in der Übertragung sich melden, wenn Größenphantasien zusammenzubrechen drohen oder Erotik sich direkt in der Beziehung entwickelt.

Aber die funktionelle Störung als Ersatzobjekt für den triangulären Vater repräsentiert auch die Beziehung zur Mutter, die Bindung, und nicht nur die Trennung. Richter (1964) und viele andere haben darauf hingewiesen. Es geht beim Scheitern der Triangulierung nicht nur um Scheitern der Verselbständigung, sondern auch um ein Mißlingen der Wiederbindung an ein postsymbiotisches mütterliches Objekt.

Aus all dem ergeben sich die folgenden Konsequenzen:

1) Das Bild des Vaters bleibt in der Entwicklung von Patienten mit funktionellen Störungen vage und unkonturiert. Oft fehlt der Vater ganz und wird auch nicht durch ein Ersatzobjekt substituiert. Oft ist er zwar vorhanden, hat aber manifest abstoßende Züge – Alkoholismus, Passivität, Unterwürfigkeit. Das Vaterbild psychovegetativer Patienten entbehrt einer positiven väterlichen Autorität. Im besten Falle wird der Vater die bessere, weniger festhaltend erlebte Mutter.

2) Die Mutterbeziehung bleibt mit gefährdenden unbewußten Phantasien kontaminiert. Eine korrigierende Erfahrung durch Identifizierungen mit einer positiv erlebten Mutter-Vater-Beziehung fehlt. Die Mutter bleibt das vordergründig idealisierte, unbewußt aber zutiefst gefürchtete Objekt der vereinnahmenden, aber nicht mehr befriedigenden Symbiose.

3) Die Beziehung zur Organstörung als dem triangulären Ersatzobjekt kann sich nicht fortentwickeln. Sie kann keine Neuerfahrung vermitteln. Denn es gibt keine autonome Reaktion des Organs, die den Erlebniskreis des Patienten erweitern und eine neue Erfahrung ermöglichen würde. Das Organ ist immer nur Ziel von Projektionen und bestätigt immer wieder nur durch Schmerz und Dysfunktion, daß das Übel außerhalb des Selbst zu suchen ist. Das ist der eigentliche Unterschied gegenüber der Beziehung zu einem Vater. Der Entwicklungsstop ist bei psychovegetativen Patienten dadurch bedingt, daß die Idealisierungen und Entwertungen nicht durch eine lebendig antwortende Beziehung korrigiert werden können und daß die projizierten Aggressionen deshalb auch nicht reintegriert werden.

Symptome erhalten also eine *zweiseitige* Funktion: sie stehen für Trennung *und* Bindung. Diese Verdichtung ist das Wesensmerkmal einer triangulären Funktion, wie sie in der gesunden Entwicklung vom Vater wahrgenommen wird.

Das führt abschließend zu der Frage, wie es kommt, daß bei vielen psychosomatischen Patienten der Vater als reale Person in der Familie gar nicht fehlt und daß sich dennoch die *Dynamik des leeren Platzes* in der Entwicklung konstelliert. Ich kehre damit an den Anfang zurück, wo ich darauf hingewiesen habe, daß die Dyade als Matrix der Störung doch immer Teil eines dynamischen Ganzen ist. Was mir vorschwebt, ist die Dynamik im Dreieck: Vater – Mutter – Kind als Monade der familiären Entwicklung von Anfang an. Die Struktur dieser Monade ist durch differenzierte Rollen geprägt, die sich wechselseitig bedingen. Die Mutter erhält ihre Identität nicht nur aus ihrem Selbstverständnis, sondern sie wird auch von außen, vom Gatten bewußt und v. a. auch unbewußt als Mutter des Kindes identifiziert. Ebenso der Vater: Auch er kann nur dann zu einer nichtdefizienten Rollenfunktion gelangen, wenn 2 Dinge erfüllt sind:

1) Wenn er selbst über die Bereitschaft zur Väterlichkeit verfügt, die er durch Identifizierungen mit *seinem* Vater und mit der Beziehung seiner Mutter als Frau seines Vaters zu ihm als gemeinsamem Kind erworben hat. Eigene narzißtische Defizite behindern die Fähigkeit des Vaters zur Väterlichkeit. Ein Mann, der selbst in symbiotischen Beziehungen fixiert ist, wird die Triangulierung seiner Partnerschaft nicht ertragen. Er wird alle *die* defizienten Züge entwickeln, die das Vaterbild psychovegetativer Patienten prägt: Profillosigkeit, Widersprüchlichkeit, Ziellosigkeit, mangelnde Verfügbarkeit. Das ist sein Part an der Dynamik des leeren Platzes.
2) Zur Rollendefinition des Vaters gehört aber auch ein zweiter Faktor: Der Mann braucht, um im positiven Falle seine latente Väterlichkeit voll entfalten zu können, nicht nur das Kind. Er braucht auch die Frau, die ihn in seiner neuen Funktion als Vater bestätigt, die ihn in die Beziehung miteinschließt und ihn nicht entwertet. Es liegt auf der Hand, daß dazu wiederum nur eine Frau fähig ist, die ihr Kind nicht als eine narzißtische Erweiterung ihres Selbst braucht und die selbst in ihren Beziehungen ein trianguläres Niveau erreicht hat.

So entlarvt die Fixierung der Triangulierungsdynamik sich als Fixierung an ein Substitut für das väterliche Objekt. Aber ebenso, wie es nicht einfach die Mutter ist, die die Störung durch Mangel an Mütterlichkeit verschuldet, ist es auch nicht einfach der Vater. Es zeigt sich vielmehr, daß erst das Zusammenspiel der gegenseitigen Schwäche, trianguläre Beziehungen zu leben, gerade die Konstellation an die nächste Generation weitergibt, die den Eltern selbst zum Schicksal geworden ist.

Literatur

Abelin E (1971) The role of the father in the separation individuation process. In: McDevitt JB, Settlage CF (eds) Separation individuation. Internat Univ Press, New York
Ermann M (1985) Die Fixierung der frühen Triangulierung. Forum Psychoanal 1:93–110
Ermann M (1987) Die Persönlichkeit bei psychovegetativen Störungen. Springer, Berlin Heidelberg New York Tokyo
Kutter P (1980) Emotionalität und Körperlichkeit. Prax Psychother Psychosom 25:131–145
Richter HE (1964) Zur Psychodynamik der Herzneurose. Z Psychosom Med 10:253–274
Rohde-Dachser C (1984) Über Nähe-Angst. In: Rüger U (Hrsg) Neurotische und reale Angst. Vandenhoeck & Ruprecht, Göttingen
Rotmann M (1978) Die Bedeutung des Vaters in der „Wiederannäherungs-Phase". Psyche 32:1105–1147
Winnicott DW (1973, [1]1953) Übergangsobjekte und Übergangsphänomene. In: Winnicott DW: Vom Spiel zur Kreativität. Klett, Stuttgart

Aus Forschung und Praxis I

Tumorstadium, Lebensqualität und Krankheitsverarbeitung von Patientinnen mit Mammakarzinom*

C. Buddeberg, A. Riehl-Emde, C. Landolt-Ritter, R. Steiner, M. Sieber, D. Richter

Die Meinung, daß psychosoziale Faktoren den Verlauf einer Krebserkrankung beeinflussen können, ist in der Bevölkerung und bei Krebspatienten weit verbreitet. Neuere Befragungen aus der BRD zeigen, daß 4 von 5 Tumorpatienten und Gesunden der Auffassung sind, daß die Heilungsaussichten einer Krebserkrankung u. a. vom seelischen Zustand und der persönlichen Einstellung des Kranken abhängen (Jonasch 1985; Verres 1986). Die bisher vorliegenden Ergebnisse psychoonkologischer Verlaufsstudien zu dieser Frage sind widersprüchlich. Einzelne Untersuchungen an Mammakarzinom- und Melanompatienten ergaben Hinweise, daß Patienten, die auf ihre Krebserkrankung mit Angst und Depression reagierten und ihre Fähigkeit zur Bewältigung der Krankheit eher gering einschätzten, somatisch ungünstigere Krankheitsverläufe hatten als Patienten, die ihrer Krankheit gegenüber eine hoffnungsvolle und optimistische Einstellung hatten (Greer et al. 1979; Rogentine et al. 1979; Pettingale 1984). Im Gegensatz zu diesen Ergebnissen konnten Cassileth et al. (1985) bei Patienten mit fortgeschrittenen Krebserkrankungen verschiedener Organe keinen Einfluß der psychischen Befindlichkeit auf den Krankheitsverlauf nachweisen. Und Derogatis et al. (1979) kamen in einer Studie an Frauen mit metastasierendem Mammakarzinom zum Ergebnis, daß Patientinnen mit längerer Überlebenszeit mehr Depressionen, Schuldgefühle und negative Affekte zeigten als die „Kurzzeitüberlebenden".

Anhaltspunkte für die Art und Weise, wie psychosoziale Faktoren das Wachstum von Tumorzellen beeinflussen können, liefern neuere psychoimmunologische Untersuchungen (Locke et al. 1984; Irwin et al. 1987; Calabrese et al. 1987). Danach führen Angst und Depressivität zu einer Hemmung der „Natural-killer-Zellaktivität" und zu Veränderungen der T-Zellpopulationen, wodurch die körpereigene Abwehr gegen das Wachstum von Tumorgeweben geschwächt wird. Ausgehend von diesen Ergebnissen der psychoimmunologischen Forschung könnte man sich eine Beeinflussung des Krankheitsverlaufs von Krebserkrankungen am ehesten in folgender Weise vorstellen: Längerdauernde Depressivität und Ängstlichkeit führen zu einer anhaltenden Hemmung zellulärer Parameter der körpereigenen Abwehr gegen Tumorgewebe

---

* Mit Unterstützung der Schweizerischen Krebsliga und den kantonalen Krebsligen beider Basel und Zürich.

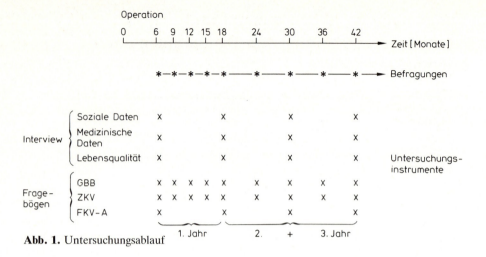

Abb. 1. Untersuchungsablauf

und begünstigen damit die Progredienz von Krebserkrankungen. Inwieweit diese Aussage allgemeine Gültigkeit hat, kann nach dem gegenwärtigen Stand der psycho- und tumorimmunologischen Forschung noch nicht gesagt werden. Im folgenden wird über erste Ergebnisse eines Forschungsprojekts berichtet, das einen Beitrag zur Klärung der Frage leisten soll, ob und wenn ja unter welchen Bedingungen psychosoziale Faktoren einen Einfluß auf den Verlauf von Mammakarzinomerkrankungen haben. Im Mittelpunkt der Untersuchung steht dabei die Frage, *ob die Lebensqualität und die Art der Krankheitsverarbeitung von Brustkrebspatientinnen den somatischen Verlauf ihrer Krankheit beeinflussen.*

Untersuchungsablauf

Auf Einzelheiten der Methodik des im Sinne einer prospektiven Verlaufsstudie angelegten Forschungsprojekts kann an dieser Stelle nicht näher eingegangen werden (s. Buddeberg et al. im Druck); Abb. 1 zeigt den Untersuchungsablauf. Die psychosozialen Daten werden im 1. Jahr der Untersuchung alle 3 Monate und ab dem 2. Jahr alle 6 Monate teils mit Fragebogen, teils mit Interviews erhoben. Der somatische Krankheitsbefund und die durchgeführten Behandlungen werden in 12monatigen Abständen erfaßt. Die Erstuntersuchung wurde im Frühjahr 1987 abgeschlossen. Insgesamt konnten 107 Mammakarzinompatientinnen aus Basel, Zürich und Bad Säckingen in die Studie aufgenommen werden.

Einschätzung der somatischen und psychosozialen Prognose

Die *somatische Prognose der Krebserkrankung* wurde zum Zeitpunkt der Erstbefragung für jede Patientin von 4 gynäkologischen Onkologen unabhängig voneinander und ohne Kenntnis des Namens der Patientin auf der Basis folgender Befunde eingeschätzt: postoperative Tumorklassifizierung, Hormonrezeptoren, ovarielle Funktion, histologischer Befund und Art der Primäroperation. Bei 65 Frauen (60,7%) wurde die somatische Prognose mehrheitlich als eher günstig und bei 29 Frauen (27,1%) als eher ungünstig beurteilt. Bei den restlichen 13 Patientinnen (12,1%) waren die Meinungen der Onkologen hinsichtlich der Prognose geteilt. Die *psychosoziale Prognose* der Patientinnen wurde am Ende des Erstinterviews vom Interviewer ohne Kenntnis der somatischen Befunde beurteilt. Als Kriterien für eine günstige psychosoziale Prognose im Hinblick auf eine gute Bewältigung der Krebserkrankung wurden gewertet: geringe Angst; Fähigkeit, Gefühle zu zeigen; aktive Auseinandersetzung mit der Krankheit; befriedigende Wohn- und Arbeitssituation; harmonische Familienverhältnisse und tragfähige soziale Kontakte. Waren diese Kriterien nur teilweise oder gar nicht erfüllt, so wurde die psychosoziale Prognose als eher ungünstig eingestuft. Bei 60 Patientinnen (56,1%) beurteilte der Interviewer die psychosoziale Prognose als eher günstig, bei 47 (43,9%) als eher ungünstig. Aufgrund der Einschätzung der somatischen *und* psychosozialen Prognose durch die Onkologen bzw. den Interviewer zum Zeitpunkt der Erstbefragung konnten aus der Ausgangsstichprobe von 107 Patientinnen 4 Untergruppen gebildet werden[1]:

Gruppe A: Somatische Prognose eher günstig / psychosoziale Prognose eher günstig (s+/p+; n = 41).

Gruppe B: Somatische Prognose eher günstig / psychosoziale Prognose eher ungünstig (s+/p−; n = 24).

Gruppe C: Somatische Prognose eher ungünstig / psychosoziale Prognose eher günstig (s−/p+; n = 19).

Gruppe D: Somatische Prognose eher ungünstig / psychosoziale Prognose eher ungünstig (s−/p−; n = 23).

Die mit Abstand größte Untergruppe bilden die Patientinnen mit einer sowohl somatisch wie psychosozial günstigen Prognosebeurteilung (Gruppe A), während die 3 anderen Gruppen etwa gleich groß sind. Hinsichtlich der *soziodemographischen Variablen* Alter, Nationalität und Zivilstand bestehen zwischen den 4 Gruppen keine signifikanten Unterschiede. Im folgenden werden die Ergebnisse für die 4 Untergruppen getrennt dargestellt.

Tumorstadium und somatische Behandlung

Tabelle 1 zeigt die Verteilung der postoperativen Tumorklassifizierung und der primären somatischen Behandlungsmaßnahmen für die 4 Gruppen.
Die Patientinnen der Gruppen A und B weisen überwiegend keine Beteiligung der axillaren Lymphknoten auf, während die Frauen der Gruppen C und D

---

[1] Die 13 Frauen, deren somatische Prognose je 2 Onkologen als eher günstig bzw. eher ungünstig beurteilten, wurden der Gruppe der Patientinnen mit eher ungünstiger somatischer Prognose zugeteilt, d. h. daß diese Gruppe 42 gegenüber 65 Patientinnen mit eher günstiger somatischer Prognose umfaßt.

Tabelle 1: Postoperative Tumorklassifizierung und somatische Primärbehandlung der 4 Untergruppen

	Gruppe A (s+/p+; n = 41)		Gruppe B (s+/p−; n = 24)		Gruppe C (s−/p+; n = 19)		Gruppe D (s−/p−; n = 23)	
	n	[%]	n	[%]	n	[%]	n	[%]
TNM-Klassifikation								
T1 No	18	43,9	12	50,0	–	–	–	–
T2 No	20	48,8	9	37,5	1	5,3	3	13,0
T3 No	2	4,9	–	–	2	10,5	–	–
T4 No	–	–	1	4,2	–	–	–	–
T1 N1	1	2,4	1	4,2	6	31,6	3	13,0
T2 N1	–	–	1	4,2	8	42,1	13	56,5
T3 N1	–	–	–	–	–	–	3	13,0
T4 N1	–	–	–	–	2	10,5	1	4,3
Operation								
Tumorektomie + Lymphadenektomie	20	48,8	12	50,0	9	47,4	7	30,4
Ablatio mammae	18	43,9	11	45,9	8	42,1	16	69,6
Ablatio + Rekonstruktion	3	7,3	–	–	1	5,3	–	–
Andere	–	–	1	4,2	1	5,3	–	–
Radiotherapie								
Ja	22	53,7	12	50,0	10	52,6	9	39,1
Nein	19	46,3	12	50,0	9	47,4	14	60,9
Chemotherapie								
Ja	2	4,8	1	4,2	10	52,6	15	65,2
Nein	39	95,1	23	95,8	9	47,4	8	34,8

mehrheitlich einen positiven Lymphknotenbefund haben. Entsprechend diesen Unterschieden in den somatischen Ausgangsbefunden zeigen sich auch Unterschiede bei den primären Behandlungsmaßnahmen. Die Patientinnen mit einer als eher günstig beurteilten somatischen Prognose – Gruppe A und B – wurden weniger radikal operiert und hatten entweder keine Nachbehandlung oder eine Radiotherapie. Die Frauen mit eher ungünstig beurteilter somatischer Prognose – Gruppe C und D – hatten häufiger eine Mastektomie und als Nachbehandlung eine Chemotherapie.

Lebensqualität und Einstellung zur Krankheit

Die Lebensqualität der Patientinnen wurde in unserer Studie mit Hilfe eines halbstrukturierten Interviews erfaßt. Dabei sollten die Frauen ihre augenblickliche subjektive Zufriedenheit mit einzelnen Lebensbereichen (Wohn- und Arbeitssituation, finanzielle Situation, Beziehung zum Ehepartner/zur nächsten Vertrauensperson und Sexualität) einschätzen. Für diese Aspekte der Lebensqualität ergibt sich folgendes Bild: In allen 4 Gruppen liegen die Mittelwerte für die Zufriedenheit mit den erwähnten Lebensbereichen bei Punktwerten zwischen 3,3 und 4,7 (1 = geringe, 5 = hohe Zufriedenheit). Dies bedeutet,

Tabelle 2: Einstellungen zur Krankheit, zur Behandlung und zum Krankheitsverlauf. Signifikante Unterschiede: ——— p ≤ 0,05 zwischen Gruppen mit gleicher somatischer Prognosebeurteilung; ----- p ≤ 0,05 zwischen Gruppen mit unterschiedlicher somatischer Prognosebeurteilung

	Gruppe A (s+/p+; n = 41)		Gruppe B (s+/p–; n = 24)		Gruppe C (s–/p+; n = 19)		Gruppe D (s–/p–; n = 23)	
	X̄	S	X̄	S	X̄	S	X̄	S
Krankheitsbelastung 1 = kaum 5 = sehr	2,2	1,1	2,6	1,4	2,1	1,2	3,0	1,1
Behandlungsbelastung 1 = kaum 5 = sehr	1,9	1,2	2,4	1,4	2,4	1,4	2,6	1,6
Krankheitsbewältigung 1 = sehr schlecht 5 = sehr gut	4,1	0,8	4,0	0,9	4,2	0,8	3,6	1,1
Körpererleben 1 = sehr unzufrieden 5 = sehr zufrieden	3,7	0,9	3,0	1,2	3,5	1,0	2,7	1,1
Einstellung zur Krankheit 1 = gleichbleibend 5 = wechselnd	2,0	1,4	2,7	1,6	2,2	1,5	3,3	1,7
Sichtweise des Krankheitsverlaufs 1 = pessimistisch 5 = optimistisch	4,3	0,8	3,7	1,0	4,7	0,6	3,7	1,2

daß diese Aspekte der Lebensqualität von der Mehrzahl aller Frauen als eher gut beurteilt werden. Signifikante Unterschiede (U-Test, p ≤ 0,05) finden sich nur in folgenden Bereichen: Die Frauen der Gruppe A (s+/p+) sind mit ihrer Wohnsituation mehr zufrieden als die der Gruppe B (s+/p−). Zwischen Gruppe C (s−/p+) und Gruppe D (s−/p−) zeigen sich 2 Unterschiede dahingehend, daß die Frauen der Gruppe C mit ihrer Arbeitssituation und ihrem Sexualleben zufriedener sind als die der Gruppe D. Bei der *körperlichen Befindlichkeit* – gemessen mit dem Gießener Beschwerdebogen (GBB; Brähler u. Scheer 1983) – bestehen zwischen den 4 Gruppen keine signifikanten Unterschiede, wobei jedoch die Durchschnittswerte der Gruppen B und D jeweils etwas höher lagen als die der Gruppen A und C.

Bei den *Einstellungen zur Krankheit,* zur Behandlung, zur eigenen Bewältigungsfähigkeit und den Vermutungen über den weiteren Verlauf der Brustkrebserkrankung finden sich zwischen den Gruppen in mehreren Bereichen signifikante Unterschiede (Tabelle 2).

Es zeigt sich, daß sich die Frauen der Gruppen A und C am wenigsten belastet fühlen und die hoffnungsvollste Einstellung bezüglich des weiteren Krankheitsverlaufs haben. Die Patientinnen der Gruppe D stellen sich am belastetsten und am pessimistischsten dar, während die Frauen der Gruppe B mit ihren Angaben zwischen den beiden Positionen liegen. Weiter zeigt sich, daß die

88   C. Buddeberg et al.

Tabelle 3: Skalenmittelwerte im Zürcher (ZKV) und Freiburger (FKV) Krankheitsverarbeitungsfragebogen. Signifikante Unterschiede: ——— $p \leq 0,05$ zwischen Gruppen mit gleicher somatischer Prognosebeurteilung; ----- $p \leq 0,05$ zwischen Gruppen mit unterschiedlicher somatischer Prognosebeurteilung

	Gruppe A (s+/p+; n = 41) X	S	Gruppe B (s+/p–; n = 24) X	S	Gruppe C (s–/p+; n = 19) X	S	Gruppe D (s–/p–; n = 23) X	S
ZKV, Skala 1 Angst/Depressivität	17,9	7,5	21,3	9,7	20,6	8,7	24,4	8,3
ZKV, Skala 2 Hoffnung/Auseinandersetzung	43,6	7,6	43,5	7,2	45,9	8,5	40,3	7,6
ZKV, Skala 3 Verheimlichung/ Ablenkung	10,8	6,4	14,6	6,7	12,4	7,1	13,1	6,4
FKV, Skala 1 Optimismus/rationale Copingstrategien	58,3	11,7	56,0	8,7	61,4	12,0	56,1	9,0
FKV, Skala 2 Selbstermutigung/ Lebensgenuß	72,6	11,0	70,8	12,0	79,4	11,5	67,1	11,3
FKV, Skala 3 Depressive Verarbeitung	18,9	7,1	20,3	8,3	20,3	6,3	25,3	9,3

Unterschiede zwischen Gruppe A und B weniger ausgeprägt sind als zwischen C und D. Bemerkenswert erscheint auch, daß zwischen den Gruppen A und C und B und D trotz unterschiedlicher somatischer Prognosebeurteilung keine signifikanten Unterschiede bestehen.

Krankheitsverarbeitung

Wegen der zentralen Bedeutung der Krankheitsverarbeitung für die Fragestellung unserer Untersuchung wurde dieser Bereich mit 2 Fragebogen, dem *Zürcher* (ZKV, Buddeberg et al. 1988) und dem *Freiburger* (FKV, Muthny 1988) *Fragebogen zur Krankheitsverarbeitung* erfaßt. Tabelle 3 zeigt die Mittelwertvergleiche für die 3 Skalen der beiden Meßinstrumente.[2]

---

[2] Zwischen den Skalen des ZKV und des FKV bestehen folgende korrelative Zusammenhänge (Pearson r): Skala 1 des ZKV (Angst/Depressivität) korreliert mit r = 0,73 mit Skala 3 des FKV (depressive Verarbeitung), und Skala 2 des ZKV (Hoffnung/Auseinandersetzung) korreliert mit r = 0,53 mit Skala 1 des FKV (Optimismus/rationale Copingstrategien) sowie mit r = 0,57 mit Skala 2 des FKV (Selbstermutigung/Lebensgenuß).

Die Ergebnisse lassen sich entsprechend den inhaltlichen Aussagen der einzelnen Items der 6 Skalen in folgenden Feststellungen zusammenfassen:

– Die Patientinnen der *Gruppe A* (s+/p+) zeigen ein vergleichsweise geringes Maß an Ängstlichkeit und Depressivität, sind recht optimistisch und hoffnungsvoll und setzen sich rational mit ihrer Krankheit auseinander. Gegenüber der Umgebung verheimlichen sie ihre Krankheit wenig. Sie suchen nur beschränkt Ablenkung und sehen auch positive Seiten in ihrer augenblicklichen Situation. Die Krebserkrankung wird von ihnen als eine *Herausforderung* betrachtet, der sie sich stellen. Sie sind zuversichtlich, die Schwierigkeiten im Zusammenhang mit ihrer Krankheit bewältigen zu können.

– Die Frauen der *Gruppe B* (s+/p−) sind deutlich depressiver und ängstlicher. Sie setzen sich zwar auch mit ihrer Krankheit auseinander, sind dabei jedoch etwas weniger optimistisch und weniger in der Lage, auch positive Seiten ihrer Lebenssituation zu sehen. Gegenüber der Umgebung tendieren sie zur Verheimlichung ihrer Krebserkrankung und versuchen, sich eher abzulenken als sich mit ihrer Krankheit und deren möglichen Folgen zu befassen. Sie erleben die Krankheit eher als eine Art *Belastung* und sind unsicher, ob ihnen deren Bewältigung gelingen wird.

– Die Patientinnen der *Gruppe C* (s−/p+) zeigen ein ähnliches Verarbeitungsprofil wie die Frauen der Gruppe A. Die Ausprägung der einzelnen Komponenten ihrer Krankheitsverarbeitung ist jedoch noch deutlicher als bei Gruppe A. Sie sind zwar etwas ängstlicher und depressiver, gleichzeitig jedoch auch optimistischer und hoffnungsvoller. Die rationale Auseinandersetzung mit der Krankheit hat bei ihnen einen hohen Stellenwert. Verheimlichung und Ablenkung sind in mittlerem Maße ausgeprägt. Von den 3 anderen Gruppen unterscheiden sie sich am deutlichsten in ihrer Entschlossenheit, nicht den Kopf hängen zu lassen, sondern gegen die Krankheit anzukämpfen. Sie betrachten die Krebserkrankung neben einer Bedrohung auch als eine *Chance* zu wichtigen Veränderungen in ihrem Leben.

– In der *Gruppe D* (s−/p−) finden sich die höchsten Werte für Angst und Depressivität. Niedergeschlagenheit, Resignation und Grübelei spielen in der Krankheitsverarbeitung dieser Frauen eine wesentliche Rolle. Entsprechend gering ausgeprägt sind Hoffnung und Optimismus, die Krankheit bewältigen zu können. Gegenüber der Umgebung wird das Leiden eher verheimlicht und Entlastung in Ablenkung gesucht. Lebensmut und Entschlossenheit, sich gegen die Krankheit zu wehren, ist in dieser Gruppe am geringsten ausgeprägt. Das Krebsleiden erscheint hier als ein schwerer *Schicksalsschlag,* gegen den man weitgehend machtlos ist und der für die Zukunft das Schlimmste befürchten läßt.

Insgesamt gesehen sind die Unterschiede in der Art der Krankheitsverabeitung zwischen Gruppe A und D am ausgeprägtesten. Bemerkenswert erscheinen die Unterschiede zwischen Gruppe B und C. Obwohl die Patientinnen der Gruppe C somatisch eine schlechtere Prognose haben, sind sie hoffnungsvoller, optimistischer und aktiver in der Krankheitsbewältigung als die Frauen der Gruppe B, die einen günstigeren somatischen Ausgangsbefund haben.

Wie sind diese Ergebnisse zu bewerten? In der Copingforschung (Heim 1988) werden eine optimistisch-hoffnungsvolle Grundhaltung, eine aktive Auseinandersetzung mit einer lebensbedrohlichen Krankheit und die Annahme der veränderten Lebenssituation als Merkmale für ein *„gutes Coping"* angesehen. Im Unterschied dazu werden eine resignativ-fatalistische Einstellung, Verheimlichung und Ablenkung sowie Angst und Depressivität als Zeichen eines *„schlechten Copings"* betrachtet. Entsprechend dieser Einteilung kann man sagen, daß zum Zeitpunkt der Erstbefragung 56% der Patientinnen eine „eher gute" und 44% eine „eher schlechte Bewältigung ihrer Krebserkrankung zeigen.

Somatischer Befund nach 12 Monaten

94 Patientinnen (87,9%) hatten im Verlauf der ersten 12 Monate unseres Forschungsprojekts keine Zeichen für ein Rezidiv oder eine Progredienz ihrer Krebserkrankung (OB), 2 (1,9%) hatten ein Lokalrezidiv (LR), 6 (5,6%) Zeichen einer Fernmetastasierung (FM), 2 (1,9%) hatten ein Zweitkarzinom (ZK) – eine Patientin ein Pharynxkarzinom, eine andere ein Mammakarzinom der anderen Brust – und 3 (2,8%) waren an ihrer Brusterkrankung verstorben (T). Verteilt auf die 4 Gruppen ergibt sich folgendes Bild:
Gruppe A (s+/p+; n = 41): 38 OB, 1 LR, 1 FM, 1 ZK
Gruppe B (s+/p−; n = 24): 23 OB, 1 ZK
Gruppe C (s−/p+; n = 19): 17 OB, 1 FM, 1 T
Gruppe D (s−/p−; n = 23): 16 OB, 1 LR, 4 FM, 2 T
Die höchste Rate ungünstiger Krankheitsverläufe nach 12 Monaten zeigt die Gruppe D, d.h. die Patientengruppe, deren somatische *und* psychosoziale Prognose beim Eintritt in die Studie als eher ungünstig eingeschätzt worden war. Dieses Ergebnis sollte vorderhand nicht überbewertet werden. Eine genauere Beurteilung der Bedeutung psychosozialer Faktoren für den Krankheitsverlauf ist u. E. erst in 3–5 Jahren möglich.

Zusammenfassung

Die bisher vorliegenden Ergebnisse unseres Forschungsprojekts lassen sich in folgenden Feststellungen zusammenfassen:
– Sechs Monate nach der Primärbehandlung eines Mammakarzinoms spielen somatische Variablen wie Tumorgröße, Lymphknotenstatus, Operationsart, Chemo- und Radiotherapie für die Art der Krankheitsverarbeitung eine geringere Rolle als die kognitiven Einstellungen der Patientinnen zu ihrem Leiden.
– Mehr als die Hälfte der brustkrebskranken Frauen können 6 Monate nach Feststellung der Krankheit mit dieser recht gut umgehen. Sie haben eine optimistisch-hoffnungsvolle Einstellung und betrachten die Krebserkrankung als eine Herausforderung, der sie sich gewachsen fühlen.
– Knapp die Hälfte der Patientinnen haben jedoch mit der Krankheitsbewältigung Mühe. Sie sind ängstlich und depressiv und bezüglich des weiteren Verlaufs ihres Krebsleidens eher pessimistisch. Die Krankheit erscheint

ihnen als schwerer *Schicksalsschlag,* dem sie sich weitgehend hilflos ausgeliefert fühlen.

– Bezüglich des Krankheitsverlaufs nach 12 Monaten zeigt sich, daß die Gruppe der Patientinnen, deren somatische und psychosoziale Prognose zum Zeitpunkt der Erstuntersuchung als ungünstig beurteilt worden war, die höchste Rezidiv- und Progredienzrate aufweist.

Sollte sich im weiteren Verlauf der Untersuchung der erste Eindruck bestätigen, daß die psychosozial belasteten Frauen eine größere Rezidiv-, Progredienz- und Sterberate haben als die psychosozial weniger belasteten, dann würden unsere Ergebnisse in die gleiche Richtung weisen wie die Arbeiten von Greer et al. (1979), Rogentine et al. (1979) und Pettingale (1984). Aus der klinischen Arbeit mit Krebskranken ist vielen Ärzten bekannt, daß diejenigen Patienten oft am schwierigsten zu erreichen sind, welche am dringendsten Hilfe brauchen. Wir hoffen, daß die Erfahrungen im Verlauf dieses Forschungsprojekts u. a. auch Hinweise für die psychosoziale Betreuung und Unterstützung gerade dieser Patienten und ihrer Familien liefern.

Literatur

Buddeberg C, Frei R, Merz J, Anliker P, Wirz A (1988) Krankheitsverarbeitung von chronisch körperlich Kranken – Erste Erfahrungen mit dem Zürcher Fragebogen zur Krankheitsverarbeitung (ZKV). Schweizer Archiv für Neurologie und Psychiatrie (im Druck)

Buddeberg C, Riehl-Emde A, Landolt-Ritter C, Steiner R, Sieber M, Richter D (im Druck) Die Bedeutung psychosozialer Faktoren für den Verlauf von Mammakarzinom-Erkrankungen – Erste Ergebnisse einer Verlaufsuntersuchung. Gynäkol Prax

Brähler E, Scheer JW (1983) Der Gießener Beschwerdebogen (GBB). Huber, Bern Stuttgart Toronto

Calabrese JR, Kling MA, Gold PW (1987) Alterations in immunocompetence during stress, bereavement, and depression: Focus on neuroendocrine regulation. Am J Psychiatry 144:1123–1134

Cassileth BR, Lusk EJ, Miller DS, Brown LL, Miller C (1985) Psychosozial correlates of survival in advanced malignant disease? New Engl J Med 312:1551–1555

Derogatis LR, Abeloff MD, Melisaratos N (1979) Psychological coping mechanisms and survival time in metastatic breast cancer. JAMA 242:1504–1508

Greer S, Morris T, Pettingale KW (1979) Psychological response to breast cancer: Effect on outcome. Lancet I:785–787

Heim E (in Vorbereitung) Evaluation of „good" and „bad" coping: A basis for interventionstrategies.

Irwin M, Daniels M, Bloom ET, Smith TL, Weiner H (1987) Life events, depressive symptoms, and immune function. Am J Psychiatry 144:437–441

Jonasch K (1985) Zum Prozeß der Aufklärung bei Karzinom-Patienten. Med. Dissertation, Universität Heidelberg

Locke SE, Kraus L, Leserman J, Hurt MW, Heisel JS, Williams RM (1984) Life change stress, psychiatric symptoms and natural killer-cell activity. Psychosom Med 46:441–453

Muthny FA (1988) Manual zum Freiburger Fragebogen zur Krankheitsverarbeitung (FKV). Beltz, Weinheim

Pettingale KW (1984) Coping and cancer prognosis. J Psychosom Res 28:363–364

Rogentine GN, Kammen DP van, Fox BH, Docherty JP, Rosenblatt YE, Boyd SG, Bunney WE jr (1979) Prospective factors in the prognosis of malignant melanoma: A prospective study. Psychosom Med 41:647–655

Verres R (1986) Krebs und Angst. Springer, Berlin Heidelberg New York Tokyo

Mann und Schwangerschaftsabbruch

C. Blaschke, P. Petersen

Mein Referat werde ich mit dem wörtlichen Interviewmitschnitt aus meinem Gespräch mit einem 20jährigen Zivildienstleistenden beginnen, der die ambulante Abtreibung seiner Freundin Bettina mit durchlebte:

Zwei Tage vorher hatte ich totale Magenschmerzen, mir ist das Ganze auf den Magen geschlagen. Ich habe es kaum geschafft, dahin zu fahren. – Dann kamen wir zu der Klinik, und die Atmosphäre da war beruhigend. Alles, die Leute und die Aufmachung dort, hat mir gut gefallen. Am Anfang Personalienaufnahmen. Unheimlich sachlich wurde über den Abbruch geredet. Das war ganz komisch, dort habe ich den Ausdruck Abbruch das erste Mal bewußt gehört, das klingt so ätzend, wie ein Haus abbrechen. Der hat irgendwie so voll reingehauen, als ich den gehört habe, und dann auch noch von der Tussi da hinter dem Tresen, weil das auch so sachlich kam, das war die einzige unsympathische Frau, die da war. Aber trotzdem war das Scheiße, ich war mit dabei bei dem eigentlichen Eingriff, Händchen halten.
Der Arzt war auch ganz lieb, ein Fremdländer, er hat aber ein paar Bemerkungen gemacht, die sehr doppeldeutig waren, das habe ich aber erst hinterher gemerkt. – Er hat inhaltlich gesagt, so unter dem Motto: Ihr Arschlöcher, ihr hättet doch besser verhüten können, dann würdet ihr hier nicht sitzen, und ich würde nicht so im Streß stehen, dann hat er noch so Anspielungen mit Maria und Gott gemacht. Er hat gefragt, wer von euch beiden ist denn schuld? Wir haben das in dem Moment überhaupt nicht gerafft, wir waren so aufgeregt, wir hatten beide so dermaßen feuchte Hände, wir waren gar nicht aufnahmefähig. Ich habe irgendwas gebrabbelt, keine Ahnung oder so, irgendwie war es wohl Zufall. Na, Zufall war es wohl nicht, hat er dann gesagt, das war es ja nur bei Maria. – Es war ein junger Arzt. Bettina lag auf dem Stuhl, als er das erzählte, ich saß daneben, er hat sich da seine Schlachterschürze umgebunden und hat nebenher so erzählt. Ich denke mir, daß er das so zur Auflockerung gemacht hat. Was da in Z. passiert, ist ja so eine Fließbandsache. – Dann hat er gesagt: „Ich fang jetzt an, du weißt, wie das geht?", und nach 3, 4 Minuten war alles vorbei. Ich habe das gar nicht gecheckt, da hat man sich vorher wochenlang gequält, und dann ging das so schnell. Hinterher hat er gesagt: „Kommt mal mit, ich will euch mal zeigen, was ich da rausgeholt habe". Da habe ich gedacht, oh Scheiße, was ist jetzt kaputt? Dann war das wie so ein kleines Aquarium, da lagen dann Gebärmutterschleimhautstücke drin. Da war er dann am Wühlen und Stochern und hat gesucht und gesucht und meinte dann, das ist wohl die Frucht. Ich habe geguckt, konnte aber nichts erkennen, das war noch so klein, so gar nichts, auch nicht so einen kleinen Embryo, nichts. Ich habe so geguckt, immer noch die Bilder von „Für das Leben e. V." im Kopf, so nach winzigen kleinen Ärmchen, aber war nichts. Das hat mich zuerst noch beruhigt, das zu sehen.
Dann wurden wir voneinander getrennt. Bettina sollte in den Ruheraum gehen.
Naja, dann gings eigentlich erst richtig los. Ich habe kaum den Raum verlassen, da war mir kotzübel. Dann habe ich total geheult, bin aufs Klo gerannt und habe gekotzt, aber volle Granate. Ich habe dann auch nicht leise heulen können, sondern saulaut, Hand vor den Mund, damit mich nicht so viele hören, ich hätte es auch nicht gebrauchen können,

wenn jemand reingekommen wäre. Es war total beschissen! Ich hatte Lust wegzurennen, – oh leck mich doch die ganze Welt am Arsch! Ich war fertig.

Gestatten Sie mir, daß ich die Interpretation dieses Erlebens später vortrage. Jetzt zunächst einige Bemerkungen zur allgemeinen Situation und zu meiner Vorgehensweise. Das Thema Mann und Schwangerschaftsabbruch ist wissenschaftliches Neuland – offenbar handelt es sich um ein Tabu.

Als ich im Winter 1983/84 mit der Bearbeitung dieses Themas begann, gab es in der Bundesrepublik Deutschland noch keine wissenschaftliche Veröffentlichung zu diesem Thema.

In wissenschaftlichen Untersuchungen zum Thema Schwangerschaftsabbruch wird der Erzeuger meist nur am Rande erwähnt. Es gibt bislang wenig Veröffentlichungen, die soziale, psychologische und Verhaltenscharakteristika der Partner von abtreibungswilligen Frauen behandeln. In den Untersuchungen über betroffene Frauen erscheinen die Männer nur indirekt als „Beziehungsschwierigkeit", als „Eheproblem" oder als „Partnerkonflikt". Diese werden aber oft als ein Hauptmotiv von Frauen angegeben, die eine Schwangerschaft abbrechen lassen wollen. Der Schwangerschaftsabbruch ist ein Beziehungskonflikt, in dem auch Männer krisenhafte Entscheidungssituationen durchmachen, in denen sie mit persönlichen Bedürfnissen, Ängsten und Befürchtungen zu ringen haben.

Wenn diese nicht thematisiert werden, kann es zu Verständigungsschwierigkeiten und Resignation führen und die Beziehung zur Partnerin belasten, gefährden oder sogar zerstören.

So ist es wichtig zu erfahren, welche Beweggründe die Männer bei der Reaktion auf die Schwangerschaft ihrer Partnerin leiten und was sie fühlen.

In Amerika ist der Mann schon mehr in das Abtreibungsgeschehen integriert. Es gibt dort seit 1978 eine Broschüre *For men about abortion*. Außerdem wurden im Rahmen wissenschaftlicher Untersuchungen Gruppenkrisenberatungsgespräche für Männer eingerichtet, die ihnen helfen sollten, die Zeit im Wartesaal während der Abtreibung angstfreier zu bewältigen.

Aber auch in der Bundesrepublik Deutschland zollt man dem unsichtbaren Dritten mittlerweile mehr Aufmerksamkeit, was sich an 2 neueren Publikationen zeigt. So ist seit 1985 das Buch *Schwangerer Mann – was nun?* von den Autoren Friederich, Schnack und Walter im Buchhandel erhältlich. 1986 stellten die Autorinnen Meyer, Sadrozinsky und von Paczensky die Frage: „Was haben Männer eigentlich mit Verhütung, Kinderkriegen und Schwangerschaft zu tun? Die jetzige Aktualität des Themas zeigt mir, daß ich vor 4 Jahren, als ich mit der Bearbeitung dieses Themas begann, ein brisantes Thema gewählt hatte.

Eine kurze Bemerkung zur Methodik:

Ich wählte das Tiefeninterview als Untersuchungsmethode, so daß die Gesprächspartner größtmögliche Freiheit bei der Wiedergabe des Erlebten hatten.

Das Auffinden der Interviewpartner war schwierig. Durch Kleinanzeigen und Mundpropaganda meldeten sich 6 interessierte Männer bei mir. Es handelt sich bis auf einen Zivildienstleistenden um ledige Akademiker im Alter zwischen 20 und 36 Jahren, wovon 5 ihre Partnerin zu den Beratungsgesprächen oder anderen organisatorischen Angelegenheiten und zum ambulanten Eingriff oder zur stationären Aufnahme begleiteten. Ein Mann war während des medizinischen, ambulanten Eingriffs anwesend.

Es handelt sich bei den von mir untersuchten Männern um Ausnahmen, da laut Zahlenangaben von Beratungsstellen üblicherweise nur ca. 10% der Frauen von ihrem Partner begleitet werden, was aber nicht heißt, daß sie auch an der Beratung selbst teilnehmen.

Meine kleine Studie erhebt somit keinerlei Anspruch auf Repräsentativität, da ich von vornherein nicht die Maßstäbe einer statistisch relevanten Methode anlegte.

Die umfangreichen Interviews wertete ich unter 4 Themenschwerpunkten aus: 1) die Rolle der Männer bei der Empfängnisverhütung, 2) die Position der Männer im Entscheidungsprozeß zum Schwangerschaftsabbruch, 3) wie erleben Männer den Schwangerschaftsabbruch ihrer Partnerin? 4) wie verarbeiten Männer den Schwangerschaftsabbruch ihrer Partnerin?

Für Sie, die Sie meist nur mit der Ausführung der Abruptio beauftragt sind, möchte ich einige Ergebnisse meiner Arbeit zusammenfassen, um so zu einem besseren Verständnis der Komplexität der Abtreibungsproblematik beizutragen. Dabei verzichte ich auf die Darlegung von theoretischem Hintergrundwissen aus dem umfangreichen Literaturanteil meiner Arbeit, sondern konzentriere mich darauf, die Situation zu verdeutlichen, in der sich ein Mann im Schwangerschaftskonflikt befinden kann.

Ich beginne mit der Beteiligung der Männer am Zustandekommen der unbeabsichtigt eingetretenen Schwangerschaften, dem ungenügenden Verhütungsverhalten.

Zum Zeitpunkt der Zeugung bestand nur bei einem Paar genügender Kontrazeptionsschutz durch IUP.

Empfängnisverhütung wird von den meisten befragten Männern als eine gemeinschaftliche Angelegenheit angesehen. Aber die Diskrepanz zwischen Anspruch und Wirklichkeit zeigt sich in Äußerungen wie: „Sie hat sich wohl verrechnet", „Sie hat gesagt, heut gehts, heute ist es ungefährlich, Sie hat nur Temperatur gemessen", oder „Sie war unsicher im Gebrauch des Diaphragmas". Und ein Mann war gar nicht über den aktuellen Empfängnisschutz seiner Partnerin informiert. Das unzulängliche Verhütungsverhalten ist den Männern bewußt.

Das Beteiligtsein an einer durch ungenügende Verhütung eingetretenen ungewollten Schwangerschaft löst bei den Männern Schuldgefühle aus. In dem Bestreben, sich der Verantwortung zu entziehen und ihr Handeln trotz besseren Wissens zu erklären, geben sie Rechtfertigungsgründe an, die ihre „volle Zurechnungsfähigkeit" zum Zeitpunkt der Zeugung in Frage stellen sollen: Verliebtheit mit Wegfall des normalen, kontrollierten, verantwortlichen Verhaltens oder gefühlsbeladene Wiedersehenssituationen, die zur Ausschaltung aller rationalen Überlegungen führten, oder schlicht Trunkenheit.

Also nicht mangelnde Kenntnis, sondern situative Bedingtheit führten zum falschen Gebrauch oder zum Verzicht auf empfängnisverhütende Maßnahmen.

Das Erlebnis der eigenen Zeugungsfähigkeit vergegenwärtigte den Männern die selbstverständliche Verknüpfung von Sexualität und Fortpflanzung und vermittelte spürbar die Einsicht in die Notwendigkeit von empfängnisverhütenden Maßnahmen. Dies führte bei einigen Männern nach dem Schwangerschaftsabbruch zu einer Verhaltensänderung und somit zu einer Angleichung von Anspruch und Wirklichkeit, sie nahmen aktiv am Verhütungsgeschehen teil. Hier ein anschauliches Interviewbeispiel eines 24jährigen Medizinstudenten:

> Vorher habe ich nie darüber nachgedacht, was das bedeutet, wenn man miteinander schläft, und was dabei rauskommen kann. So als Junge macht man sich da viel weniger Gedanken drüber als die Frauen und Mädchen, das ist zwar bescheuert, aber es ist halt so, schon durch die ganze Erziehung. Wir haben dann angefangen, uns mit natürlichen Verhütungsmethoden vertraut zu machen, vielmehr hat Petra mir das ganz schön deutlich zu verstehen gegeben, daß mich das auch etwas angeht. Ich habe mir Vorwürfe gemacht, weil ich mir vorher zuwenig Gedanken darüber gemacht habe. Dann habe ich massenhaft Bücher aus der Bibliothek angeschleppt und wir haben alles ausprobiert, die Schleimmethode und das mit dem Fiebermessen. Das ist alles wichtig und neu gewesen, sonst war das alles Petras Sache gewesen, sie hat eben jeden Tag die Pille genommen oder später die Spirale, und jetzt habe ich gelernt, mit morgens ans Messen zu denken und die Kurve mit anzugucken, um zu wissen, in welcher Phase des Zyklus sie gerade ist.

An diesem Beispiel wird deutlich, daß Gleichberechtigung bei der Empfängnisverhütung sich nicht nur auf die praktische Ausführung bezieht, sondern daß Gleichberechtigung auch gemeinsame Auseinandersetzung und Absprache über das Thema Verhütung bedeuten kann.
Doch nicht alle Männer vollziehen diesen Entwicklungsschritt in Richtung auf mehr Verantwortlichkeit.
Robert C., ein 33jähriger Landschaftsarchitekt, der ein von Haß bestimmtes Verhältnis zu Frauen hat, setzt sich in keiner Form mit seiner Verantwortung in bezug auf die ungewollt eingetretene Schwangerschaft auseinander. Er war der einzige Mann, der keine Auskunft über den aktuellen Empfängnisschutz der Partnerin zum Zeitpunkt der Zeugung geben konnte.
Interessanterweise ist dieser Mann der Meinung, daß Frauen Männern Kinder andrehen, wann es ihnen passe. Er fühlt sich durch die von ihm ungewollt eingetretene Schwangerschaft von seiner Partnerin hintergangen. Aus diesem Gefühl heraus wendet er sich im weiteren von den Frauen allgemein ab und versucht, durch Vermeidungsverhalten dem Problem Sexualität und Verhütung zu entgehen. „Ich benutze den Trick, mich nur noch platonisch zu verlieben." Sein Anteil an der unbeabsichtigt eingetretenen Schwangerschaft ist ihm nicht präsent. Er scheint keine Verantwortung für sich übernehmen zu können. Er scheint hilflos den Frauen ausgeliefert zu sein und sieht nicht die Möglichkeit, sich selbst aktiv zu schützen, oder die Möglichkeit von vertrauensvollen Absprachen unter Partnern.
Nun zur spontanen Reaktion der Männer auf die Nachricht der unbeabsichtigten Schwangerschaft.
Bei den Interviewbeiträgen hierzu fällt eine grundsätzliche Schwierigkeit der Männer auf. Sie können im Zusammenhang mit der Abtreibung von sich, von ihren eigenen Gefühlen und ihren eigenen Erlebnissen nur schwer sprechen.

Immer wieder gleiten sie auf die Seite der Partnerin ab und lassen durch sie sprechen, indem sie von ihr und ihren Gefühlen erzählen.

Die Männer, die sich an ihre spontane Reaktion auf die Nachricht der ungeplanten Schwangerschaft erinnern, berichten von bedrohenden Gefühlen, nämlich Angst, Panik und dem Gefühl des Aufgelöstseins.

Robert C. schildert die Situation sehr eindrücklich:

> Als sie es mir dann erzählte, war meine Reaktion: Panik, nur noch Panik. Nein, das will ich nicht. Vielleicht, daß sie das Kind für sich alleine austrägt, denn unsere Beziehung war ja sowieso nur halbherzig. Zu der Zeit arbeitete meine Freundin mit meinem Bruder in dem Büro zusammen, in das ich kurz darauf einsteigen wollte. Da kam mir dann der Gedanke, daß ich dann das Kind, mein Kind, immer sehen würde, nein das wollte ich auf gar keinen Fall.

Erwin B. berichtet folgendes:

> Es war erstaunlich, sie war zu dem Zeitpunkt völlig ruhig und ich war in totaler Auflösung und wußte im ersten Moment überhaupt nichts – so, nun ist es passiert, und was nun?

Bertram D. berichtet:

> Als ich erfahren habe, daß sie schwanger ist, mußte ich unbedingt mit jemandem reden, ich mußte das einfach los werden. Ich sage eigentlich nicht alles meinen Eltern, was sie mir auch manchmal vorwerfen, aber an dem Abend fuhr ich noch nachts nach Hause und habe meine Mutter nachts um 1 Uhr aus dem Bett geschmissen, um es ihr zu erzählen.

Bis auf den Mann, der 2 Abtreibungen erlebte, ist es für alle das erste Mal, daß sie mit dem Vaterwerden konfrontiert werden, und so sind außergewöhnliche Reaktionen und Empfindungen verständlich. Doch Panik und das Gefühl des Aufgelöstseins sind extreme emotionale Zustände, die Antwort auf eine stark empfundene Bedrohung des eigenen Wesenskerns. Was diese starken bedrohenden Gefühle konkret auslöste, können die Männer nicht immer sagen.

Dieser Schock wird abgelöst durch eine ablehnende Haltung gegenüber der Schwangerschaft.

In den Überlegungen über das Schicksal des gezeugten Kindes entwirft kein Mann eine Zukunftsperspektive mit Kind. Kein Mann macht sich eine Vorstellung von einer möglichen Beziehung zu dem Kind. Die Möglichkeit der Übernahme der Vaterrolle wird von keinem konkret ins Auge gefaßt. In den Interviews geben die Männer nur Argumente wider das Austragen der Schwangerschaft an. Dabei werden überwiegend berufliche und finanzielle Gründe angegeben.

Eine bewußte Entscheidung über das Schicksal der ungewollten Schwangerschaft wurde in keinem Fall gemeinsam von beiden Partnern getroffen. Der äußere Zeitdruck, Panik und Angst ließen keinen Raum für vertrauensvolle Gespräche, in denen das Abwägen des Für und Wider möglich gewesen wäre.

Oft überlassen die Männer der Partnerin die Entscheidung und bilden sich selbst keine eigene Meinung. Es ist für Männer schwer, eine eigene Position im

Schwangerschaftskonflikt zu entwickeln. Gedanken und Probleme, die in einer solchen Situation beachtet werden müssen, sind den Männern nicht so vertraut wie den Partnerinnen. Denn diese kennen häufig Freundinnen, die schon in der gleichen Situation waren, und haben vielleicht schon einmal an einem Entscheidungsprozeß teilgenommen oder eine Freundin zur ambulanten Abtreibung begleitet. Männern, denen diese Erfahrung fehlt, fällt es also schwerer, für sich persönlich eine Entscheidung über das Schicksal der Schwangerschaft zu treffen. Sie können bei ihren Überlegungen nicht auf die Erfahrung anderer Männer zurückgreifen. So sagte ein Interviewpartner: „Mit Männern habe ich eigentlich nicht darüber geredet – Männer reden eben nicht so viel über Intimitäten."

Eine weitere Schwierigkeit des Mannes bei der Meinungsbildung ist seine unklare Position in der Dreierbeziehung „Mann – Frau – ungeborenes Kind". Auch wenn er für sich eine Entscheidung getroffen hat, muß er akzeptieren, daß die endgültige Entscheidung bei der Frau liegt. So hat er faktisch keine Verfügungsgewalt über das entstehende Leben. Dies kann ihn glauben machen, seine persönliche Stellungnahme sei unwichtig und damit überflüssig. Keiner der von mir interviewten Männer teilte seiner Partnerin seine ablehnende Haltung gegenüber dem Austragen der Schwangerschaft mit. Hinter diesem Verhalten kann der Wunsch stehen, die Partnerin nicht durch eine eigene Stellungnahme zu beeinflussen. Denn sie müsse frei entscheiden können, da die Schwangerschaft und damit auch eine eventuelle Abtreibung ihren und nicht seinen Körper betreffe. In dieser indifferenten Position sehen die Männer keine Notwendigkeit, für sich persönlich eine Entscheidung zu treffen, sich eine eigene Meinung zu bilden und ihren Wünschen in bezug auf das Kind nachzuspüren.

Andererseits kann hinter der auf den ersten Blick so selbstlos wirkenden neutralen Position des Mannes auch Verantwortungslosigkeit und die Angst vor Schuldzuweisungen stehen. Hinter dieser dann als pseudoneutral zu bezeichnenden Haltung der Männer steht die Hoffnung, die Partnerin möge sich im Sinne des eigenen Interesses entscheiden.

Hierzu ein Beispiel eines interviewten Mannes:

> Ich habe gar nicht reagiert, ich habe gewartet, wie sie reagiert, weil sie ja erstmal mehr davon betroffen ist als ich. Aber ich hatte schon Angst, daß sie vielleicht anderer Meinung sei und ich sie nicht hätte zwingen wollen und auch nicht können. Das wäre schwierig geworden.

Obwohl die Partner ihre Einstellung nicht offen in den Entscheidungsprozeß einbringen, versuchen die Männer, die Entscheidung der Frau in die ihnen angenehmste Richtung zu beeinflussen. Dies geschieht durch verbale oder nonverbale Verstärkung ihrer Bestrebung in Richtung auf Abtreibung. Die Männer sprechen nicht über ihre Gefühle, die bei ihnen zu einer Ablehnung der Schwangerschaft zum momentanen Zeitpunkt führen, sondern sie versuchen z. B. durch rationale Argumente der Partnerin die Unmöglichkeit einer momentanen Familiengründung darzulegen. Auch durch diese pseudoneutrale Haltung der Männer wird eine konstruktive Auseinandersetzung der Partner im Schwangerschaftskonflikt verhindert. Dieses Verhalten ist Anlaß für Mißverständnisse, wenn die Frau die wahre Einstellung des Mannes hinter dieser Positionslosigkeit erahnt.

Hinter der neutralen Haltung der Männer steckt nicht unbedingt taktisches Kalkül, sondern sie sind von ihrer Neutralität überzeugt. Aber Neutralität im Schwangerschaftskonflikt ist nicht möglich, denn eine Entscheidung muß getroffen werden.

Manche Frauen unterstützen dieses Verhalten der Männer, indem sie ihrem Partner gleichzeitig mit der Nachricht der eingetretenen Schwangerschaft auch ihren festen Entschluß zur Abtreibung mitteilen. Vielleicht weil sie seine Ablehnung erwarten und schmerzende Kränkungen vermeiden wollen?

Das Verhalten von Partnern im Schwangerschaftskonflikt kann natürlich nicht isoliert betrachtet werden. Bei den von mir untersuchten Fällen wird der einmal gewählte Weg der Abtreibung zielstrebig von beiden Partnern verfolgt. Auseinandersetzungen untereinander werden vermieden, um den Entschluß nicht ins Wanken zu bringen und um das spannungsvolle Warten bis zum Termin des Eingriffs nicht noch weiter mit Problemen zu belasten. So werden auch Kontakte zu anderen vermieden. Wenn mit anderen über die Probleme im Schwangeschaftskonflikt gesprochen wurde, dann nur mit Bekannten, von denen bezüglich der Entscheidung keine Kritik zu erwarten war, sondern von denen emotionale Unterstützung erwartet werden konnte. Hinter diesem Vermeidungsverhalten steht die Befürchtung, daß das Zulassen ambivalenter Gefühle zur Handlungsunfähigkeit führen würde, denn ein Kompromiß ist in dieser Situation nicht möglich. Bei genauerer Betrachtung wird aber ersichtlich, daß durch das Vermeidungsverhalten die Handlungsfähigkeit nicht völlig unbeeinflußt bleibt. So können z. B. zeitliche Verzögerungen beim Erledigen der zum Schwangerschaftsabbruch nötigen Formalitäten als Hinweis auf einen ambivalenten Kinderwunsch gedeutet werden.

Partnerin wußte schon frühzeitig, daß sie schwanger ist:

> Irgendwie haben wir wohl rumgebummelt, wir dachten an eine Klinik in Z., aber da wären wir über die Frist gekommen, mit der Anmeldung und so. Wir waren dann bei der Arbeiterwohlfahrt zur Beratung. Im Krankenhaus in X. haben sie uns dann abgelehnt, da war es ganz schön übel. Es ist ein schrecklicher Raum, da saßen nur Schwangere mit sooo dicken Bäuchen, und dann mußt du da zum Glaskasten, zur Anmeldung und vor all diesen Schwangeren und strickenden Müttern dein Anliegen vortragen: „Ich komme zur Abtreibung!"

Nach dem Schwangerschaftsabbruch kann dieser Mann seinen vorher verborgenen Kinderwunsch auch bewußt erleben:

> Ich selbst hatte ursprünglich eine negative Einstellung zum Kinderkriegen, aber in diesem Fall hätte ich es ganz gut gefunden, sozusagen als Ausdruck der guten Beziehung. In kleinen Momenten habe ich die Abtreibung auch hie und da bereut, aber es ließe sich ja auch noch machen. Ich war auch ein bißchen neugierig, das war so eine ulkige Vorstellung.

Im Verhalten der Partner während der Wochen bis zum Eingriff spiegelt sich das Problem ihrer Position als beteiligter Außenstehender wider. Ein durchgängig zu beobachtendes Phänomen ist die Suche der Männer nach einem angemessenen Verhalten. Ihr Wunsch, ein hilfreicher, stützender Partner zu sein, kollidiert mit dem Gefühl der eigenen Hilflosigkeit und Ohnmacht. Sie können ihrer Partnerin die Belastung durch den angestrebten Eingriff nicht abnehmen. Durch ein unterstützendes Verhalten möchten die Männer ihre Verantwortlichkeit für das Beteiligtsein am Zustandekommen der Schwangerschaft demonstrieren. Hierzu 2 Beispiele.

Andreas E. sagte:

> Irgendwie ist das ja alles ungerecht, im Endeffekt sind erstmal nur die Frauen betroffen, man kann zwar überall mit hingehen und so weiter, aber irgendwo hört es auf.

Erwin B. berichtet:

> Ich weiß nicht, ob ich damit Erfolg gehabt habe, aber ich habe die Ängste, die Punkte, wo etwas schief gehen könnte, z.B. zu spät kommen oder so was, durch eine perfekte Organisation auszugleichen versucht. Ich hatte zu der Zeit ein total klappriges Auto, was ich dann nochmal nachgeguckt habe. Wir haben ziemlich viel Zeit in die Vorbereitung gesteckt, haben uns einen Stadtplan von Z. gekauft, haben genau geguckt, wo ist das, wann fahren wir dann los, damit wir nicht zu spät kommen, aber auch nicht zu lange warten müssen.

Nun komme ich zu der Frage: „Wie erleben Männer eine Abtreibung?" Diese Frage kann nur von dem Mann beantwortet werden, der während des medizinischen, ambulanten Eingriffs anwesend war. Für die anderen muß die Frage natürlich lauten: „Was erleben Männer im Zusammenhang mit einer Abtreibung ihrer Partnerin?"
Im Verhalten der Männer während der Wochen bis zum Eingriff spiegelt sich das Problem ihrer Position als mitbeteiligter Außenstehender wider. Sie haben Schwierigkeiten, über ihre eigenen Empfindungen im Zusammenhang mit dem Abtreibungsgeschehen zu sprechen. In den Ausführungen über die Zeit vor, während und kurz nach der Abtreibung ist fast nur noch von Empfindungen und Wahrnehmungen der Frau die Rede. So heißt es dann z.B.: „Sie wurde immer nervöser", „Sie war geschockt." Es fällt den Männern schwer, sich auf ihr Erleben zu konzentrieren. Immer wieder gleiten sie in ihren Berichten auf die Seite der Partnerin ab und können oft sehr genau und anschaulich erzählen, wie es ihr erging. Sich selbst nehmen sie nicht wahr.
Auch die Zeit kurz vor dem ambulanten Eingriff ist von dem Wunsch der Männer geprägt, alles richtig zu machen, ein stützender, helfender Partner zu sein, wie schon in den Tagen und Wochen zuvor. Es wird befürchtet, daß ein fehlerhaftes Verhalten ihrerseits den Eingriff noch kurz vorher unmöglich machen würde, daß eine Unachtsamkeit Anlaß für Zwistigkeiten innerhalb der Beziehung geben könnte, daß die Spannung unerträglich würde.
Zum Schluß möchte ich nun auf die Auswirkungen, die Verarbeitung des Schwangerschaftsabbruchs, zu sprechen kommen.
Die zum Teil eindrücklichen und ergreifenden Schilderungen lassen nicht vermuten, daß das Erlebnis des Schwangerschaftsabbruchs zum Zeitpunkt des Interviews 1–6 Jahre zurückliegt. Die Verarbeitung ist noch nicht abgeschlos-

sen. Dies zeigt sich auch an dem Wunsch der Männer, an einem Interview teilzunehmen. Für einige der Betroffenen ist dies der erste Anlaß, sich mit ihrem Erleben im Zusammenhang mit dem Schwangerschaftsabbruch auseinanderzusetzen. Dieser Wunsch nach Beschäftigung mit persönlichen Erlebnisaspekten ist auch mit Angst verbunden, die von einigen Betroffenen direkt als Angst vor dem Interview verbalisiert wird, oder in Abwehrformen zum Ausdruck kommt. So vergessen 2 Männer wie zufällig den ersten Gesprächstermin, ein anderer möchte das Interview zu dem Zeitpunkt frühzeitig beenden, wo er auf sein Hauptproblem, dem 16 Jahre betragenden Altersunterschied zu seiner Partnerin, zu sprechen kommen könnte, was er dann später auch tut.

Bei den betroffenen Männern wird durch die Auseinandersetzungen im Schwangerschaftskonflikt und durch den Verarbeitungsprozeß im Anschluß an die Abtreibung ein Reifungsprozeß mit Identitätsfindung in Gang gesetzt. Dabei kommt der Auseinandersetzung mit z. B. elterlichen Moral- und Wertvorstellungen bei fast allen Männern große Bedeutung zu. In einigen Fällen führt es zu einer Abgrenzung und damit einhergehend zu einer Ablösung von den Eltern. Auch die bewußte Erfahrung der eigenen Zeugungsfähigkeit trägt zu diesem Reifungsprozeß mit bei.

Die unbeabsichtigt eingetretene Schwangerschaft wirft neben Fragen, die direkt mit der Schwangerschaft und deren Schicksal zu tun haben, Fragen über die Tragfähigkeit und Perspektive der aktuellen Beziehung und allgemein dem Verhältnis zu Frauen und Kindern auf. Die eigene Lebensperspektive wird überdacht.

In allen Interviews tauchen Begriffe wie Schuldgefühl, schlechtes Gewissen und Moral auf. Diese Ausdrücke werden oft nicht inhaltlich erklärt. Aus dem Zusammenhang ergab sich aber, daß damit hauptsächlich die Frage gemeint war: „Ist Abtreibung Mord? Ist Abtreibung verboten?"

Bei der Beantwortung dieser Frage treten Rationalisierungen, Verharmlosung und Verleugnung auf, z. B. indem das Schwangerschaftsprodukt als Zellklumpen bezeichnet wird. Oder moralische Bedenken werden auf andere projiziert. Monate nach dem Schwangerschaftsabbruch, also zur Zeit des Interviews, sprechen die Männer aber direkt vom Kind, es wird nicht mehr umschrieben.

Durch die unklare, abstrakte Beziehung des Erzeugers zum Kind gestaltet sich seine Verarbeitung des Schwangerschaftsabbruchs besonders schwierig. So bezogen sich die geäußerten Schuldgefühle meist auf die Partnerin und nicht auf das abgetriebene Kind. Die Männer machten sich hauptsächlich Vorwürfe, durch mangelndes Verhütungsverhalten ihre Partnerin in eine Situation gebracht zu haben, die sie nicht einfach rückgängig machen konnten.

Ein Mann, dessen Schuldgefühle sich auch auf das Kind bezogen, suchte eine Sühneform, indem er in einem Akt der „Selbstquälerei", wie er es nannte, die Neugeborenenstation des Krankenhauses aufsuchte, in dem der Abbruch durchgeführt wurde.

Grundsätzlich ändert sich durch den Schwangeschaftsabbruch nichts am Kinderwunsch der Männer. Wie auch schon davor können sie sich eine Zukunft mit Kind vorstellen, nur nicht in der nächsten Zukunft.

Ich hoffe, daß ich Ihnen mit meinem Beitrag einen Eindruck davon vermitteln konnte, welche Bedeutung der Schwangerschaftsabbruch für einen beteiligten

Mann haben kann. Dies erscheint mir für das Verständnis der Komplexität der Problematik des Schwangerschaftsabbruchs grundlegend wichtig zu sein. Denn solange nur wie bisher der Anteil der Frauen analysiert wird, kann das Abtreibungsgeschehen nur ungenügend verstanden werden.

In diesem Zusammenhang wäre es sicherlich von wissenschaftlichem Interesse, einige der in meiner Studie an einer kleinen Gruppe von betroffenen Partnern aufgezeigten Beobachtungen durch eine größer angelegte Untersuchung bestätigen, widerlegen oder ergänzen zu lassen.

Literatur

Barth E, Strauß B (1986) Männer und Verhütung (Ergebnisse einer Untersuchung und Überlegungen zur Entwicklung von Empfängnisverhütung). Holtzmeyer, Braunschweig

Bullinger W (1983) Wenn Männer Väter werden (Schwangerschaft, Geburt und die Zeit danach im Erleben von Männern – Überlegungen, Informationen, Erfahrungen). Rowohlt, Reinbek

Friederich W, Schnack D, Walter M (1985) „Schwangerer Mann – was nun? (Eine Gratwanderung). Holtzmeyer, Braunschweig

Meyer E (1986) Enthüllungen: Männer über Verhütung, Kinderkriegen, Abtreibung, Sexualität. Rowohlt, Reinbek

Petersen P (1986) Schwangerschaftsabbruch – unser Bewußtsein vom Tod im Leben. Urachhaus, Stuttgart

Wade RC (1978) For men about abortion. Selbstverlag

Das Vaterbild der Patientin mit Anorexia nervosa

I. Rechenberger

Anstelle einer Darstellung eines fiktiven Vaterbildes der Patientin mit Anorexia nervosa möchte ich wegen der Zeitbegrenzung dieses Vortrages bestimmte Aspekte des Vaterbildes und deren Folgen herausgreifen.

Das diesen Aussagen zugrundeliegende Material stammt von 3 Patientinnen, die ich psychoanalytisch behandelt habe, von einer Patientin aus einer Selbsterfahrungsgruppe, aus 3 Supervisionen und von etwa 20 Vätern, die ich in 4 Jahren während seiner somatisch-internistischen Tätigkeit vor mehr als 25 Jahren, noch vor meiner psychoanalytischen Spezialisierung, anläßlich der stationären Behandlung dieser Patientinnen erlebt habe.

Wegen anderer Symptome befanden sich ein Vater und ein Ehemann bei mir in tiefenpsychologisch orientierter Psychotherapie.

Außerdem fanden sich in Dissertationen und den zugrundeliegenden Krankengeschichten von H.-G. Rechenberger Hinweise auf Väter von Anorexiepatientinnen.

Bleuler (1980) hat darüber hinaus in seiner Dissertation *Zur Lebensgeschichte von Vätern anorektischer Patientinnen* „30 Veröffentlichungen, die sich in irgendeiner Form mit Anorexie-Vätern befassen", die Konstellation beschrieben: „schwächlicher, allenfalls zu Jähzorn neigender, nie ganz ernstgenommener Vater – konstantere, durchsetzungsfähigere Mutter". Mit 12 strukturierten Interviews von je 3 1/4 h Dauer beschreibt er die Väter als untergeordnet und passiv, als Versager und Freundinnen habend. In der Mutter sieht er eine Rivalin der Tochter.

Beschäftigt man sich nun mit dem Vaterbild, welches die Patientinnen in der Behandlung, in der Interaktion und in der Übertragung und Gegenübertragung vermitteln, so muß man unterscheiden zwischen dem Bild, das die Patientin auf der bewußten Ebene von ihrem Vater hat, und dem unbewußten Bild, das in einer Psychoanalyse ins Erleben kommt. Das Vaterbild der Patientin und der Vater als reale Person können unterschiedlich sein.

Ich möchte die Beschreibung der Psychodynamik, die aus dem Verhalten der Väter und der Wirksamkeit des Vaterbildes resultiert, beginnen mit der Benennung meines Eindrucks, den ich auf der somatischen Station einer medizinischen Universitätsklinik bekam:

Es waren i. allg. sympathische Väter. Aber wenn es darum ging, irgendwelche Konsequenzen für die oft existentiell bedrohten Patientinnen zu ziehen, so überließen sie das ihren Ehefrauen, also den Müttern der Patientinnen; und so hatte ich damals unreflektiert für mich das Resümee gezogen: „Wenn es ernst wird, kann man mit den Vätern nicht rechnen."

In Übereinstimmung mit Bleuler beschreibt eine meiner Patientinnen stellvertretend auch für andere Patientinnen ihren Vater als Versager: „Vater ist einerseits ein interesseloser Versager, der nur von Kriegserinnerungen lebt – andererseits aber ist er viel zu schade für die Mutter." Die Patientin schenkt ihm duftendes Rasierwasser, elegante Krawatten und meint, daß er eigentlich eine schicke Freundin haben müsse.

Hier wird bereits unverhüllt die ödipale Thematik sichtbar. Eine andere Patientin, deren Mutter von Tabletten abhängig ist, trifft sich heimlich mit dem Vater.

Ich möchte jetzt unter Verzicht auf die Betrachtung einer der Anorexie zugrundeliegenden prägenitalen oral-narzißtischen Basisstörung bei gestörter Mutter-Tochter-Beziehung den Blick auf die ödipale Bindung zwischen Vater und Tochter lenken, da diese sowohl das Erbrechen als auch den Abführmittelabusus verständlich machen kann.

Das Erbrechen muß nicht nur durch eine orale Problematik oder ein verzerrtes Körperbild determiniert sein. Mit dem Erbrechen kann ein erheblicher Ersatzlustgewinn verbunden sein. So beschreibt eine Patientin ihre sogenannte Kotzorgien als Kotzen in doppeltem Sinn: „es ist zum Kotzen" beinhaltet als Trieb die sexuelle Stimulierung und als Abwehr die Enttäuschung am Vater.

So ermöglicht das Erbrechen eine lustvolle Abfuhr sexueller Spannung. Die Patientin induziert das Erbrechen nach Aufnahme riesiger Nahrungsmengen („ein ganzer Einkaufswagen voll aus dem Supermarkt!") immer dann, wenn die Eltern vor den Augen der Patientin eheliche Harmonie demonstrieren.

Der einzige von mir analysierte Vater dagegen zeigt in zahlreichen Beispielen, wie unbefriedigend die eheliche Beziehung von Anorexieeltern sein kann und wieviel die Tochter dem Vater bedeutet. Als seine Tochter ihren dritten Freund verlor, lastete sie das ihrem Vater an mit den Worten: „Du hast dich an mir gesund gestoßen!" Wie eng die Beziehung zwischen Erbrechen und Sexualität sein kann, zeigt die Mitteilung einer Patientin, die eine Plastikfigur vom Schreibtisch des Vaters zum Erbrechen und Onanieren benutzt. Assoziativ erinnerte sie sich, daß sie als 9jähriges Mädchen mit ihrem Vater in einem Hotel im gleichen Bett übernachtete. Sie spürte, daß er eine Erektion hatte. Als sie sich an ihn schmiegen wollte, stieß er sie zurück, wartete, bis er glaubte, sie schlafe und verschwand in einem anderen Zimmer, in dem sich eine Hotelangestellte befand.

Als der Vater zurückkam, erbrach er sich in das Waschbecken. Die Patientin war hin- und hergerissen zwischen sexuellen Gefühlen und Ekel. Eine andere Patientin machte sich mit der Beschreibung einer Filmszene, mit der sie sich identifizierte, verständlich. In dem Film „Die Blechtrommel" nach Grass wird eine Frau, die sich beim Anblick von Aalen ekelt, während des Erbrechens von einem Mann masturbiert. Eine Schwangere verschlingt gierig aus einem großen Faß Salzheringe, um zu erbrechen.

Hier sehen wir im Bild archaische Brücken zwischen Schwangerschaftsphantasien und Erbrechen. Aber auch Abtreibungsphantasien, Abtreibung nach

Wiedereinsetzen der Periode und ähnliche anamnestische Informationen der Mutter finden sich.

Manchmal gelingt es den Patientinnen, nach Überwindung ihrer Schuld- und Schamgefühle dieses „chaotische Gemisch von Gefühlen" mitzuteilen, und man fragt sich, wer eigentlich wen verführt, ob der Vater die Tochter oder die Tochter den Vater.

Das Erbrechen kann somit eine lustbetonte Spannungsabfuhr sexueller Impulse sein, die in der Phantasie stimuliert sind durch einen als enttäuschend erlebten Vater. Die Patientin ist frustriert, da sie als Ersatzfrau und Komplizin selbst leer ausgeht.

Auch muß sie realisieren, daß sie die Mutter beim Vater nicht ersetzen kann. Da aber die Mutter vom Vater und von der Patientin herabgesetzt wird, ist es der Patientin unerträglich, wenn sie erkennt, wie sehr sie auch mit der Mutter identifiziert ist. So könnte vielleicht der Tod einer Patientin eines Psychotherapeuten eine Erklärung finden: Die Patientin verstarb wenige Stunden, nachdem sie erkannt hatte, daß sie wie ihre Mutter sei. Sie sagte: „Wenn das so ist" und fiel in ein Koma, aus dem sie nicht mehr erwachte.

Die unbewußte Idealisierung des Vaters und die Abwertung der Mutter zeigen sich auch in der Übertragung und in Derivaten außerhalb der Behandlung. So agierte eine Patientin, indem sie sich nebeneinander bei mir und einem Kollegen, der bei mir in Supervision war, in Behandlung befand. In einem anderen Supervisionsfall wurde ich neben einem männlichen Supervisor als zweite Supervisorin eingesetzt. Hieraus ist zu ersehen, wie die Psychodynamik das Umfeld beeinflußt.

In folgender Interaktion kommt via Übertragung die Herabsetzung des eigentlich geschätzten Vaters zum Tragen: die Patientin sagt über ihren ihre Amenorrhö behandelnden Gynäkologen „der soll sich bloß nicht einbilden, er könne mich gesund machen".

Der durch die ödipalen Wünsche ausgelösten Angst, kann außerdem durch Regression auf anale Verhaltensweisen ausgewichen werden. So waren bei mehreren Patientinnen sado-masochistische Verhaltensweisen zu beobachten. Außer Auspeitschen auf das nackte Gesäß verabreichten sich eine Patientin und ihr Partner gegenseitig Klistiere, „das sind meine anal-lytischen Sandkastenspiele". Eine andere Patientin widersetzte sich den vermeintlichen Leistungsansprüchen des Vaters und ihrer Vorgesetzten, indem sie sagte „ich scheiß euch was!" und täglich 80–100 Abführpillen nahm.

Zusammenfassend läßt sich sagen, daß Anorexiepatientinnen mit dem skizzierten Vaterbild bei Enttäuschung, Angst und Wut mit dem Körper sprechen in Form des Erbrechens und Laxanzienabusus.

Ergebnisse des respiratorischen Feedback als eine schnell wirksame Entspannungstherapie in der Geburtshilfe und Gynäkologie

H.-C. Leuner

Wenn man sich als Psychotherapeut und Psychoanalytiker nachhaltig mit einem pragmatischen Verfahren der Entspannungstherapie befaßt, muß das einen besonderen Grund haben. – Ende der 60er Jahre lernte ich in den USA die Biofeedbackverfahren kennen. Sein Vorteil als Entspannungstherapie war evident. Von der ersten Übung an kann der Patient dank der elektronischen Rückmeldung die periphere autonome Innervation und ihrer Veränderungen, z. B. des Muskeltonus (als Parallele zur Schwereübung des autogenen Trainings) erkennen. Sensoren nehmen die unterschwelligen Potentiale auf, die nun verstärkt, durch z. B. ein Licht- und/oder ein Tonsignal deutlich wahrgenommen werden. Das zeitraubende Bemühen, die Selbstwahrnehmung etwa wie das Schwereerleben im autogenen Training einzuüben, entfällt. Der Patient wird durch den schnellen ersten Erfolg belohnt und vermehrt motiviert. Die hauptsächlichen Biofeedbackmethoden: Muskel-, Herzfrequenz-, Blutdruck-, Hauttemperaturbiofeedback usw. greifen allein peripher an. Nirgends konnte ich die für das autogene Training charakteristische „zentrale Umschaltung" nach Schultz erkennen, also jenen evidenten Vorgang einer ausgeprägten Bewußtseinsveränderung mit Rückwirkung auf die autonome Peripherie.

Das Aussparen der zentralnervösen Einstellung schien mir ein wesentlicher Mangel der Biofeedbackmethoden, wenn man von einer zentral verstärkten Entspannung des Gesamtorganismus ausgeht. Aufgrund klinischer Beobachtung und Hypothesenbildung erwartete ich von einer Rückmeldung des Atemrhythmus die von mir gesuchte „zentrale Umschaltung" nach Art eines Triggermechanismus. Mit einem solchen respiratorischen Feedback müßte eine generalisierte periphere Entspannung binnen kurzem erreichbar sein.

Diese Erwartungen bestätigten sich z. T. in unerwartetem Umfang. Dafür sprechen hirnphysiologische Grundlagenforschung und analoge neurophysiologische Tierversuche.

Die im respiratorischen Feedback (rfb) entstehende Rückmeldeschleife veranschaulicht Abb. 1. Der Gürtel (alte Version) tastet die Abdominal-Zwerchfell-Atmung ab. Die Impulse von Ein- und Ausatmung werden dem Steuergerät zugeführt. Die verstärkten Impulse werden dem Patienten in Form eines optischen Signals (Lampe) und eines akustischen Signals (Kopfhörer) zugeführt. Der Atemrhytmus stimuliert die Formatio recularis im Sinne einer Herabsetzung des zentralen Arousals. Die Innervation des Muskeltonus, der Atmung und anderer vegetativer Parameter einschließlich der Gehirntätigkeit werden

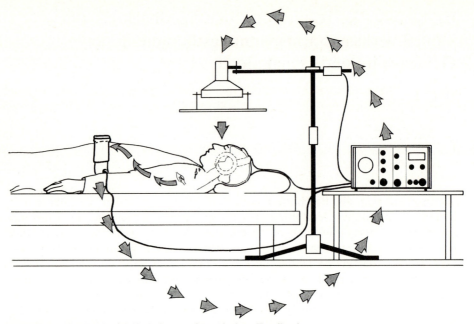

Abb. 1. Biofeedbackschleife beim respiratorischen Feedback

herabgesetzt. Die sich verändernde Atmung wird wiederum rückgemeldet, und so entsteht eine kybernetische Zirkelwirkung zunehmender Entspannung des gesamten Organismus.

Klinische Effizienzkontrollen mit dem rfb wurden an der breiten Palette psychovegetativer und psychosomatischer Zustandsbilder und an Organ- und Psychoneurosen vorgenommen. Die von meiner Arbeitsgruppe und mir an der Abteilung für Psychosomatik und Psychotherapie der hiesigen Universität durchgeführten Untersuchungen fanden weitgehend Bestätigungen von anderen Seiten unter Ausweitung des Indikationsspektrums. Heute liegen über 50 Untersuchungen, Publikationen und Berichte vor, gewonnen an mehr als 700 Patienten in Kliniken und Praxen.

Bevor ich ins Detail der Ergebnisse in Gynäkologie und Geburtshilfe gehe, möchte ich den Brief eines praktizierenden Gynäkologen zitieren:

> Ich habe seit fast zwei Jahren sehr positive Erfahrungen mit dieser Methode sammeln dürfen: bei Hyperemesis in der Frühschwangerschaft, bei Chronic-pelvic-pain-Syndrom, bei Fear-tension-pain-Syndrom, bei vorzeitigen Wehen und vielen anderen Indikationen mehr. – Es ist eine sanfte, völlig ungefährliche Therapie und kommt letztlich auch wesentlich billiger als die entsprechenden Medikamente oder stationäre Therapien bzw. sogar operative Interventionen (wie z. B. Zervixcerclage, Pelviskopie usw.).

Zur *Illustration der klinischen Seite* folgt ein Fallbericht aus der gynäkologischen Abteilung eines süddeutschen Kreiskrankenhauses:

> Die 22jährige Erzieherin wird vom Notdienst wegen starker akuter Unterbauchbeschwerden eingewiesen. Zum Ausschluß einer Tubargravidität oder Appendizitis wird eine Laparosko-

pie durchgeführt: kein pathologischer Befund, keine Schwangerschaft. – Die Patientin kommt noch 2mal zur stationären Aufnahme, zuletzt mit starker uteriner Blutung mit Koagelabgang. Die Histologie des Abradates ließ eine Tubargravidität nicht ausschließen, deshalb erneut Laparoskopie, wiederum o. B. – Daraufhin wird eine rfb-Therapie (insgesamt 45 Sitzungen) eingeleitet. Die Patientin eröffnet sich nun für Gespräche, in denen Konflikte am Arbeitsplatz, in der elterlichen Beziehung und in der Ehe mit zunehmender Offenheit zur Sprache kommen. – Vor der nächsten Periode hat die Patientin große Angst, die Beschwerden könnten wieder so stark werden, daß die stationäre Aufnahme unumgänglich sei. In die rfb-Übungen wird die autosuggestive Formel aufgenommen: „Ich bin ganz entspannt – die Schmerzen bewältige ich – ich bin gesund." Ergebnis: Während der nächsten zeitgerecht eintretenden Periode wesentlich geringere Beschwerden; das vorsorglich mitgegebene Suppositorium Amuno wird nicht benutzt. – Die rfb-Sitzungen werden 2mal wöchentlich fortgesetzt. – Die folgende Periode ist völlig beschwerdefrei; zunehmend stellt sich nun eine Zyklusstabilität ein. Die Patientin empfindet rfb als eine „großartige Methode", auch als Hilfe an ihrem Arbeitsplatz, wo sie jetzt selbst starke psychophysische Belastungen leichter verkraften kann. Inzwischen hat sie gelernt, sich in anfallenden Situationen in 3–5 min Selbstübung zu entspannen.

In diesem Beispiel wird nicht nur die stark sedierende Komponente des rfb und seine Akzentuierung durch formelhafte Vorsätze deutlich, sondern auch seine psychotherapeutische Dimension überhaupt, die Barolin besonders hervorgehoben hat. Sie besteht meistens in einer Verhaltensänderung mit größerer innerer Ruhe, Gelassenheit und Gewinn von Distanz gegenüber frustrierenden Situationen sowie einer Anxiolyse.

Die statistischen Untersuchungen in der Behandlung psychovegetativer und psychosomatischer Beschwerden in der Gynäkologie wurden in Zusammenarbeit mit der hiesigen Universitätsfrauenklinik von Jonas und Schön durchgeführt (Tabelle 1). Bemerkenswert ist die durchschnittlich hohe Dauer der Beschwerden mit mehr als 6 und mehr als 4 Jahren. Das in digitale Werte umgesetzte Erleben der Entspannung gibt Abb. 2 wieder. Auf der linken Seite stehen die Adjektive, die dem Zustand „angespannt" zugeordnet sind, rechts die den Zustand „entspannt" charakterisierenden. Von der 1. bis zur 15. Sitzung sind die Mittelwerte der 20 Patientinnen aufgetragen. Die Verschiebung der linken nach der rechten Seite ist deutlich: 8 der 14 Werte zeigen signifikante Veränderungen. Die geklagten und behandelten Beschwerden zeigt die Übersicht.

Überweisungsdiagnosen und Klagen der Patientinnen

Gynäkologische Symptome

- chronische Unterleibsbeschwerden
- Pelvipathia spastica
- spastische Unterleibsbeschwerden
- unklare Schmerzen im Unterleib
- Dysmenorrhö
- Vaginismus
- Kohabitationsbeschwerden
- sekundäre Anorgasmie
- Fluor
- Amenorrhö
- vaginaler Pruritus
- Miktionsdrang
- Kanzerophobie

ergänzende Beschwerden

- Rückenschmerzen
- Verspannungen im Schultergürtel
- Kopfschmerzen
- Appetitlosigkeit
- Übelkeit
- Magenkrämpfe
- Reizmagen
- Magen-Darm-Störungen
- Obstipation
- Herzbeschwerden
- Herzstiche
- zahlreiche vegetative Symptome
- Taubheitsgefühle
- Nervosität
- Schlafstörungen
- Angstgefühle

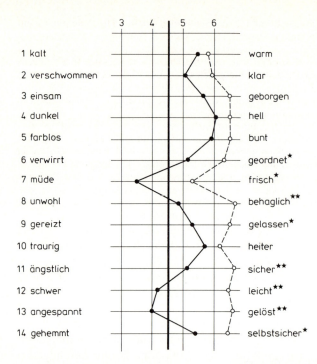

Abb. 2. Mittelwerte aller Patientinnen im Polaritätenmodell (mod. nach Hofstätter zwischen der 1. und 15. rfb-Sitzung (—— vor der 1. Sitzung, ---- nach der 15. Sitzung; $\bar{x}p \leq 0,5$; $\bar{x}\bar{x} \leq 0,01$)

Teilweise waren die Frauen schon seit vielen Jahren immer wieder untersucht, auch wiederholt laparoskopiert worden, ohne daß ein pathologischer Befund erhoben werden konnte.

Auffällig ist das hohe Ausmaß an ergänzenden Beschwerden, das uns überrascht hat, und die Diagnose einer psychovegetativen Störung.

Nach den Prä-/Postwerten der Selbsteinschätzung gemäß der skalierten Gießener Beschwerdenliste gaben 15 der 20 von Jonas behandelten Patientinnen eine wesentliche Besserung der körperlichen Beschwerden an (vgl. Abb. 3). Eine Verbesserung der Syndrome zeigten bei Depression 56,7%, bei Herz/Kreislauf

Tabelle 1: Gynäkologische Patientinnen

	n	Alter (Durchschnitt)	Streuung [s]	Durchschnittliche Dauer der Beschwerden [Jahre]
Jonas	20	33,45	± 11,0	6,12
Schön	15	25,3	± 6,3	4,19
	35			

Bemerkenswert ist die durchschnittlich relativ hohe Dauer der Beschwerden mit mehr als 6 und mehr als 4 Jahren.

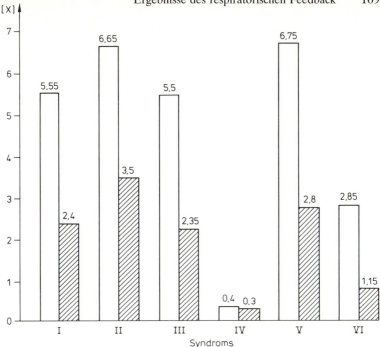

Abb. 3. Veränderungen der Mittelwerte (x) von 20 Patientinnen in der Syndromgruppe der Gießener Beschwerdenliste (Zenz 1971) durch rfb-Therapie (Jonas 1984) (*I* Depression, *II* Herz/Kreislauf, *III* Magen-Darm-Trakt, *IV* Muskel-/rheumatische Schmerzen, *V* vegetatives Syndrom, *VI* Sexualität, □ vor Therapiebeginn, ■ bei Therapieende)

47%, bei Magen-Darm-Trakt 56,7%, bei Muskel- und rheumatischen Schmerzen 25%, bei vegetativem Syndrom 58,5% und in der Sexualität 60%. 3 sahen keine Verbesserung, 2 eine Verschlechterung. Im Bereich der psychischen Beschwerden war dieses Verhältnis 14:3:3. Die Prä-/Postwerte sind signifikant auf dem 1%- bzw. 5%-Niveau. Das betrifft auch den Test von Brengelmann über Besserung der neurotischen Tendenz und Skalen des FPI mit Zunahme von „Ungezwungenheit", „Kontaktfähigkeit" und „Selbstvertrauen" sowie Abnahme depressiver, selbstunsicherer Einstellung.

In den abschließenden Interviews wurde deutlich, daß die Symptomreduktion die Patientinnen zu der Erkenntnis geführt hatte, ihre gynäkologische Beschwerden können nicht als eine isolierte organische Erkrankung, z.B. im Zusammenhang mit einer Kanzerophobie aufgefaßt werden. Vielmehr sind sie Teil der umfassenden psychovegetativen Symptomatik.

Die Bedeutung des rfb für die *geburtshilfliche Praxis* möge zunächst ein kurz skizzierter Fallbericht aus dem schon erwähnten Kreiskrankenhaus veranschaulichen.

Die 25jährige Erstgravida wird seit der 28. SSW stationär wegen vorzeitiger Wehentätigkeit behandelt. Die Anamnese ist unauffällig. Eine i.v.-Tokolyse mit Partusisten wird durchgeführt, eine maximale Dosis ist erforderlich. In der 32. SSW abends plötzlich akute Atemnot:

Puls der Mutter 140/min, leichte kindliche Tachykardie, regelmäßige Wehentätigkeit, Lunge auskultatorisch und perkutorisch o. B., EKG o. B. – Wir geben Valium i. v. und beruhigen die Patientin. Weiterhin hohe Pulsfrequenz und regelmäßige Wehentätigkeit. Dann setzen wir erstmals das rfb ein. Langsam folgt der Übergang in eine durch die Lampe gut feststellbare ruhige und regelmäßige Atmung. Die Patientin verfällt in Halbschlaf. Ihr Puls geht auf 100/min zurück, die kindliche Herzfrequenz liegt bei 115–125/min. Die Wehenintensität ist deutlich rückläufig, sichtbar durch immer kleiner werdende Amplitude. Vom Zeitpunkt des akuten Ereignisses bis zur Stabilisierung sind ca. 3 h vergangen. – Die Patientin fühlt sich wohl, entspannt und hat keine Atembeschwerden mehr; im Tokogramm nur noch leichte basale Uteruskontraktionen. Wir führen jeden Tag rfb durch. Binnen einer Woche konnten wir die Partusistendosis um 50% herabsetzen.

Dieses Beispiel zeigt in bemerkenswerter Weise die ad hoc eintretende Entspannung schon in der ersten Sitzung.

Die Beeinflussung vorzeitiger Wehentätigkeit durch rfb ist an der Heidelberger Universitätsfrauenklinik von Gabelmann et al. sowie von Herms ausführlich statistisch, und zwar mit positiver Bewertung untersucht worden.

Der *geburtshilfliche Einsatz* selbst, d. h. als Geburtsvorbereitung wurde von Mayer und Rojahn an der gleichen Klinik in einer kontrollierten Studie an 102 Patientinnen durchgeführt. Einen statistischen Überblick der Werte gibt die *Tabelle 2* wieder. Spalte 2 betrifft die Kontrollgruppe, Spalte 3 die rfb-Gruppe, Spalte 4 die Differenzen zwischen beiden Gruppen. Bemerkenswert ist m. E. der hohe Abfall der Eiweißwerte im Urin, die Herabsetzung der vorzeitigen Wehentätigkeit, der Dauer der Geburt und der Dauer der Eröffnungsphase des Muttermundes sowie ferner die Einsparung von Schmerz- und Beruhigungsmitteln in % der Patientinnen. Ich kann hier nur referieren und muß Ihnen die Interpretation der Werte und ihrer Bedeutung überlassen. Die Autorinnen selbst sehen im rfb ein sehr praktikables Äquivalent zu der Einübung des autogen Trainings oder der Atemgymnastik. Der Schwerpunkt der objektiven Daten liegt in der Abkürzung der Eröffnungsphase, der Abkürzung der Dauer der Geburt überhaupt und der erheblichen Einsparung von Schmerzmitteln (in % der Patientinnen ausgedrückt).

Das Atembiofeedback wird in skizzenhafter Form vorgestellt. Es kennzeichnet sich gegenüber anderen Entspannungsmethoden dadurch, daß die „zentrale Umschaltung" sehr ausgeprägt ist und sich meßbar im Elektroenzephalogramm mit Zunahme der langsamen Frequenzen (Theta-Delta-Status) auf dem Höhepunkt der Übungen ausdrückt. Durch die hirnphysiologisch geklärte Einwirkung auf die Formatio reticularis korreliert damit eine signifikante Herabsetzung des Muskeltonus im EMG, des Blutdruckes, der Herzfrequenz und der Zunahme der peripheren Kapillardurchblutung. Der schnelle Eintritt dieser Wirkung erfaßt also sowohl das zentrale als auch das autonome Nervensystem im Sinne des „relaxation response" von Benson.

Die dargestellten Erprobungen in der Geburtshilfe beziehen sich nicht nur auf Geburtsvorbereitung, sondern auch auf akute Krisenfälle, deren Behandlung bereits in der ersten 1/2 stündigen Sitzung wirkungsvoll sein kann, im Durchschnitt ist eine deutliche Entspannungswirkung nach 4 Sitzungen (Höhepunkt in der 8. bis 12. Sitzung, je 1/2 Stunde) erreicht.

Das respiratorische Feedback erfaßt auch jene Patienten, die für das autogene Training nicht oder nur mangelhaft geeignet sind, aus welchen Gründen auch immer.

Tabelle 2: Rfb in der Geburtshilfe (Daten von Mayer und Rojahn 1980)

Befunde	Kontrollgruppe (n = 59)	rfb-Gruppe (n = 43)	Differenz [%]	Signifikant
RR gestiegen	28. SSW	34. SSW	20	0,01
Eiweiß im Urin (Patienten)	61%	32%	47	0,05
Eiweiß im Urin (Menge)	10,33 mg	5,1 mg	50	0,05
Vorzeitige Wehen (12.–33. SSW)	32,2%	24,4%	25	0,01
Muttermundweite (∅)	1,72 cm	0,23 cm	86	0,01
Dauer Geburt	271 min	170 min	46	0,05
Muttermundweite				
2–4 cm	112 min	60 min	46	0,05
4–6 cm	61 min	38 min	37	0,05
6–8 cm	41 min	41 min	0	0,05
8–10 cm	47 min	31 min	34	0,06
Monzal % Pat.	39	10	74	0,01
Atosil % Pat.	44	21	52	0,01

Spalte 2 betrifft die Kontrollgruppe, Spalte 3 die rfb-Gruppe, Spalte 4 die Differenzen der Werte zwischen beiden Gruppen. Bemerkenswert ist m. E. der hohe Abfall der Eiweißwerte im Urin, die Herabsetzung der vorzeitigen Wehentätigkeit, der Dauer der Geburt und der Dauer der Eröffnungsphase des Muttermundes sowie ferner die Einsparung von Schmerz- und Beruhigungsmitteln in % der Patientinnen

Zu fordern ist jedoch, daß der Arzt das rfb selbst appliziert, den Patienten ausreichend einführen kann und über Selbsterfahrung damit verfügt. Dem Alltag in der Klinik und in der ärztlichen Praxis kommt die relativ einfache und schnelle Applizierbarkeit des rfb entgegen.

Diskussion

Frau Dr. A.: „Ich habe nicht verstanden, worin eigentlich der Unterschied zwischen dem autogenen Training und dem rfb liegt, beide sind doch Entspannungsmethoden."
L.: „Ich habe versucht, deutlich zu machen, daß der Vorzug des rfb in dem relativ schnellen Wirkungseintritt liegt, ggf. schon in der 1. Sitzung, wie Kriseninterventionen und der Einsatz in der Geburtshilfe hier gezeigt haben. Natürlich hat sich die Geburtsvorbereitung auch durch das autogene Training bewährt. Jedoch läßt es sich nicht in akuten Fällen einsetzen, in denen diese Vorübungen nicht möglich waren und die Patienten – wie nicht selten im klinischen Alltag – als Notfall aufgenommen werden müssen. Darüber hinaus sehe ich die hauptsächliche Bedeutung des Verfahrens überall dort, wo Ärzte das autogene Training wegen Überlastung nicht lehren können oder aus anderen Gründen auch nicht wollen. Das ist zweifellos in der Mehrzahl der ärztlichen Praxen der Fall. Den Patienten dieser Praxen wird also die Möglichkeit

der Erlernung einer Entspannungstechnik versagt. Das finde ich schlimm vom Aspekt der Versorgung der Patienten mit einer untoxischen Methode, um z. B. auch Psychopharmaka einzusparen und drohende Abhängigkeit abzuwenden. – Der Einwand der Verwendung einer apparativen Vorrichtung, der nicht selten kommt, ist mir natürlich bekannt. Ich habe mich darüber hinweggesetzt, weil mir die Hilfe für kranke Menschen vorrangig ist, gleichgültig ob apparativ oder nicht oder auf anderem Wege, nach der Prämisse: „Gut ist was hilft". Ich meine, das rfb kann insofern helfen, diese große Lücke in der ärztlichen Versorgung zu füllen."

Dr. B.: „Ich vermisse aber doch hier die persönliche Ansprache des Patienten, den psychotherapeutischen Anteil durch seine Teilnahme und Gespräche."

L.: „Es ist gut, daß Sie das ansprechen. Wegen der Kürze der Zeit konnte ich darauf nicht eingehen. Selbstverständlich liegt auch diese Therapie in den Händen des Arztes. In meinen Veröffentlichungen habe ich immer hervorgehoben, daß der Arzt dem Patienten das Verfahren erläutern und die erste Sitzung bei ihm selbst applizieren soll, in begleitenden Gesprächen den Fortschritt oder etwa auftretende Fehler anzusprechen hat und auch zum Abschluß das Ergebnis und den weiteren Behandlungsplan mit dem Patienten zu besprechen hat. Darüber hinaus hat es sich als fruchtbar erwiesen, wenn selbst gegen Psychotherapie verschlossene Patienten sich dafür öffnen, konfliktzentrierte Gespräche anzuknüpfen. Im übrigen hat sich bei einer großen Zahl von Ärzten eingebürgert, rfb zur Einleitung des autogenen Trainings zu benutzen, überhaupt beide Methoden zu kombinieren, wie eine große Umfrage bei niedergelassenen Kollegen gezeigt hat."

Literatur

Barolin GS (1987) Autogenes Training – Respiratorisches Feedback. Differentielle Indikationen, Abgrenzung, Einordnung. In: Pesendorfer H (Hrsg) Gedächtnisband zu J. H. Schultz' 100. Geburtstag. Literas, Wien

Benson H (1975) The relaxation response. William Morrow, New York

Brengelmannn JC (1961) Deutsche Validierung vom Fragebogen der Extraversion, neurotischen Tendenz und Rigidität. Z Exp Angew Psychol 7:291

Gabelmann J et al (1977) Erste klinische Erfahrungen mit dem Respiratorischen Biofeedback in der Geburtshilfe. Gynäkol Geburtshilfe 37:309

Herms V (1981) Psychosomatische Aspekte vorzeitiger Wehen. Habilitationsschrift, Universität Heidelberg

Jonas WR (1984) Behandlungsergebnisse des psychovegetativen Syndroms gynäkologischer Kranker mit dem Respiratorischen Feedback (RFB). Med. Dissertation, Universität Göttingen

Mayer M, Rojahn V (1980) Untersuchungen der Auswirkung einer Behandlung mit dem Respiratorischen Biofeedback (Leuner) auf den Schwangerschafts- und Geburtsverlauf. Med. Dissertation, Universität Heidelberg

Schön K (1977) Klinische Untersuchungen mit dem Respiratorischen Biofeedback (RFB) an Patientinnen mit funktionalen Unterleibsbeschwerden. Med. Dissertation, Universität Göttingen

Schultz JH ([13]1979) Das autogene Training. Thieme, Stuttgart

Festvortrag

Humanität und Fortschritt in der Frauenheilkunde

H. Kirchhoff

In der wissenschaftlichen Medizin der Nachkriegszeit entwickelte sich zunehmend der Ehrgeiz, die Methoden der exakten Naturwissenschaft auf die klinische Medizin zu übertragen. Das Objektivierbare, Sichtbare, experimentell Nachprüfbare oder, anders gesagt, das Stofflich-Organische erlangte bei gegebener statistischer Relevanz den höchsten Stellenwert.

Ferner fanden immer mehr technische Entwicklungen Eingang in die klinische Medizin, die damit weiter versächlicht wurde.

Während diese Entwicklung unbestreitbar ungeahnte Fortschritte der Erkenntnis und des diagnostisch und therapeutisch Möglichen und Machbaren brachte, vernachlässigte sie aber eine ganz wesentliche Dimension der Krankheit und damit auch der Diagnostik und Therapie: Ich meine die menschliche Dimension. Also jene Bereiche, die nicht dem Experiment, der Biochemie oder anderen greifbaren Parametern zugänglich sind und dennoch Realität besitzen.

Es liegt auf der Hand, daß die Erschließung dieser Dimension schwieriger ist, oft Intuition und Einfühlung verlangt und daß sie in höherem Maße subjektiv sein wird. Gerade dies hat sie für ein nüchtern-exaktes, naturwissenschaftliches und schulmäßiges Denken nahezu suspekt gemacht, obwohl sie als der Manifestationsbereich des Erlebnisses „Krankheit" schicksalhafte Wirklichkeit darstellt.

Es ist schwer begreiflich, daß Psychoanalyse und Psychosomatik so wenig Eingang in das Denken und Handeln des praktisch tätigen Arztes fanden. Hier mag aber die fehlende Spezialkenntnis eine Rolle spielen. Auch ich verfüge nicht über eine solche.

Andererseits darf ich für mich in Anspruch nehmen, fast 6 Jahrzehnte, genau 58 Jahre, den durch einen ungeahnten Fortschritt bedingten Wandel in unserem Fach miterlebt und auch ein klein wenig mit daran gearbeitet zu haben, und zwar stets unter der übergeordneten Devise: Fortschritt ja, aber nur zum Wohle des Kranken. Die Methoden wandeln sich, die Grundsätze müssen bleiben!

Ich bin überzeugt, daß sich dem beruflich erfahrenen, einfühlsamen Beobachter auch ohne solche Spezialkenntnisse gewisse Zusammenhänge zwischen Krankheit und Krankheitsbewältigung auf der einen Seite und zwischenmenschlichem Umfeld sowie psychosozialem Hintergrund offenbaren.

Unter dieser Prämisse lassen Sie mich Beispiele aus unserem Fach darstellen, die mir, obwohl vernachlässigt, besonders charakteristisch und von praktischer Bedeutung zu sein scheinen. Naturgemäß muß ich mich auf wenige Beispiele beschränken.

Das Karzinom

Erfahrene Kliniker haben schon immer beobachtet, daß die soziale Umwelt im weitesten Sinne des Wortes Genese und Verlauf der Krebserkrankung nicht unwesentlich beeinflußt. Der Altmeister der Gynäkologie Stöckel fand eine erheblich größere Heilungsziffer bei den „bessergestellten Patientinnen". Dies kann natürlich, besonders im Hinblick auf frühere Verhältnisse, an einer unterschiedlich qualifizierten Therapie liegen. Dennoch wird man auch andere Umstände berücksichtigen müssen.

Dafür sprechen auch eigene Untersuchungen an meinem früheren Lübecker Krankengut. Es fand sich eine um 20% bessere Überlebensrate bei Frauen, denen es möglich war, nach abgeschlossener Therapie in einer gepflegten Häuslichkeit ihren äußeren und inneren Frieden zu finden. Dies im Gegensatz zu den Frauen, die gleich nach der Entlassung wieder den Zwängen und Belastungen eines mit Überforderung einhergehenden Alltags ausgesetzt waren, ohne vorherige oder parallel laufende körperlich-seelische Stabilisierung.

Die Konsequenz aus diesen belastenden Zahlen bestand für mich in der Gründung des ersten deutschen *Krebsnachsorgekrankenhauses* im Weserbergland. Hier sollte den frischbehandelten Frauen vor der Wiedereingliederung in ihren Alltag die Möglichkeit gegeben werden, durch entsprechende Betreuung und Zuwendung die für den weiteren Verlauf so notwendige Zuversicht und die körperliche Rehabilitation zu erhalten. Wanderungen, Gymnastik, Spiele, Musik, Vorlesungen und psychologische Betreuung versuchten, ungeachtet der kurzen Zeit, ein Optimum zu erreichen.

Ich persönlich bin überzeugt, daß eine solche Betreuung, die eigentlich auch den weiteren Lebenslauf dieser Frauen begleiten sollte, für die *Prognose* bedeutsam ist. Selbst wenn man aber dieses in Zweifel zieht, bleibt unstrittig, daß diese Maßnahmen aus humanitären Gründen nicht nur zu rechtfertigen, sondern immer wieder zu fordern sind: Befreien sie doch den Kranken aus seiner angstbetonten Vereinsamung, aktivieren und stärken ihn für den Alltag.

Inzwischen sind die sogenannten Festigungskuren, sowie zahlreiche andere psychosoziale Angebote für die Krebskranken versicherungsrechtlich garantiert. Zweifellos ein großer humanitärer Fortschritt.

Zu meinem Bedauern ist aber der mögliche psychosomatische Effekt der Nachsorgekur in einer „gesunden Atmosphäre" dadurch in Frage gestellt worden, daß von Nachsorgekrankenhäusern nicht nur Rekonvaleszenten betreut, sondern auch weit fortgeschrittene Fälle aufgenommen werden, deren Gegenwart für die noch hoffnungsvollen frischbehandelten Patientinnen desillusionierend ist.

Man wird, besonders bei der heutigen restriktiven Gesundheitspolitik, vor der Frage stehen, ob man den Aufwand der Festigungskuren und der sonstigen

Maßnahmen der „ja schon optimal Behandelten" überhaupt rechtfertigen kann. Für mich bestehen hier keine Zweifel.

Schon seit Mitte der 30er Jahre habe ich unermüdlich dafür Verständnis zu gewinnen versucht, daß mit einer erfolgreichen Bekämpfung der Krebserkrankung mit dem „Stahl" = Messer und dem „Strahl" = Bestrahlung unabdingbar eine dritte Waffe, die sogenannte *„Zusatztherapie"* verbunden sein muß.

Ich bin überzeugt, daß der Körper unter bestimmten Voraussetzungen mit Mikroverschleppungen von Karzinomzellen fertig werden kann. Voraussetzung ist eine intakte Abwehrreaktion. Diese steht in enger Beziehung zu den heute zumindest im wissenschaftlich-experimentellen Bereich besser bekannten *immunologischen Vorgängen.*

Deren Anregung wird durch bestimmte Wirkstoffe möglich sein, deren individuelle Selektion z. Z. in der klinischen Medizin leider noch nicht praktikabel ist. Es ist ferner evident, daß das Immunsystem über das vegetative Nervensystem von zentralen psychischen Faktoren negativ und positiv beeinflußt werden kann.

Die letzteren werden z. T. von der Persönlichkeitsstruktur, z. T. von den psychosozialen Rahmenbedingungen determiniert.

Banal ausgedrückt: Jeglicher Streß, welcher Art auch immer, verringert die Funktionen des Immunsystems und vermindert dadurch die allgemeine Abwehrfähigkeit gegenüber den pathologischen Zellen, denen hiermit Vermehrung und Absiedlung (Rezidiv und Metastasen) leichter ermöglicht wird.

Schließlich wird auch der *ärztliche Einfluß* von Bedeutung sein, besonders über eine intensive menschliche Zuwendung und Solidarität.

Man könnte diese ärztliche Hilfestellung mit dem Begriff „Empathie" überschreiben, also die Fähigkeit, mit dem anderen zu fühlen, zu wissen, wie ihm zumute ist, was er braucht; auf seine äußeren Bewegungen und Gesichtsausdrücke zu reagieren und sich in seine Situation zu versetzen, um die entsprechende Empfindung des anderen selbst erleben zu können (Wittgenstein). Man spricht nicht mit Unrecht von einer „synchronen Identifikation".

Es sei noch angefügt, daß Persönlichkeitsstruktur und psychosoziale Konstellationen nicht nur den Verlauf der Krebskrankheit in Grenzen beeinflussen, sonder vermutlich auch bei der Krebsentstehung als Teilfaktor von Bedeutung sein können.

Grosharth-Maticek fand, daß eine Krebserkrankung überzufällig bei Personen auftritt, die eine ganz bestimmte Persönlichkeitsstruktur aufweisen. Bei einer langjährigen prospektiven Studie stellte er fest, daß die vorhergesagten Todesraten „Krebs" in ca. 80% auch zutrafen.

Über die vielschichtige Problematik der *Aufklärung* der Kranken über Diagnose und Prognose liegt ein umfangreiches und widersprüchliches Schrifttum vor. Das früher oft praktizierte Verschweigen ist, von forensisch akzeptierten Ausnahmen abgesehen, heute nicht mehr möglich, da die Therapiemethoden als solche das Einverständnis der Kranken erfordern.

Die Information muß aber einfühlsam und überlegt erfolgen und im gegebenen Falle mit der Überzeugung der Heilbarkeit verbunden werden. Die ärztliche und humanitäre Hauptaufgabe ist es, die Zuversicht zu wecken bzw. zu stärken und dem Kranken das Gefühl der Solidarität des Arztes zu vermitteln.

Ist alles Machbare auch zu rechtfertigen?

Schon anläßlich meiner Eröffnungsansprache als damaliger Präsident der Deutschen Gesellschaft für Gynäkologie und Geburtshilfe in Lübeck-Travemünde vor genau 2 Jahrzehnten stellte ich die Frage nach den Grenzen der „Manipulierbarkeit des Menschen" in den Mittelpunkt meiner Ausführungen. Ich erwähnte damals schon die Reagenzglasembryologie, die Leihmutterschaft und die Genmanipulation.

Petersen, Hannover, stellt die Frage: „Wissen wir eigentlich, was wir tun? Ist das Wenige, was wir wissen, unbedingt zum Wohle der Eltern, und v. a. des Kindes?"

Die Möglichkeiten der manipulierten Reproduktion haben zahlenmäßig zugenommen und damit auch die Unsicherheiten und schwerwiegende ethische Bedenken. Gleichzeitig wuchsen technische Perfektion und Effizienz, womit auch die Ausweitung der Indikationen und der Ansporn zum Handeln verbunden waren.

Aus der kaum noch zu übersehenden, nicht nur uns Ärzte belastenden Problematik, können nur einige gravierende Gedanken stichwortartig angedeutet werden.

Besteht in jedem Fall ein *Recht auf ein Kind?*

Petersen stellt die Frage, ob der Kinderwunsch einer Frau überhaupt als ausreichende Legitimation für die künstliche Befruchtung angesehen werden darf. Andererseits kennen wir alle aus der Sprechstunde das ungewöhnlich schwere Schicksal der unfruchtbaren Frau, was Poetgen zu einem Votum für die modernen Methoden veranlaßt.

Bei der gegebenen Konfliktsituation muß sich der Frauenarzt immer mehr verpflichtet fühlen, sich vor jeglichem Eingriff auch über die Vielschichtigkeiten und Fragwürdigkeiten des Kinderwunsches und über die Persönlichkeitsstruktur des sterilen Ehepaares klar zu werden (Stauber, „Berliner Modell").

Leihmütter

Wenn auch bei uns z. Z. (noch!) dieses viel diskutierte Faktum keine Aktualität besitzt, da ein Verbot vorliegt und die Frankfurter Vermittlungsstelle ihre Türen schließen mußte, so sei dennoch ein kurzer Kommentar an dieser Stelle eingeschaltet.

Der in den Uterus der Leihmütter transferierte Embryo stammt genetisch von dem sich Kinder wünschenden Ehepaar. Auch die neuesten Ergebnisse naturwissenschaftlicher Forschung können über Quantität und Qualität des physischen und psychischen Einflusses der Tragemutter auf das werdende Leben keine genügende Auskunft geben.

Ich bin fest davon überzeugt und diesem Problem versuche ich z. Z. mit Veterinären näherzukommen, daß die Interaktion zwischen Mutter und Kind wesentlich vielschichtiger und folgenreicher ist, als wir bisher ahnen und wissen.

Die ganze Rätselhaftigkeit und die Angst einflößende Situation der vielfältigen Möglichkeiten von Manipulationen am Menschen läßt sich besonders eindeutig an diesem Beispiel der Leihmütter darstellen.

Löb nennt es mit Recht eine grausame Vorstellung unserer derzeitigen Mentalität, daß man das, was man bestellt, nämlich ein neues Lebewesen, auch wieder abbestellen kann, wenn das Produkt den Wünschen nicht entspricht!

Ich füge hinzu: Wenn die Mutter das „Produkt" trotz eines Vertrages nicht dem Auftraggeber übergeben will, weil sie aus verständlichen Muttergefühlen dieses Kind als das ihre betrachtet, was wird dann geschehen?

Die Leihmutter, die das Kind austrägt, ist familienrechtlich die Mutter des Kindes! Die genetische Mutter muß, juristisch gesprochen, das Kind adoptieren. Vorher darüber abgeschlossene Verträge sind sittenwidrig und nichtig.

Welche erschütternde psychosoziale Belastung für alle Teile. Ein solcher Fortschritt verdient nicht das Attribut humanitär!

Der bekannte Naturwissenschaftler Chalgaff sagt mit Recht, er hätte das Gefühl, die Wissenschaft habe schon eine Schranke überschritten, die sie hätte scheuen sollen. Und ähnlich formuliert der Göttinger Onkologe Nagel: „Die Erwartungshaltung unserer Gesellschaft an das Machbare ist derartig groß, daß auch die Grenzen der Medizin nicht mehr akzeptiert werden", und er folgert daraus, daß der Arzt, der unter diesem Druck der Erwartungshaltung steht, lernen muß, ihm zu widerstehen!

Geburtshilfe und Transplantationsmedizin

Trotz Zeitdruck halte ich mich für verpflichtet, an dieser Stelle ein uns Gynäkologen besonders interessierendes Problem anzusprechen, das in der Mediensprache wie folgt überschrieben wird: „Geboren werden, damit andere leben können".

Ich spreche, wie Sie mit Recht vermuten, von der Transplantation der einem Anenzephalus entnommenen Nieren auf einen kranken Menschen.

Die Idee ist ohne Zweifel beeindruckend, und unser Kollege Beller, Münster, hat sie in die Tat umgesetzt. Ohne auf die im jüngsten Schrifttum diskutierte Frage einzugehen, ob ein Anenzephalus als „hirntot" zu bezeichnen und damit dieser Eingriff auch rechtlich gestattet ist, möchte ich ein gravierendes Bedenken anmelden.

Da z. Z. der Diagnose, etwa um die 20.–22. Woche, die zu spendenden Nieren wahrscheinlich noch nicht transplantationsreif sind, wird die über den Befund natürlich aufgeklärte Mutter aufgefordert, dieses todgeweihte bzw. hirntote Kind weiterhin auszutragen!

Kann und darf man einer schwangeren Frau, die sich ursprünglich auf ein gesundes Kind freute, zumuten – auch wenn sie ihr Einverständnis unter dem globalen Begriff „humanitäres Handeln" gibt –, die Schwangerschaft fortzusetzen?

Welch eine ungewöhnlich seelisch belastende Aufforderung, und welch ein unvorstellbares seelisches Trauma für die Kindesmutter. Ich möchte die Entscheidung nicht fällen, die natürlich ausschließlich der Mutter zukommt.

Pränatale Psychologie

Bis vor nicht allzu langer Zeit sah man das Neugeborene als einen schreienden Fleischkloß an, unfähig aller seelischen Reaktionen. Heute ist selbstverständlich, daß der Fötus im Mutterleib hört, schmeckt, trinkt, auf äußeren Druck reagiert, auf dem Daumen lutscht, kontinuierliche, rhythmische Spontanbewegungen zeigt und unmittelbar nach der Geburt über sein Reflexsystem verfügen kann.

Das Neugeborene wird also nicht erst nach der Geburt Mensch, sondern ist bereits Mensch!

Zur uterinen Umwelt des Kindes gehört zwangsläufig auch die Umwelt der Mutter, mit der die Frucht 9 Monate verbunden ist.

Da man berechtigterweise eine Art Speicherung solcher „intrauterinen Erlebnisse" im Sinne eines frühzeitigen Gedächtnis annehmen darf, so sind logischerweise mannigfache Folgeerscheinungen im postnatalen Leben nicht auszuschließen, wenn auch nicht naturwissenschaftlich exakt zu beweisen.

Diesbezügliche Beispiele finden sich zunehmend im entsprechenden Schrifttum. Erinnert sei an unterschiedliche Abläufe von Geburt und des frühesten Neugeborenenverhaltens in nachweisbarer Abhängigkeit von der Intention der Kindesmutter: einerseits „großer Kinderwunsch", andererseits extreme Ablehnung eines Kindes.

Diese größtenteils gesicherten und für uns Geburtshelfer gravierenden Überlegungen finden eine ebenso faszinierende, wie auch ungewöhnlich starke Kritik herausfordernde Erweiterung durch das fast zum Bestseller gewordene Werk des Psychologen Grof mit dem Titel *Geburt, Tod und Transzendenz. Neue Dimensionen in der Psychologie.*

Im LSD-Rausch können Personen, so sagt Grof, erstaunliche Einzelheiten über ihr intrauterines Leben und ihre Geburt wiedererleben. Die Widergeburtserlebnisse, die die perinatale Ebene des Unbewußten widerspiegeln, sind sehr vielfältig. Grof teilt sie in 4 perinatale Matrizen ein, wobei schon die auf die Zygote einwirkenden Störfaktoren für spätere Verhaltensänderungen verantwortlich gemacht werden. Weitere mögliche Einflußfaktoren können Uteruskontraktionen während der Schwangerschaft bzw. bei Wehenbeginn sein, und schließlich die Krafteinwirkungen auf das Kind im Zusammenhang mit der Geburt. Jede dieser Wirkungen soll differente Folgeerscheinungen haben.

Hier findet die Forderung nach einer sanften Geburt im konkreten Sinne des Wortes seine nicht nur aktuell-humanitäre, sondern darüber hinaus auch prospektive, kindbezogene Berechtigung.

Bei allem Vorbehalt gegenüber diesen vornehmlich im LSD-Rausch gesammelten Aussagen enthält aber die hieraus gezogene Schlußfolgerung über die verschiedenen Gefahrensituationen, denen die Frucht in der Interaktion mit der Mutter vom Beginn ihres uterinen Lebens an ausgesetzt ist, ohne Zweifel gewichtige Hinweise für die Beratung der Schwangeren und das ärztliche Handeln.

Wir müssen ehrlich gestehen, daß wir die Tragweite dieser Gedankengänge über die so einschneidende physische und psychische intrauterine Mutter-Kind-

Beziehung mit Auswirkungsmöglichkeiten in dem postnatalen Verhalten im Rahmen der Schwangerenvorsorge unterschätzen und v. a. nicht praktisch ausgewertet haben.

Psychosomatik in der Geburtshilfe

Dieses Kapitel, das ich nur kurz abzuhandeln brauche, zeigt beispielhaft, wie aus einer anfänglichen Ablehnung und Bekämpfung eines medizinischen Fortschritts, z. B. der Kardiotokographie (CTG), durch systematische Aufklärung eine Anerkennung mit spontaner Inanspruchnahme moderner Techniken werden kann.

Nicht ganz mit Unrecht wurde anfänglich noch moniert, daß die Ärzte auf den Entbindungsstationen den Apparaten allzu große Beachtung schenkten und dadurch den Menschen, die gebärende Frau, vernachlässigen. Unter dem Einfluß mahnender Stimmen ist es aber vielerorts zu der dringlich notwendigen Rehumanisierung der Geburtshilfe gekommen. Die Anonymität und die Übermacht der Apparate, die Nüchternheit und die Hektik der Betreuung, die Angst und Verwirrung bei der Gebärenden auslöste, ist gewichen.

Dies setzt 2 Dinge voraus:

1. muß die Kreißende den tatsächlichen, eminent großen Nutzen der apparativen Überwachung begreifen und diese Methoden akzeptieren,
2. muß das Defizit an Akzeptanz des räumlichen Milieus durch besondere Zuwendung und Solidarität der Ärzte und Hebammen mit der Kreißenden ausgeglichen werden.

Ein derartiger Prozeß sollte schon in der zielgerichteten Schwangerenbetreuung eingeleitet werden. Letztere muß auch eine ganz individuelle Konfliktberatung für Sonderfälle anbieten können. Die Einbeziehung der Väter während der Schwangerschaft und Geburt ist in den meisten Fällen von positiver Wirkung.

Schließlich scheint es mir erforderlich, unseren Hebammen wieder mehr Selbstvertrauen für ihre Beziehung von Frau zu Frau zu schenken. Aus persönlichen Gesprächen ergibt sich, daß die Hebamme sich zum Handlanger für Mechanismen unter der Regie des Arztes degradiert sieht.

Partnerschaft von Mann und Frau

Dieser letzte Abschnitt meines Vortrages verläßt die reine Medizin und wendet sich darüber hinaus einem zwischenmenschlichen Problem größter Tragweite zu.

Schon in der Vorgeschichte der Menschheit, in den frühen Kulturen, in der Mythologie und schließlich auch in der altchinesischen Religionsphilosophie finden wir das Problem der einem Wechsel unterworfenen Dominanz von Frau oder Mann, teils sehr vordergründig im Sinne einer Machtzuweisung, teils hintergründig und verschlüsselt.

Es ist unverkennbar, daß mit der Betonung der Unterschiede zwischen Mann und Frau zumeist auch eine unterschiedliche Wertigkeit der Geschlechter postuliert oder suggestiv im Bewußtsein erweckt wurde.

Diese Thematik hat mich stets fasziniert und zur Sammlung von Exponaten sowie speziellen Vorträgen und Publikationen angeregt.

Man spricht heute nicht mit Unrecht davon, daß der größte, von uns heute in seiner Tragweite keineswegs genügend erkannte und in seinen immensen Auswirkungen auf das künftige soziale Weltbild kaum vorstellbare Wandel in den eklatanten Veränderungen der Beziehung der Geschlechter zueinander besteht!

Der vielzitierte und heiß umstrittene Physiker Capra, der in seinem Buch *Wendezeit* das mechanistische, dualistische Weltbild eines Descartes und eines Newton ablehnt, folgert aus der von ihm unermüdlich und mit Nachdruck verkündeten ganzheitlichen Betrachtung der Wirklichkeit weittragende Strukturveränderungen, wobei der Einfluß „feministischer Perspektive" eine maßgebliche, wenn nicht sogar ausschlaggebende Rolle spielt.

Jede in der Vergangenheit und nun auch in der Gegenwart wieder festzustellende Einseitigkeit im Sinne des „Entweder/Oder" wird, wenn man sie praktiziert, aber lediglich ein neues Klischee und damit etwas Zwanghaftes, Konstruiertes, Unnatürliches produzieren.

Statt dessen muß das Bewußtsein der Komplementarität der Geschlechter gefördert und dieser Tatbestand im Alltag verwirklicht werden.

Als ich vor 10 Jahren einen Festvortrag zum Thema der „Androgynie" hielt, tat ich dies im Wissen um die Gewichtigkeit dieser Thematik, ohne aber vorhersehen zu können, daß dieses Problem der Partnerschaft, der „Zweiheit in einem", innerhalb eines Jahrzehnts eine so überragende Bedeutung im öffentlichen Bewußtsein erhalten sollte!

Die französische Philosophin Badinter, die Autorin des bekannten Buches *Mutterliebe* nennt in ihrem jüngsten, trotz mancher Einwände faszinierenden Werk *Ich bin Du* diesen tiefgreifenden Umschwung der Geschlechterbeziehung mit angenommener Beendigung der Herrschaft des Patriarchats eine „androgyne Revolution".

Das Prinzip der Ergänzung beider Rollen schafft die Ebenbürtigkeit: Der eine ist, was der andere nicht ist, und er macht, was der andere nicht macht; man braucht einander!

Die „Gleichberechtigung von Mann und Frau ist eine prägende Denkfigur unserer Gesellschaft" (Badinter).

Es deuten sich schon Auswirkungen an: Die Männer sind „weiblicher", die Frauen „männlicher" geworden!

Wohl kaum ein anderer Berufszweig wird mit dieser ungewöhnlichen, einzigartigen Problematik täglich und praktisch konfrontiert wie wir Frauenärzte!

Wir hören in unserer Sprechstunde die seelischen und damit auch meist körperlichen Nöte, die die Ehe gefährden und sehr oft auch zur Trennung führen. Jede dritte Ehe wird in der BRD geschieden, das bedeutet eine Verdopplung der Scheidungen seit 1960!

Eine nicht zu unterschätzende, ich möchte fast sagen, eine erschreckend hohe Zahl dieser Ehetrennungen beruht darauf, daß bewußt oder unbewußt auch der heutige Mann in seiner erziehungs- und traditionsbedingten Vorstellung oft nicht gewillt ist, seiner Ehefrau die für den harmonischen Bestand der Ehepartnerschaft notwendige Autonomie des Denkens und Handelns zuzugestehen! Er verharrt, sicherlich nicht böswillig, auf einer männlichen Vorherrschaft!

Früher war die Ehe für die Frau eine Existenzfrage, eine „Lebensversicherung"; heute kann sie, da die Frauen fast ausnahmslos einen Beruf erlernt haben, nach der Trennung einer Ehe völlig alleine leben und für sich selbst sorgen.

Ich bin mir völlig darüber klar, daß dieses zukünftig notwendige Durchführen einer solchen gegenseitigen Gleichwertigkeit, bei beiderseitiger Berufstätigkeit und noch dazu im Rahmen einer Familie mit kleinen Kindern, auf große Widerstände stößt und vorerst berechtigte Bedenken hinsichtlich einer Realisierung auslöst, die auch den Bedürfnissen und Erwartungen der Kinder Rechnung trägt.

Lassen Sie mich mit Worten des bekannten Philosophen und Politikers Flechtheim (Berlin) schließen: „Das neue Zeitalter wird weder unter dem Zeichen eines Faustes und Prometheus stehen, weder im Zeichen des Genies und Übermenschen. Es könnte statt dessen ein Zeitalter der Verwirklichung einer neuen Partnerschaft von Mann und Frau werden."

Literatur

Badinter E (1986) Ich bin Du. Pieper, München

Baltrusch HJF (1984) Psychosozialer Streß und Krebs. G.B.K. Mitteilungsdienst der Gesellschaft zur Bekämpfung der Krebskrankheiten Nordrhein-Westfalen, Nr. 44

Beller F (1982) Feten als Organspender. Gyne 8:11

Capra F (1983) Wendezeit. Scherz, München

Flechtheim O (1987) Die sieben Herausforderungen an die Weltgesellschaft. Universita 12. Wissenschaftliche Verlagsgesellschaft, Stuttgart

Grof S (1985) Geburt, Tod und Transzendenz. Kösel, München

Grossarth-Maticek R (1988) Von der Gefahr, es allen recht zu machen. Bild der Wissenschaft 1:88–93

Kirchhoff H (1978) Androgynie, Geburtshilfe Frauenheilkd 38:816

Kirchhoff H (1982) Die vorgeburtliche Interaktion zwischen Mutter und Kind. Geburtshilfe Frauenheilkd 42:1–5

Kirchhoff H (1984) Planspiel am Modell Mensch? Dtsch Ärzteblatt 81, Heft 51/52

Kirchhoff H (1986) Die Vereinigung von Mann und Frau zur Partnerschaft. Geburtshilfe Frauenheilkd 46:757

Aus Forschung und Praxis II

Zur weiteren Lebenssituation ehemals schwangerer heroinabhängiger Frauen

B. Weingart, A. Dahmen, M. Stauber

In der Universitätsfrauenklinik Charlottenburg wurden in der Zeit von 1972–1985 80 heroinabhängige schwangere Frauen betreut und entbunden. Die große Anzahl der heroinabhängigen Patientinnen gerade in West-Berlin sehen wir im Zusammenhang mit der besonderen Situation dieser Stadt, die sich im Laufe der 70er Jahre immer mehr zu einer Drogenmetropole gerade vom Opiattyp entwickelte.

Die beachtliche Anzahl von heroinabhängigen schwangeren Frauen führen wir auf die Tatsache zurück, daß die meisten Frauen aus Unwissenheit über die sekundäre Amenorrhö, die durch eine Hemmung der Produktion von FSH und LH-releasing-Hormon durch die Opiatabhängigkeit erklärt werden kann (Jakobs 1979; Pelosi 1974), die Notwendigkeit einer Kontrazeption nicht einsehen, so daß in Phasen kurzfristiger Drogenfreiheit bzw. verminderten Gebrauchs es wieder zu ovulatorischen Zyklen kommt, in denen dann eine Schwangerschaft eintritt. Dieses Phänomen läßt sich auch durch eine verminderte Körperwahrnehmung erklären, Ausdruck der (toxisch und psychisch bedingten) Verwahrlosung.

In der Universitätsfrauenklinik Charlottenburg nahm man sich des Problems der drogenabhängigen schwangeren Frauen besonders an. Die erste Untersuchungsarbeit von Stauber und seiner Doktorandin Perl über Schwangerschaft und Geburt bei Drogenabhängigen wurde 1980 vorgestellt. Seit 1974 wurde ein individualisiertes Behandlungskonzept und ein Entzugsprogramm mit Polamidon bei dieser Patientengruppe angewandt (Stauber 1974).

Die Indikationen für den Polamidonentzug ergaben sich zunächst vorwiegend von kindlicher Seite, da bei unkontrolliertem Entzug in der Schwangerschaft im ersten Trimenon eine erhöhte Abortrate und im dritten Trimenon das Auftreten von vorzeitigen Wehen bzw. plötzlichen intrauterinen Fruchttoden beschrieben werden (Kandall 1977; Chappell 1972; Cobrinik 1959; De Lange 1979; Goodfriend 1956; Connaughton 1977; Rementeria 1973).

In der praktischen Arbeit mit den Patientinnen entstand der Eindruck, daß die Phase der Schwangerschaft und die anstehende Mutterrolle gute Ansätze bieten, die Lebensgeschichte und insbesondere die Suchtanamnese bei den Patientinnen aufzugreifen und soweit möglich aufzuarbeiten. Die beschriebene Labilisierung des inneren Gleichgewichts, die Neustrukturierung des Selbstbildes in der Zeit der Schwangerschaft sollte therapeutisch genutzt werden, um eine neue Einstellung zur Sucht zu bekommen. Bibring (1959) faßte die Neustruk-

turierung des Selbstkonzepts der Frau in der Schwangerschaft in 3 Phasen zusammen:
1. Neueinstellung zum eigenen Selbst,
2. Entwicklung zum Objekt,
3. Akzeptanz des Kindes als eigenes Objekt.
Wir fassen die Droge als äußeres Antidot gegen einen, durch Haßregungen und Identifikation mit einem ambivalent geliebten Objekt hervorgerufenen psychischen Gefahrenzustand auf (nach Glover 1932). Die Schwangerschaft scheint in den erfolgreichen Fällen die Droge als äußeres Antidot abzulösen. Gelingt die Akzeptanz des Kindes als eigenes Objekt mit guten und schlechten Anteilen, nachdem es zunächst die Rolle eines Übergangsobjekts (vgl. Winnicott 1973; Objekt Droge – Übergangsobjekt – reifes Objekt) für die Mutter gespielt hat, so kann eine drogenfreie Entwicklung eingeleitet werden.

Betreuung heroinabhängiger Schwangerer

Schwangerschaft:
– Drogenanamnese,
– intensive Schwangerenvorsorge,
– Einstellung auf Polamidon (Levomethadonhydrochlorid) anhand der Entzugssymptomatik,
– Kontrolle: Drugtest,
– regelmäßige therapeutische Gespräche (Hilfs-Ich-Angebot),
– Sozialdienst (Vermittlung zur prä- oder postpartalen Drogentherapie);

   Geburt:
– intensive Geburtsüberwachung,
– Verlegung des Neugeborenen bei Entzugssymptomatik (Unruhe, Zittern, schrilles Schreien) in die Kinderklinik;

Wochenbett:
– Förderung der Mutter-Kind-Beziehung,
– Kontrollen: Drugtest; kein Stillen, wenn noch heroinabhängig!

Als besonderes Merkmal des Polamidonentzugsprogramm hoben die Autoren eine vertrauensvolle Arzt-Patient-Beziehung hervor, in der der behandelnde Arzt vorwiegend eine Haltefunktion (Hilfs-Ich-Funktion; Winnicott 1974) einnehmen sollte. In der praktischen Arbeit bemerkten die Autoren sehr bald die besonderen Schwierigkeiten und den langwierigen Annäherungsprozeß an die schizoid-depressiven Patientinnen (Glover 1932; Meerloo 1952), die ihre frühkindlichen Enttäuschungs- und Kränkungssituation im Kontakt mit dem Klinikpersonal reinszenieren, und damit eine therapeutische Arbeit oft frustrierend beeinflußten, zu Enttäuschungen oder Schuldgefühlen Anlaß gaben.
Bei erfolgreicher Handhabung des Polamidonentzugsprogramms war die Mutter bei der Geburt drogenfrei, der Fetus entging der Gefahr einer intrauterinen Asphyxie, und das Neugeborene wies keine Entzugssymptomatik mehr auf, so daß eine Verlegung des Kindes in die Kinderklinik und damit eine Trennung von Mutter und Kind nicht notwendig wurden (Kattner et al. 1987).

Weitere Bestandteile des individualisierten Behandlungskonzepts sind:
– die Substitutionen (Ausgabe und Einnahme der Polamidontropfen in Anwesenheit des Klinikpersonals) der Heroindosis durch eine analoge L-Levomethadonhydrochloriddosis („Ersatzdroge"). Die Einschätzung der Schwere der mütterlichen Drogenabhängigkeit im Hinblick auf die eingenommene Heroindosis ist kaum objektiv vorzunehmen, da der Heroingehalt der verkauften Päckchen erheblich schwankt (Shirop 1980). Bei einem Gesamtgewicht von 100–200 mg ist ein tatsächlicher Heroingehalt von 0–60 mg nachweisbar gewesen.
Die anfangs festgelegte Äquivalentdosis 1 g Heroin entspricht ca. 10 mg L-Levomethadonhydrochlorid und muß anhand des klinischen Bildes korrigiert werden: Entzugssymptomatik bei der Mutter: Unruhe, Zittern, Schwitzen, Kopf-, Bauch-, Gliederschmerzen, Diarrhö.
Beim Kind: 20.–25. SSW verstärkte Kindsbewegung, die ab der 25. SSW auch im CTG objektivierbar werden und zusätzlich ab dieser Zeit auch als CTG-Veränderung im Sinne einer intrauterinen Asphyxie zu erkennen sind.
Die Anfangsdosis beträgt meist 2×5 mg Levomethadonhydrochlorid.
– Weiter gilt es, eine behutsame Reduktion des Polamidons („Entzugsdroge") unter täglicher Kontrolle des Allgemeinbefindens und ab der 26./27. SSW der CTG-Untersuchung durchzuführen.
– Urintoxikologische Untersuchungen gehören ebenfalls zum festen Bestandteil des Programms, um eine Polytoxikomanie auszuschließen (z. Z. übersteigen die Methadontodesfälle in den USA die Herointodesfälle, weil die Ersatzdroge Methadon zusammen mit anderen Suchtstoffen eingenommen wird (Schied und Heimann 1986).
– Neben dem Hilfs-Ich-Angebot und der Haltefunktion (Winnicott 1974), die der betreuende Arzt mit (angestrebter) psychotherapeutischer Zusatzausbildung anbietet, wird eine Gesprächsbereitschaft mit den Sozialarbeiterinnen des Hauses erwartet oder angestrebt.
Neben konkreten Hilfestellungen in finanziellen Dingen geht es v. a. um die Vermittlung von Langzeitdrogentherapieplätzen. Wie im folgenden zu erkennen ist, reichte die Eigenmotivation und das Polamidonprogramm unserer Klinik für einige Patientinnen aus, sich von der Sucht abzuwenden. Für die große Mehrzahl kann jedoch vermutet werden, daß eine längerfristige intensive Bearbeitung des Suchtproblems notwendig ist, um eine endgültige Abkehr zu erreichen, die dann am aussichtsreichsten ist, wenn sich die Patientinnen immer der latenten Rückfallgefahr bewußt bleiben (s. AA-Konzept). Für unsere Patientinnen ist es besonders wichtig, daß es auch entsprechende Mutter-Kind-Drogentherapieeinrichtungen gibt. Aus diesen besonderen Bestandteilen und Rahmenbedingungen wird deutlich, daß wir die Ansichten der Berliner Ärztekammer (Berliner Ärzteblatt vom 07. 09. 87), der Bundesärztekammer, des Arbeitskreises des wissenschaftlichen Beirates und des Ausschusses „Psychiatrie, Psychotherapie und Psychohygiene" (Deutsches Ärzteblatt 85 Heft 5,4 vom 04. 02. 88) teilen, daß ein Polamidonentzugsprogramm nur definierten Ausnahmefällen in Forschungsprojekten (Therapieprogrammen) mit psychosozialer Begleitung vorbehalten bleiben soll (siehe auch Arzneimittelbrief 1987). Eine einfache Verschreibung von Ersatzdrogen läßt die Psychody-

Tabelle 1: Heroinabhängige Schwangere in der UFK Berlin Charlottenburg 1972–1985

Kollektiv betreut	Gesamtkollektiv (n = 80)		Interviewkollektiv (n = 25, 31% von 80)	
– im Polamidon-Entzugsprogramm	42	(53%)	15	(60%)
– in der Klinik	38	(47%)	10	(40%)

namik der Suchtentstehung außer acht, ersetzt aufgrund magischer Vorstellungen die „böse" Droge durch eine „gute" Droge und eignet sich daher nicht, Drogenfreiheit zu erreichen (Lürßen 1982; Lennard 1972).

Ergebnisse (nach Dahmen 1987):
Tabelle 1 gibt die Aufteilung der Patientinnen wider: Diejenigen die am Polamidonentzugsprogramm teilgenommen haben und die sich bei der Nachuntersuchung zu einem Interview bereitgefunden haben.
Tabelle 2 gibt Auskunft über das weitere Schicksal der Patientinnen.

Tabelle 2: Untersuchungskollektiv nach Ende der Betreuung (n = 80)

verstorben	*10*		(12%)
Mord		1	
Selbstmord		3	
Intoxikation		6	
unbekannt verzogen	*19*		(23%)
keine Rückmeldung	*18*		(22%)
abgelehnt	*5*		(6%)
in Langzeittherapie mit Kind		1	
in eigener Wohnung mit Kind		4	
Gespräche über Dritte	*3*		(4%)
Auslandsreise		1	
in Langzeittherapie		1	
bei Synanon		1	
Interview-Kollektiv	*25*		(31%)

Tabelle 3: Sozialmedizinische Daten des Interviewkollektiv (n = 25)

Alter	
21–29	13
30–39	12
Familienstand	
verheiratet	8
ledig	3
geschieden	14
Parität	
I	14
II und mehr	11
Ausbildung	
Hauptschulabschluß	13
mit Beruf	13
ohne Beruf	12
Einkommen	
<600	12
<1500 DM/Monat	8
<2000	5
Dauer der Abhängigkeit (Jahre)	
1–3	6
3–6	7
6–10	9
>10	3

In der Übersicht (Tab. 3) sind einige sozialmedizinische Daten des Interview-kollektivs aufgeführt: Die 80 betreuten Frauen waren zum Zeitpunkt der Untersuchung 29–39 Jahre alt und waren zwischen ein bis 11 Jahren drogenab-hängig. Auffallend ist die hohe Anzahl an Sozialhilfeempfängerinnen und die etwa gleiche Aufteilung von Patientinnen mit Berufsausbildung und ohne Beruf. 14 der Patientinnen sind geschieden. Zum Zeitpunkt des Interview lebten 6 (24%) Patientinnen mit dem Kindsvater zusammen, 12 (48%) mit einem anderen Partner, und 7 (28%) lebten alleine. Insgesamt ist die Anzahl der Patientinnen (18), die in einer Beziehung leben, doch mit 72% relativ hoch.

Beim Interview wurde die Frage nach der psychosozialen Situation in der Kindheit der Patientinnen gestellt (Tab. 4).

Tabelle 4: Kindheitsparameter

aufgewachsen		
bei den Eltern	15	(60%)
bei einem Elternteil	4	(16%)
im Heim	1	(4%)
wechselnd	5	(20%)
Suchterkrankung der Eltern		
ja	12	(48%)
nein	13	(52%)

Hier fällt eine hohe Belastung mit Suchterkrankungen der Eltern auf und die Tatsache, daß die Mehrzahl der Patientinnen im „normalen Kleinfamilienverband" groß wurden.

Von Bedeutung ist der Stand der Drogenabhängigkeit zum Zeitpunkt des Interviews: 25 Patientinnen (22 vom Interviewkollektiv und 3 „Information über Dritte") waren drogenfrei (88% bzw. 89%). Von den 25 interviewten Frauen waren 22 drogenfrei, davon 13 länger als drei Jahre. Die drei weiterhin abhängigen Patientinnen hatten alle am Polamidonprogramm teilgenommen.

Von den insgesamt 15 interviewten und gleichzeitig im Polamidonprogramm gewesenen Patientinnen waren immerhin 48% drogenfrei.

Bei der Aufschlüsselung des drogenfreien Interviewkollektivs fällt die mit 55% hohe Zahl derjenigen auf, die ohne eine entsprechende ambulante oder stationäre Drogentherapie drogenfrei wurden. Hier wird die These des bevorzugten Faktors bei der Prognose der Sucht deutlich (Eigenmotivation). Immerhin 40% erreichten den drogenfreien Zustand über Therapieeinrichtungen, was deren Existenzberechtigung stützt. Zwangstherapien, wie in den Haftanstalten praktiziert, weisen dagegen so gut wie keine Erfolgsaussichten auf.

Von den 25 interviewten Patientinnen schätzten ihre derzeitige Gesamtsituation 17 mit „gut", 3 mit „mäßig" und nur 5 mit „schlecht" ein.

Tabelle 5: Schicksal der Kinder bei Interviewkollektiv 1986 (n = 25)

Kind		
Klinikaufenthalt		
ja	12	(48%)
nein	13	(52%)
lebt bei Mutter	15	(60%)
zur Adoption	6	(24%)
bei Pflegeeltern	2	(8%)
beim Vater	1	(4%)
verstorben	1	(4%)

Tabelle 5 zeigt, daß die Mehrzahl (52%) der Kinder keinen postpartalen Klinikaufenthalt notwendig hatten und 60% bei ihren Müttern leben. Dieser Prozentsatz erhöht sich noch, wenn die 3 Patientinnen hinzugezogen werden, von denen wir über Therapieeinrichtungen bzw. Dritte die Information erhielten, daß sie mit ihren Kindern zusammenleben. Die Todesursache des verstorbenen Kindes war nicht im Zusammenhang mit der Droge zu sehen, es verstarb an einem „sudden infant death".

Abschließend sind die Fragestellungen und Ergebnisse dieser Untersuchungsarbeit wie folgt zusammengefaßt:

1. Hat das Polamidonprogramm suchtbewältigenden Einfluß über die Schwangerschaft hinaus? Von den 15 Interview-Patientinnen, die am Polamidonprogramm teilnahmen, bleiben 48% drogenfrei. Diese Zahl erhöht sich noch um 3 Patientinnen, von denen eine das Gespräch ablehnte und 2 von denen wir über Dritte wissen, daß sie sich in Langzeittherapieeinrichtungen aufhalten.

2. Ist es zu rechtfertigen, einer ehemals drogenabhängigen Patientin ihr Kind anzuvertrauen? Bei den 25 Patientinnen des Interviewkollektivs leben 15 Kinder (60%) bei der Mutter, wobei wir von 4 Patientinnen, die das Gespräch ablehnten, wissen, daß sie in ihrer eigenen Wohnung mit ihrem Kind leben bzw. eine Mutter sich mit ihrem Kind in einer Therapieeinrichtung aufhält (+5/66%).
3. Welcher Faktor bestimmt entscheidend die Prognose? Die individuelle Entzugsmotivation, da immerhin 55% des Interviewkollektivs (mit Ausnahme unseres Polamidonprogramms in der Schwangerschaft) ohne herkömmliche ambulante oder stationäre Drogentherapie drogenfrei wurden.

Literatur

Ärztekammer (1987): Ärztekammer Berlin zur Diskussion über die Verabreichung von Methadon an i. v. Drogenkonsumenten. Stellungnahme des Vorstandes der Ärztekammer Berlin vom 07. 09. 87. In: DBÄ, S 515–518

Arbeitskreis (1985): Stellungnahme des gemeinsamen Arbeitskreises „Ersatzdrogen" des wissenschaftlichen Beirates und des Ausschusses Psychiatrie, Psychotherapie und Psychohygiene der Bundesärztekammer. Dtsch Ärztebl 5:192–193

Arzneimittelbrief (1978): Methadon und die Behandlung der Drogenabhängigkeit. 12/3:17–20

Bibring G (1959) Some considerations of the psychological processes in pregnancy. Psychoanal Study Child, S 113–121

Chappel JN (1972) Treatment of morphine type dependence. Jama 221:1516

Cobrinik RW et al (1959) The effect of maternal narcotic addiction in the newborn infant. Review of the literature and report of 22 cases. Pediatrics 24:288

Connaughton JF et al (1977) Perinatal addiction: Outcome and management Am J Obstet Gynecol 129:679

Dahmen A (1987) Zur weiteren Lebenssituation ehemals schwangerer heroinabhängiger Frauen. Med. Dissertation, Freie Universität Berlin

De Lange EE (1979) De invloed fam heroine n-Methadon ob de zwangerschapn de basgeborene ned d. geneesk 123:1154

Glover E (1932) Aetiology of drug addiction. Int J Psycho Anal 133:298–328

Goodfriend NJ et al (1956) The effects of maternal narcotic addiction of newborn. Am J Obstet Gynecol 71:26

Jakobs J (1979) Endocrine and neuroendocrine functions of endogenous opiates. J Physiol 75, 5:447–461

Kandall SR et al (1977) The narcotic-dependent mother and neonatal consequences. Early Human Development 1,2:159–169

Kattner E, Weingart B, Obladen M (1987) Neugeborene heroinabhängiger Mütter. Poster für eine SFB-Begutachtung, August 1987, West-Berlin

Lennard HL et al (1972) The methadon illusion. Science 176:881–884

Lürßen E (1982) Das Suchtproblem in neuerer psychoanalytischer Sicht. In: Kindler's Psychologie des 20. Jahrhunderts, Band 2. Beltz, Weinheim Basel, S 101–130

Meerloo JAN (1952) Artificial ecstasy: A study of the psychosomatic aspects of drug addiction. J Nerv ment dys 115:246–266

Pelosi AM et al (1974) Galactorrhea – Amenorrhea syndrome associated with heroin addiction. Am J Obstet Gynecol 118:966

Perl F (1980) Schwangerschaft und Geburt bei Drogenabhängigen. Med. Dissertation, Freie Universität Berlin

Rementeria JL et al (1973) Narcotic withdrawal in pregnancy: Still birth incidence with a case report. Am J Obstet Gynecol 116:1152

Schied W, Heimann H (1986) Ersatzbehandlung von Drogensüchtigen mit Methadon? Deutsches Ärzteblatt 41:2765–2771

Shirop T (1980) Übersicht über die Therapie der akuten Opiatintoxikation. Diskussionsbericht zu der FU Berlin Drogenheft 3/80. Nicolai, Berlin

Stauber M (1974) Poster: Betreuung heroinkranker Frauen in der Schwangerschaft, Geburt und Wochenbett an der Frauenklinik Berlin Charlottenburg

Stauber M, Schwerdt M, Hollenbach B (1982) Schwangerschaft, Geburt und Wochenbett bei heroinabhängigen Frauen – derzeitiger Wissensstand und eigene Erfahrung. Geburtshilfe Frauenheilk 42:345–352

Winnicott DW (dt 1973, [1]1971) Playing and reality. Stock, London (dt: Vom Spiel zur Kreativität. Klett, Stuttgart)

Winnicott DW (1974, [1]1965) Reifungsprozesse und fördernde Umwelt, Kindler München

Die Betreuung der Eltern von Kindern mit konnatalen Fehlbildungen – Anspruch und Wirklichkeit

M. Scheele

Im allgemeinen werden Eltern und Arzt heute von einer Fehlbildung eines Kindes nicht mehr nach der Geburt überrascht, sondern mit der Diagnose während der Schwangerschaft durch Ultraschalluntersuchungen konfrontiert. Diese Vorverlegung des Diagnosezeitpunktes hat nicht nur Vorteile, wie etwa die Möglichkeit, rechtzeitig eine Behandlung des Kindes einzuleiten, die dann zum Überleben oder zu besserer Lebensqualität des Kindes führt. Es kann auch nicht unbedingt nur als Vorteil angesehen werden, wenn, wie Schütze (1984) schreibt, von den Eltern eine monatelange Ungewißheit – ist mein Kind krank oder gesund? – rechtzeitig genommen wird und nicht bis zum Ende der Schwangerschaft auf ihnen lastet. Es kommen neue Lasten hinzu, die Eltern und Arzt gleichermaßen betreffen und deren vielfältige Aspekte noch zu wenig untersucht wurden. So forderte Martinius (1984) dazu auf, die emotionalen Reaktionen der Eltern, und ich füge hinzu, auch des Arztes, zu untersuchen, zu erkennen und mit ihnen umzugehen, wenn der unbestrittene diagnostische Gewinn der Methode in ärztliches Handeln umgesetzt werden soll. Ich möchte im folgenden einige Aspekte in der Betreuung der von einer Fehlbildung ihres Kindes betroffenen Eltern aus der Sicht des Klinikpersonals schildern, insbesondere auch die Schwierigkeiten, die ich sehe. Ich stütze mich dabei auf Beobachtungen, Gespräche und eigene Erfahrungen, die ich in einer großen städtischen Frauenklinik gemacht habe. Die Klinik wurde plötzlich und unerwartet häufig mit diesen Problemen konfrontiert als Herr Prof. Hackelöer seine Arbeit in unserer Klinik begann, die damit eines von 10 in der Bundesrepublik Deutschland zur Zeit vorhandenen Ultraschallzentren der Stufe III wurde, also ein sogenannter „Problemlöser" für die anderen Vorstufen und zuständig für mögliche intrauterine Behandlungen der betroffenen Kinder.

Der erste Kontakt bei der Ultraschalluntersuchung

Meistens kommen beide Eltern zum ersten Mal in die Klinik zur Ultraschalluntersuchung, nachdem ihr Frauenarzt zunächst den vagen Verdacht auf eine Erkrankung des Kindes ausgesprochen hat. Wird dann zur Gewißheit, daß das Kind krank ist, bedeutet dies nicht nur für die Eltern einen Schock, sondern auch für den Arzt eine starke Belastung, die höchste Anforderungen an sein

Einfühlungsvermögen stellt. Er kann nicht nur sozusagen der „Ultraschallspe-zialist" sein, der die Diagnose stellt, in aller Regel erwarten die Eltern auch seine einfühlsame Begleitung auf dem folgenden schweren Weg und bleiben weiter in seiner Betreuung. Dies v. a. auch deswegen, weil eine endgültige Bewertung der kindlichen Erkrankung nach einer einzigen Untersuchung nicht möglich ist, sie ergibt sich oft erst nach mehreren Kontrollen. Den betroffenen Eltern gegenüber fühlt sich der Arzt zunächst meist hilflos. Er möchte sie irgendwie trösten, etwas, was er gar nicht erreichen kann und was die Eltern von ihm auch nicht erwarten. Die Eltern möchten v. a. fühlen, daß sie verstanden werden und die Möglichkeit haben, Schmerz, Trauer und Wut zuzulassen und auszudrücken. Der Arzt muß zuhören und auch schweigen können. Er braucht sich auch nicht zu scheuen, sein eigenes Gefühl, z. B. Trauer, zu zeigen, vielleicht in der Sorge, den Eltern damit noch mehr Schuldgefühle zu bereiten. Es geht um sein Mitgefühl, nicht um sein Mitleid.

Die Reaktionen des Arztes auf die Feststellung einer kindlichen Fehlbildung ähneln oft denen der Eltern, zumal die ärztliche Arbeit, wie Klaus und Kennell (1983) sagen, im Zeichen eines ungeschriebenen Versprechens steht, einem normalen gesunden Kind zum Leben zu verhelfen. So beherrscht denn der beiderseitige Schock über die kindliche Fehlbildung sicher das erste Gespräch und wir können uns nicht der Illusion hingeben, die Eltern hätten die gegebene Information auch inhaltlich wahrgenommen und verarbeitet. Dies wird erst nach mehreren Gesprächen der Fall sein, so daß wir schon gegebene Erklärungen vielfach wiederholen müssen. Ganz wichtig ist es aber, daß die Eltern sich später noch sehr gut an die generelle Haltung des Gesprächspartners im ersten Gespräch erinnern konnten, was für den weiteren Verlauf der Betreuung von großer Bedeutung war. Kleine freundliche Gesten bleiben noch Jahre in Erinnerung, die kurze Angebundenheit des Gesprächspartners verletzte viele, weil sie dahinter einen Mangel an Mitgefühl vermuteten, nicht wie es sicher oft ist, die Schwierigkeit, den Eltern eine solche schmerzliche Diagnose mitzuteilen.

Die Fragen, die vor einer Entscheidung über den weiteren Schwangerschaftsverlauf beantwortet werden müssen, bringen den Arzt in arge Bedrängnis. Hier ist es v. a. die Frage nach der Prognose des Kindes, die große Probleme aufwirft. Da sind auf der einen Seite die Eltern, die möglichst hundertprozentig sicher wissen möchten, wie es ihrem Kind nach der Geburt und in der weiteren Entwicklung gehen wird. Auf der anderen Seite können wir die Prognose eines solchen Kindes oft genug nur unzureichend vorhersehen. Noch viel weniger können wir ermessen, welche Bedeutung die kindliche Erkrankung für die Eltern haben wird. Das damit verbundene Insuffizienzgefühl des Arztes wird noch verstärkt durch die häufig ausgedrückte Erwartung der Eltern, der Arzt müsse nun etwas tun und helfen. Und gerade dies ist ja oft unser Problem: Wir haben das Gefühl, etwas tun zu müssen, auch wenn dies nicht möglich oder notwendig ist. Andererseits sieht sich der Arzt mit der Entscheidung über das weitere Vorgehen allein gelassen. Die Eltern sollen zwar letztendlich entscheiden, sind aber in vielen Punkten auf die Beratung des Arztes angewiesen. Es ist nicht nur das Gefühl des Alleingelassenseins, es lauern bei einer falschen Entscheidung auch die juristischen Konsequenzen.

Nachdem die Diagnose und die daraus zu ziehenden Konsequenzen besprochen worden sind, wird immer wieder gefordert, der Arzt, der diese Gespräche geführt hat, möge die Begleitung der Eltern auch weiter übernehmen. Eine sicherlich gut nachvollziehbare Forderung, die aber in einer großen Klinik, in der der Ultraschallspezialist neben unzähligen Ultraschalluntersuchungen auch noch viele andere Aufgaben zu bewältigen hat, nicht realisierbar ist. Ich möchte ausdrücklich die Notwendigkeit betonen, daß möglichst viele, die die Eltern auf ihrem weiteren schweren Weg in der Klinik begleiten, die Entscheidung miterleben. So klagen besonders die Hebammen, oft auch die Schwestern der Station darüber, sie fühlten sich gerade bei einem Schwangerschaftsabbruch als ein Erfüllungsgehilfe in einer Entscheidung, die sie wenigstens nachvollziehen können müßten, um eine gute Betreuung zu übernehmen.

Betreuung bei einem Schwangerschaftsabbruch aus kindlicher Indikation

Nach unseren Erfahrungen treten bei der Betreuung von Eltern, die sich wegen der Fehlbildung ihres Kindes zum Schwangerschaftsabbruch entschließen, Probleme auf, die wir auch von Totgeburten schon kennen. So stellt sich z. B. die Frage, in welchem Raum können wir die Eltern optimal betreuen? Wir möchten vermeiden, daß sie das sog. normale Geburtsgeschehen, etwa das Schreien der gesunden Kinder, in ihrer Situation mitbekommen. Ein etwas abgeschirmter Raum im Kreißsaalbereich wäre ein gangbarer Kompromiß, denn wir sind aufgrund der notwendigen intensiven Überwachung der Mutter auf die Betreuung durch die Hebamme im Kreißsaal angewiesen. Als besonders schwer wird es von uns empfunden, gleichzeitig glücklich werdende Eltern zu betreuen und Eltern, die sich von ihrem kranken Kind trennen. Noch grotesker ist es, daß oft ein und dieselbe Person auf der einen Seite bei der Frühgeburt um das Überleben des Kindes kämpft und beim Abbruch genau das entgegengesetzte Ziel verfolgt, manchmal zeitlich und räumlich sogar parallel verlaufend. Ich habe versucht aufzuzeigen, welche Schwierigkeiten wir als Betreuer haben, wenn wir die Eltern bei einem Schwangerschaftsabbruch aus kindlicher Indikation begleiten. Sie sollten nicht dazu führen, daß die Eltern in ihrer ohnehin schon sehr belastenden Situation abgeschoben werden auf die Station, wie es aus dem Protokoll einer Besprechung mit unseren Hebammen, bei der ich nicht anwesend war, hervorgeht. Dort liest man: „Im Kreißsaal bedeutet es für die Patientin eine erhebliche psychische Belastung, von einer Hebamme betreut zu werden…"
Und als Lösung wird die Tendenz vertreten, die Schwestern der Station sollten so fortgebildet werden, daß sie die Situation zusammen mit dem Arzt auf der Station meistern können.
Die Eltern haben uns gegenüber sehr ambivalente Gefühle. Während sie auf der einen Seite dankbar sind, daß die Fehlbildung ihres Kindes erkannt wurde, haben sie Wut auf uns, weil wir sie ihres Kindes berauben. Dies, obwohl sie selbst die Entscheidung mitgefällt haben und uns zum Abbruch den Auftrag gegeben haben. Andererseits haben wir sehr große Probleme, mit Frauen ins

Gespräch zu kommen, die sehr depressiv reagieren. So höre ich oft den Vorwurf, die Frau kapselt sich ja ab, sie will gar nicht über ihre Gefühle reden, verbunden mit der Erwartung, die Frau müsse den Anfang machen und etwas sagen, worauf man reagieren und eingehen kann. Es bleibt dann bei der hilflosen Frage: „Wie geht es Ihnen?", die der Fragesteller selbst schon als rhetorisch empfindet. Der Einstieg in ein Gespräch mit solchen Frauen kann gelingen, wenn wir Verständnis und Mitgefühl signalisieren und das eigene Gefühl in das Gespräch einbringen. Dafür braucht man neben Übung und Erfahrung, Ruhe und Zeit, Bedingungen, die uns in der Klinik immer mehr verlorengehen.

Unserer besonderen Aufmerksamkeit bedarf auch der Mann. Wir bemerken, wie oft betroffene Männer während des ja unter Umständen lange dauernden Schwangerschaftsabbruchs ihre Frauen verlassen, um dann wieder aufzutauchen, wenn alles vorbei ist. Nur, wenn der Mann von Anfang an die langsame Entwicklung der Entscheidung zum Schwangerschaftsabbruch mitdurchlebt hat, kann man der drohenden emotionalen Entfremdung zwischen den Partnern und der Tendenz des Mannes, sich vom Geschehen zurückzuziehen, entgegenwirken.

Entsprechend den Erfahrungen einiger Kliniken ist es sehr zu empfehlen, auch nach einem Schwangerschaftsabbruch den Eltern die Möglichkeit zu geben, ihr Kind zu sehen. Die Phantasien über das Aussehen ihres Kindes verschwinden nämlich nur durch den Anblick der Realität. Das Kind, das man gerade getötet hat, nun anzusehen, ist für die Eltern und für uns gleichermaßen sicher nicht einfach. Trotzdem dürfen wir den Eltern die Möglichkeit, ihr Kind zu sehen, nicht nehmen, wie wir umgekehrt auch nicht dazu überreden sollen.

Begleitung von Eltern, die ein lebendes Kind mit Fehlbildungen bekommen

Wir wenden uns jetzt den Eltern zu, die sich nach Feststellung einer Fehlbildung ihres Kindes zur Fortsetzung der Schwangerschaft entschließen. Sie brauchen eine besonders einfühlsame Betreuung bei der Geburt. Diese ist besonders schwierig, weil wir nie genau wissen, welche Auswirkung die Fehlbildung auf das Kind hat. Diese Unsicherheit bleibt für die Eltern und für uns. Sie ist präpartal erkennbar, da wir z. B. die Fragen der Eltern, ob das Kind durch die Fehlbildung schon Schmerzen habe oder unter der Erkrankung leide, nicht beantworten können. Sie ist oft auch an unserem Verhalten während der Geburtsbegleitung erkennbar.

Häufiger gibt es noch die Diskussionen, ob es denn überhaupt richtig sei, die Eltern von der Fehlbildung ihres Kindes sofort zu unterrichten. Dies könne auch eine Überforderung der Eltern darstellen. Unsere Erfahrung ist es aber, daß die Eltern es ohnehin ahnen und merken, wenn etwas mit ihrem Kind nicht in Ordnung ist. Das gut gemeinte Verschweigen der Verdachtsdiagnose wird uns immer als schwerer Fehler angerechnet. So ist der Zeitpunkt unmittelbar nach der Geburt der einzig richtige zur Diagnosemitteilung, weil nur jetzt die Mutter in der Lage ist, ihr Kind zu akzeptieren wie es ist. Im Fall der pränata-

len Feststellung der Fehlbildung hat sich der Zeitpunkt der Diagnosemitteilung zwar verschoben, die Realität ist für die Eltern jedoch auch erst postpartal nach und nach erkennbar. Es kommt dann gar nicht darauf an, alle Einzelheiten der Krankheit, die Konsequenzen und die Prognose darzustellen, zumal die Eltern dafür ohnehin nicht sofort aufnahmefähig sind. Die Angst, hier etwas Falsches zu sagen, hindert uns auch manchmal daran, frei mit den Eltern zu sprechen, und wir geben diese für uns unangenehme Aufgabe nur zu gerne an den Kinderarzt weiter. Dieser allerdings kennt die Eltern im Gegensatz zu uns überhaupt noch nicht und er kann ihnen bis auf die Bestätigung der Diagnose oder des Diagnoseverdachts auch nicht mehr über ihr Kind zu diesem Zeitpunkt sagen. Ich meine daher, daß das erste Gespräch mit den Eltern über die Fehlbildung ihres Kindes Aufgabe der Hebamme und des Geburtshelfers ist.
Wir sollten das Kind in Anwesenheit der Eltern untersuchen und dabei seine normalen Eigenschaften hervorheben, um ihnen zu demonstrieren, daß das Kind eine Person und nicht ein mißgestaltetes Etwas ist. Entscheidend kommt es darauf an, wie wir selbst mit dem Kind umgehen, und wir werden in dieser Hinsicht von den Eltern genau beobachtet. Es gibt viele Hinweise darauf, daß unser Verhalten für die Eltern viel wichtiger ist als das, was wir ihnen über die Erkrankung ihres Kindes sagen.
Die Unterbringung der Eltern auf der Station nach der Geburt eines kranken Kindes ist ebenso problematisch wie die von Eltern, die ihr Kind verloren haben. Sie fühlen sich oft wie Aussätzige behandelt. Andererseits möchten wir ihnen zusätzliche Belastungen durch die Anwesenheit anderer Mütter mit gesunden Kindern ersparen. Ringler (1985) schlägt vor, die Mütter kranker Kinder nicht zu isolieren, sondern in einem gemeinsamen Gespräch aller Anwesenden zu klären, wie sich die Mutter des kranken Kindes gegenüber den anderen fühlt und umgekehrt, um so die Isolations- und Absonderungstendenzen dieser Eltern abzubauen, die oft genug ihr Kind verstecken. Die Schwestern und Krankengymnastinnen der Station über Eltern und Kind besonders gut zu informieren, sollte selbstverständlich sein. Es wird aber allzu oft unterlassen.

Schlußbemerkung

Aus meinen Ausführungen geht hervor, wie vielfältig und schwierig die Probleme sind, denen wir bei der Betreuung von Eltern bei Fehlbildung ihres Kindes begegnen und wie unsere eigenen Einstellungen und Erfahrungen unser Handeln bestimmen. Von allen, die sich mit dieser Thematik befassen, wird eine regelmäßige Teambesprechung über die Probleme gefordert. Hier sehe ich auch die wichtigste Aufgabe einer erfahrenen Psychologin bzw. eines Psychologen, uns im Teamgespräch zu helfen, mit unseren Schwierigkeiten umzugehen. Wir sollten nicht die Betreuung der betroffenen Eltern, da wo es für uns schwierig wird, an die Psychologen delegieren. Die Betreuung erwarten die Eltern nämlich von der Hebamme und dem Arzt. In den Teamgesprächen sollte es nicht in erster Linie um die Frage gehen: „Wie gehe ich mit den betroffenen Eltern um?", sondern vielmehr: „Wie gehe ich mit dem Ereignis um?", wie es die Arbeitsgruppe Psychosomatik und Präventivmedizin in Bremen auch schon für den Umgang mit dem Kindstod in einer Schwangerschaft gefordert hat.

Literatur

Klaus MH, Kennel JH (1983) Mutter-Kind-Bindung. Kösel, München
Martinius J (1984) Psychologische und ethische Probleme für Arzt u. Eltern bei praenataler Fehlbildungsdiagnose. Gynäkol Prax 8:513ff
Ringler M (1985) Psychologie der Geburt im Krankenhaus. Beltz, Basel
Schütze M (1984) Gedanken zur praenatalen Sonographie – einer bedeutsamen Methode für Gynäkologen, Neonatologen, Humangenetiker u. Kinderchirurgen. Pädiatr Prax 30:101

Psychosomatische Befunde bei Hirsutismuspatientinnen

J. Bitzer

Zur Einführung in das Thema möchte ich kurz 2 Fälle schildern.

Fall 1
Eine 16jährige Patientin konsultiert die Hormonsprechstunde wegen abnormer Behaarung.
Die Anamnese ergibt: Menarchie mit 12 Jahren, regelmäßiger Zyklus. Keine allgemeinen oder gynäkologischen Erkrankungen.
Man findet eine leicht vermehrte Behaarung an der Oberschenkelinnenseite und im Bereich beider Areolae. Hirsutismusscore nach Ferryman-Gallwey 4. Gewicht 50 kg. Gynäkologischer Status ohne Befund. Die Androgenwerte sind bis auf ein leicht erhöhtes β-Androstandiol normal.
Die klassische somatische Diagnose lautet: leichter Hirsutismus ohne Zyklusanomalie.
Therapievorschlag: Verabreichung eines Kombinationspräparates mit Cyproteronacetat.

Wenn wir diesen alltäglichen Fall erweitern um Informationen aus dem Bereich der Konsultation selbst, d. h. aus dem Bereich der Interaktion zwischen Patientin und Arzt, ergibt sich folgendes Bild.
Die 16jährige Patientin wird von ihrer Mutter in die Hormonsprechstunde gebracht. Die Mutter berichtet, daß ihre Tochter von den Klassenkameradinnen wegen ihrer Haare an den Beinen gehänselt worden sei. Während der Anamneseerhebung wird die Mutter zunehmend nervös. Sie beginnt einen längeren Monolog über die Gefahren, denen sich heute junge Mädchen ausgesetzt sähen. Sie selbst habe mit 19 Jahren wegen einer ungewollten Schwangerschaft (sie war damals mit der Patientin schwanger) heiraten müssen.
Das Mädchen berichtet, daß sie einen festen Freund habe, aber mit ihm nicht intim werden wolle. Sie habe überhaupt kein Interesse an Sex. Das würde sie abstoßen.
Die behandelnde Ärztin fragt die junge Patientin, ob sie nicht einmal alleine, ohne die Mutter, mit ihr sprechen wolle. Die Antwort: „Das ist schon recht, daß Mami hier ist."
Mit diesen Hintergrundinformationen erweitert sich die Diagnose des Falles etwas. Sie ließe sich jetzt etwa folgendermaßen formulieren: Sehr diskreter Hirsutismus, der überwiegend bei der Mutter der adoleszenten Patientin Besorgnis erregt; erhebliche Sexual- und Schwangerschaftsängste, die von der Mutter auf die noch sehr abhängig erscheinende Tochter übertragen werden und Störungen der adoleszenten Entwicklung bedingen könnten. Die sich daraus ergebende Therapie wäre etwa folgende: Es werden Gespräche mit der

Adoleszenten vereinbart über ihr eigenes Erleben der leicht vermehrten Behaarung, der Sexualität und Partnerschaft in der Adoleszenz. Daran anschließend erfolgt eventuell eine medikamentöse Therapie je nach Wunsch der jungen Frau.

Fall 2:
Eine 26jährige Patientin kommt in die endokrinologische Sprechstunde wegen vermehrter abnormer Behaarung.
Die Anamnese ergibt: seit der Pubertät starke Behaarung, in den letzten Jahren zunehmend.
19jährig wegen Nervosität und Depressionen Lexotanilbehandlung durch den Hausarzt.
Mit 20 Jahren Schwangerschaftsabbruch. Im gleichen Jahr unklare Unterbauchschmerzen, Appendektomie.
21jährig erneuter Schwangerschaftsabbruch.
22jährig Gonorrhö, eine 6monatige sekundäre Amenorrhö.
24jährig Synkopen unklarer Ätiologie ohne organischen Befund. Bei der Untersuchung findet man eine stark vermehrte Behaarung vom männlichen Typ mit einem Hirsutismus-score von 22. Die übrige körperliche Untersuchung, einschließlich des gynäkologischen Status ist unauffällig.
Im Labor deutlich erhöhte Testosteron- und Androstandiolwerte. Die somatische Diagnose: Schwerer Hirsutismus, Hyperandrogenämie mit gelegentlich auftretenden Zyklusunregelmäßigkeiten.
Die Therapie: Hoch dosierte kombinierte Gabe von Östrogen und Antiandrogenen.

Bei diesem Fall zeigt bereits die organmedizinische Anamnese Besonderheiten. Bei Ergänzung durch Hintergrundinformationen ergibt sich folgendes Bild:
Die Patientin erscheint im Kontakt angespannt und unruhig. Sie erzählt, daß sie seit ewig unter dem Haarwuchs leide. Ihre Zwillingsschwester habe keine solchen Haare. Diese sei attraktiv, gescheit und erfolgreich.
Wir erfahren, daß sich die Patientin seit der Pubertät wegen ihrer abnormen Haare minderwertig und isoliert fühlt und schwer depressiv reagierte. Die erste ungewollte Schwangerschaft stammt von einem Freund, den sie damals zu unreif zur Heirat fand. Sie entschloß sich zur Abtreibung.
Als im Ultraschall eine Zwillingsschwangerschaft festgestellt wurde (sie selber ist ein Zwilling), änderte sich zunächst ihr Verhalten vollständig. Sie wollte auf jeden Fall austragen. In 2 Monaten war eine Heirat vorgesehen. Plötzlich brach die Patientin bei der Arbeit zusammen. Sie äußerte jetzt panische Angst davor, ihre Zwillingsschwester und ihre Familie verlassen zu müssen und entschloß sich dann doch zum Schwangerschaftsabbruch. Nach der Abruptio klagte sie über vollständigen Libidoverlust, es folgte ein Rückzug und eine Isolation für ein Jahr, begleitet von zunehmenden Unterbauchschmerzen. Nach zahlreichen Abklärungen wurde sie schließlich appendektomiert, wobei kein wesentlicher pathologischer Befund gefunden wurde.
Im Rahmen der Appendektomie hatte sie die Pille abgesetzt und war erneut von einem oberflächlich Bekannten schwanger geworden, gegenüber dem sie sich nicht traute, von der Schwangerschaft überhaupt zu erzählen.
Später kamen dann die beschriebenen funktionellen organischen Störungen hinzu.
Die erweiterte Diagnose würde hier lauten: schwerer, seit der Pubertät bestehender Hirsutismus, funktionelle endokrine und somatische Symptome, Sexual- und Partnerschaftsstörungen mit wiederholter ungewollter Schwanger-

Tabelle 1. Untersuchungsmethode und untersuchte Parameter bei 40 Patientinnen mit Hirsutismus

Somatische Untersuchungen	Laborbestimmungen	Psychosoziale Untersuchungen	
Anamnese – allgemein – gynäkologisch Hirsutismusscore	Testosteron, + Androstandiol DHEA, DHEAS A$_2$, SHBG Teils FSH/LH	*Fragebogen zum* *Hirsutismus*	– Körpererleben – soziale Kontakte – sexuelles Erleben – Geschlechtsidentität – Angst vor Unfruchtbarkeit – Angst vor bösartigen Erkrankungen
Gynäkologische Untersuchung	Kortisol	*Beschwerdeliste* $\nearrow$ $\rightarrow$ $\searrow$	funktionelle somatische Störungen Sexualität/Partnerschaft psychiatrische Symptome

Verlaufsbeobachtung, Arzt-Patienten-Interaktion
Tiefenpsychologisch-diagnostische Interviews

schaft und unangepaßtem Kontrazeptionsverhalten. Gefahr der zunehmenden Desintegration der gesamten Persönlichkeit. Der Therapievorschlag hier ist eine kombinierte medikamentöse und psychotherapeutische Behandlung.

Diese und ähnliche Fallbeispiele werfen die Frage auf, inwieweit die bisherige rein endokrinologisch-dermatologische Betrachtung des klinischen Phänomens Hirsutismus um die Einbeziehung psychosozialer Befunde erweitert werden muß.

Um diese Frage zu klären, haben wir 40 Patientinnen, die wegen abnormer Behaarung die endokrinologische Sprechstunde der Universitätsfrauenklinik Basel konsultierten, in eine psychosomatische Studie aufgenommen. Bei allen Patientinnen war ein Tumor des Ovars oder der Nebenniere ausgeschlossen.

Der Aufbau der Studie ist aus Tabelle 1 ersichtlich.

Bei jeder Patientin wurden somatische, endokrinologische und psychosoziale Befunde erhoben.

Zur somatischen Abklärung gehörte eine genaue allgemeinmedizinische und gynäkologische Anamnese und eine körperliche Untersuchung. Vor Beginn der Behandlung wurde der Schweregrad der Behaarung an verschiedenen Körperstellen nach der Methode von Ferriman und Gallway quantifiziert und im sog. Hirsutismusscore festgehalten.

Die Laborbestimmungen umfaßten Testosteron, α- und β-Androstandiole, DHEA, DHEAS, A$_2$ und SHBG bei allen Patientinnen. Bei 10 Frauen wurde eine FSH/LH-Bestimmung und bei 3 die Bestimmung des freien Kortisols vorgenommen.

Zur psychosozialen Diagnostik setzen wir folgende Methoden ein:

Tabelle 2. Psychosomatische Einteilung der Patientinnen mit Hirsutismus.
Gruppe 1: Überwiegend somatische Befunde (n = 15)

Somatische Befunde	Laborwerte	Psychosoziale Befunde
Hirsutismusscore 12–20	Androgene variabel	Störungen des Selbsterlebens (+)
Oligomenorrhö (4)	12 Parameter ↑ (10)	Ängste (±)
Adipositas (2)	Normalwerte (4)	Funktionelle somatische Störungen (5)

1) Ein von uns entworfener Fragebogen zu physischen Symptomen, die von den Patientinnen, bezogen auf die abnorme Behaarung, geklagt werden. Dabei wurde unterschieden zwischen
   – gestörtem Körpererleben,
   – Verminderung der sozialen Kontakte,
   – Störungen des sexuellen Empfindens.
   Außerdem wurde nach Ängsten gefragt, die sich auf die eigene Geschlechtsidentität, die Fruchtbarkeit oder zugrundeliegende bösartige Erkrankungen beziehen.
2) Eine Beschwerdeliste, die von uns aus verschiedenen anderen psychometrischen Testverfahren entwickelt worden war. Gefragt wurde dabei nach
   – funktionellen somatischen Störungen,
   – Schwierigkeiten im Bereich der Sexualität und Partnerschaft,
   – behandlungsbedürftigen psychiatrischen Symptomen.
   Diese Befunde wurden mittels Interview und Auswertung der Krankenunterlagen erhoben.
3) Ein tiefenpsychologisch-diagnostisches Interview zur Erhebung einer biographischen Anamnese und zur Erstellung einer Strukturdiagnose der Persönlichkeit wurde bei 22 Patientinnen durchgeführt. Außerdem wurden in gemeinsamen themenzentrierten Besprechungen Probleme der Arzt-Patienten-Interaktion besprochen. Dazu gehörten insbesondere
   – eine deutliche Diskrepanz zwischen subjektivem Leiden und objektivem Befund,
   – Schwierigkeiten im Bereich der Compliance,
   – Unverträglichkeiten von verordneten Therapien.

Aus Zeitgründen ist es nicht möglich, die erhobenen Befunde alle im einzelnen darzustellen.

Ich möchte Ihnen aber die praktisch wichtigsten Ergebnisse vorstellen. Diese beziehen sich auf die Frage, inwieweit und bei welchen Patientinnen die bisherigen endokrinologisch und dermatologisch orientierten Behandlungskonzepte des Hirsutismus um psychotherapeutische Ansätze erweitert werden sollten.

Innerhalb des untersuchten Kollektivs ließen sich entsprechend der psychosozialen Befunde 3 Gruppen unterscheiden.

In einer 1. Gruppe von 15 Patientinnen waren die psychosozialen Befunde im wesentlichen unauffällig (Tabelle 2).

Der Hirsutismusscore dieser Patientinnen lag zwischen 12 und 20. Weitere somatische Befunde waren eine Oligomenorrhö bei 4 Frauen und eine Adipositas bei 2 Patientinnen.

Tabelle 3. Psychosomatische Einteilung der Patientinnen mit Hirsutismus.
Gruppe 2: Überwiegend psychosoziale Befunde (n = 9)

Somatische Befunde	Laborwerte	Psychosoziale Befunde	
Hirsutismusscore 0–4	Normal	Störungen des Selbsterlebens	+ + + (7)
Adipositas (1)	β A$_2$ ↑ (2)	Angstreaktionen	+ + + (6)
	Prolactin ↑ (1)	Probleme mit der AC	+ + (6)
		Sexualängste	(5)
		Funktionelle somatische Störungen	(4)
		Psychiatrische Symptome	(1)

Die Androgenwerte waren variabel. In 12 Fällen waren 1–2 Parameter erhöht, und in 3 Fällen fanden sich Normalbefunde.

Von den Patientinnen wurden relativ geringfügige Störungen des Erlebens angegeben und fast keine Ängste bezüglich der abnormen Behaarung geklagt. Probleme im Bereich der Kontrazeption wurden nicht angegeben. 10 der 15 Frauen hatten Kinder. Schwierigkeiten in der Partnerschaft und Störungen der Sexualität waren nicht überdurchschnittlich schwer oder häufig. 5 der 15 Patienten klagten über funktionelle somatische Störungen.

Die meisten dieser Patientinnen stammten aus Familien, in denen eine vermehrte Behaarung bei der Mutter oder auch bei den Schwestern bekannt war. Die positive Besetzung des eigenen Körperbildes schien ihnen sehr viel leichter zu fallen als den Frauen der anderen beiden Gruppen. Die Arzt-Patienten-Beziehung in dieser Gruppe war meist problemlos. Die Behandlung wurde recht gut vertragen. 11 der 15 Patientinnen beendeten von sich aus die Behandlung, weil für sie kein weiterer Bedarf vorlag.

Bei der 2. Gruppe von 9 Patientinnen war der Grad der psychischen Beeinträchtigung erheblich und stand in deutlichem Gegensatz zum objektiven Schweregrad des Hirsutismus (Tabelle 3). Die somatische Untersuchung war bei diesen Patientinnen im wesentlichen unauffällig. Der Hirsutismusscore bewegte sich zwischen 0–4, also sehr niedrig. Die Laboruntersuchungen zeigten insgesamt normale Androgenwerte bis auf leicht erhöhte β-Androstandiole. Im Fragebogen zum Hirsutismus wurden besonders Störungen des Selbst- und Körpererlebens und eine Verminderung der sozialen Kontaktfähigkeit geklagt. Gleichzeitig fanden sich erhebliche Ängste bezüglich bösartiger Erkrankungen und eine häufig übertrieben wirkende Selbstbeobachtung.

6 dieser 9 Patientinnen hatten große Schwierigkeiten mit der Kontrazeption im Sinne von Unverträglichkeiten bei verschiedenen Methoden, und bei 3 Frauen war es zu einer ungewollten Schwangerschaft mit nachfolgender Abruptio gekommen.

5 Patientinnen klagten über Sexualängste, 4 gaben funktionelle somatische Störungen an. 1 Patientin litt an schweren depressiven Verstimmungen.

Aus tiefenpsychologischer Sicht fanden sich häufig schwere Störungen des Selbstwertgefühls im Sinne von narzißtischen Neurosen mit erheblichen Beziehungsängsten und Mißtrauen, was sich auch in der schwierigen Arzt-Patienten-Beziehung widerspiegelte.

Tabelle 4. Psychosomatische Einteilung der Patientinnen mit Hirsutismus.
Gruppe 3: korrelierende somatische und psychosoziale Befunde (n = 16)

Somatische Befunde	Laborwerte	Psychosoziale Befunde	
Hirsutismusscore 6–22	Androgene variabel	Funktionelle somatische Störungen	(14)
Oligomenorrhö, sekundäre Amenorrhö (8)	Wechselnde Ergebnisse	Partnerschafts-und Sexual-probleme	(12)
Adipositas (4)	>2 Parameter erhöht (9)	Schwierigkeiten mit der AC	(10)
		Psychiatrische Symptome	(10)
		Störungen des Selbsterlebens	+ +
		Ängste bezüglich Hirsutismus	+

Die Behandlung dieser Patientinnen bedarf einer Erweiterung der diagnostischen und therapeutischen Konzepte. Das subjektive erlebte Symptom der abnormen Behaarung hat dabei häufig die Funktion eines Präsentiersymptoms bei einer sehr viel tiefer gehenden, von der Patientin nicht klar formulierbaren Beunruhigung. Dieser Beunruhigung wird der Arzt nicht gerecht, wenn er immer wieder betont, daß er eigentlich gar keine vermehrte Behaarung findet, und die Patientin oberflächlich beruhigen will. Es geht vielmehr darum, diese Beunruhigung ernst zu nehmen und sich als stabiler, geduldiger, die Patientin mit ihren Beschwerden und Sorgen annehmender Partner zu erweisen. Erst wenn die Phase der vertrauensvollen Beziehung erreicht ist, können tieferliegende Ursachen der Selbstunsicherheit angegangen und gemeinsam bearbeitet werden.

Auch bei einer 3. Gruppe von 16 Patientinnen sind vielfältige soziale Befunde zu erheben (Tabelle 4). Gleichzeitig finden sich aber auch auffällige somatische Befunde, und es besteht eine direkte Beziehung zwischen abnormer Behaarung und psychischer Belastung. Der Hirsutismusscore reichte von eher leichten Formen bis zu schwerer Behaarung. Relativ häufig fanden sich in dieser Gruppe Zyklusstörungen, 4 Patientinnen waren adipös. Bei 6 Frauen fand sich ein PCO-Syndrom.

Im Labor zeigten sich sehr variable Androgenwerte, die sich zu verschiedenen Untersuchungszeitpunkten, unabhängig von der Therapie, deutlich unterschieden. Auffallend war, daß meistens mehrere Parameter gleichzeitig erhöht waren, insbesondere die Androstandiole, das DHEA und das DHEAS. Daraus läßt sich indirekt eine vermehrte Beteiligung der Nebennieren an der Symptomatik ableiten.

Im Vordergrund standen funktionelle somatische Störungen, am häufigsten Unterbauchschmerzen ohne Organbefund, und Eßstörungen mit starken Gewichtsschwankungen. Außerdem wurde noch relativ häufig ein Fluor und Pruritus ohne Organbefund geklagt.

Bei 12 Frauen fanden sich schwere Partnerschaftsstörungen mit meist sekundär sich entwickelnden Sexualstörungen wie Dyspareunie und Orgasmusschwierigkeiten.

10 dieser 16 Frauen litten unter behandlungsbedürftigen psychiatrischen Symptomen, am häufigsten Depressionen, aber auch Zwangssymptome und Suchterkrankungen.

Auch in dieser Gruppe fanden sich relativ häufig Schwierigkeiten mit der Kontrazeption.

Die Arzt-Patienten-Beziehung ist kompliziert. Die Ärzte werden häufig gewechselt, wobei die Beurteilung der Erkrankungen z. T. erheblich variiert im Laufe der Zeit, und auch die Hormonwerte – wie oben beschrieben – schwanken.

In dieser Gruppe scheint uns eine deutliche Wechselbeziehung zwischen belastenden Lebenssituationen und der androgenen Symptomatik vorzuliegen. Dies wird auch von den Patientinnen so beobachtet.

Aus tiefenpsychologischer Sicht fallen erhebliche Störungen der adoleszenten Entwicklung auf. Konkurrenz und Ablösungskonflikte nehmen häufig einen pathogenen Verlauf, und eine schwierige Identitätssuche persistiert und führt zu häufigem abruptem Beziehungswechsel. Die abnorme Behaarung wird dabei zu einer chronifizierten Belastung des Selbsterlebens, die ihrerseits vorbestehende Schwierigkeiten im Bereich der integrativen Ich-Funktionen verstärkt. Es scheint sich so etwas wie ein Circulus vitiosus auszubilden, bei dem persönlichkeitsspezifische Störungen der Erlebnisverarbeitung zu endokrinen Regulationsstörungen im Androgenmetabolismus führen, die ihrerseits über die körperlichen Veränderungen die psychischen Verarbeitungsmöglichkeiten schwer belasten.

Die Behandlung dieser Patientinnen sollte doppelgleisig erfolgen: zum einen kann eine sorgfältige Therapie mit Antiandrogenen den Leidensdruck deutlich abmildern. Allerdings werden sehr häufig Nebenwirkungen insbesondere im Bereich der Sexualität angegeben, auf die der Arzt sorgfältig eingehen sollte. Zum andern scheint uns eine psychotherapeutische Begleitung angezeigt. Die bei den Gesprächen häufig auftretenden Themen sind:
– Probleme im Bereich des Selbstwertgefühls und der Selbstakzeptanz,
– Fremdbestimmung und Entfremdung im Bereich des Körperideals,
– Probleme in der Partnerschaft und Sexualität.
Die Bearbeitung dieser Erlebnisbereiche im Rahmen der regelmäßigen therapeutischen Kontrollen kann unseres Erachtens den häufig sich ausbildenden Teufelskreis zwischen abnormer Behaarung, Selbstwertproblematik, Beziehungsstörungen und Vermehrung der androgenen Symptomatik durchbrechen helfen.

Zusammenfassung

1. Bei Patientinnen, die über abnorme Behaarung klagen, finden sich neben endokrinen und dermatologischen Befunden relativ häufig zahlreiche auffällige psychosoziale Befunde.
2. In der Diagnostik und Therapie sollten deshalb gynäkologisch-endokrinen und dermatologischen Behandlungskonzepten auch psychosomatische Ansätze integriert werden.

3. Hirsutismus als Symptom kann besonders in Schwellensituationen wie Pubertät und Präklimakterium ein Präsentiersymptom sein für sehr viel tiefer gehende Beunruhigungen der Patientinnen.
4. Bei einigen Patientinnen mit Hirsutismus scheint eine gegenseitige Verstärkung und Wechselwirkung zwischen abnormer Behaarung, psychischer Störung und Dysregulation des androgenen Stoffwechsels mit nachfolgender Vermehrung der klinischen Symptomatik vorzuliegen. Diese somatopsychische und psychosomatische Wechselwirkung sollte erkannt und in das Behandlungskonzept integriert werden.

Beobachtungen zu psychodynamischen Prozessen in einer themenzentrierten Arztgruppe

H.-R. Falck

Die Gruppe

Eine Gruppe von 10–12 Psychologen, Ärzten und Psychotherapeuten, die Frauen sind gering in der Überzahl, wollen gemeinsam ihre eigenen Erfahrungen, Hoffnungen und Ängste ansprechen, die sie bei der psychosozialen Begleitung der krebskranken Patientin erleben. Sie haben sich unter den mütterlichen Schutz einer psychosomatischen, gruppenorientierten Tagung der DGPGG gegeben und lassen für einige Tage ihre eigene Familie, den Klinik- und Praxisalltag hinter sich. Sie kennen sich nicht untereinander und sind dem Leiter auch nicht vorher bekannt. Die Gruppe, die ich Ihnen vorstellen will, ist real und fiktiv zugleich. Ihre Äußerungen sind authentisch, die teilnehmenden Personen wurden anonymisiert. Das Thema verbindet die Teilnehmer zu einer *Arbeitsgruppe*, in der sie ausgehend von einer reifen Ichstärke operieren können. Im Gegensatz zu einer Therapiegruppe fühlen sich unsere Teilnehmer gesund und funktionsfähig. Dennoch leiden sie unter den unerfüllbaren eigenen Ansprüchen und den realen oder angenommenen Erwartungen ihrer Krebspatienten. Sie wollen sich deshalb auch im Sinne einer Selbsterfahrungsgruppe, wie sie Kutter (1984) beschreibt, selber besser kennenlernen, ihre Selbst- und Fremdwahrnehmungen erweitern, ihre Sensibilität für zwischenmenschliche Prozesse verfeinern und sich darüber hinaus über die realen Begegnungen mit anderen Menschen in der Gruppe persönlich bereichern. So verbinden sich, wie sich in der 1. Sitzung zeigt, bewußte rationale mit emotionalen Wünschen und Erwartungen, die eine gemeinsame Gruppenkohäsion fördern. Schon der unterschiedliche Ausbildungs- bzw. Weiterbildungsstatus der Teilnehmer, ihre unterschiedliche Psychogenese und Charakterstruktur, ihre Geschlechtszugehörigkeit und nicht zuletzt die Person des Leiters prägen entscheidend das Gruppen-Ich und den therapeutischen Prozeß, dem sich alle unterziehen. Dies erinnert an eine Familie auf Zeit (Schindler 1951), in der während 5 Sitzungen an 3 Tagen individuelle alte Familienerfahrungen, ihre Übertragungs- und Gegenübertragungsphänomene sowie Abwehrmechanismen in der Neufamilie multilateral wiederholt und sichtbar werden. So kann ein männlicher Leiter den Vater, die Gruppe als Ganzes die Mutter und die einzelnen Mitglieder die Geschwister repräsentieren. Dies macht verständlich, daß auch ein scheinbar unverfängliches Thema einer Arbeitsgruppe jederzeit unbewußte emotionale Kräfte freisetzen kann, die ihre Funktionsfähigkeit beeinflussen und die Bion (1971) als *Grundannahmen* bezeichnet. Er unterscheidet dabei:

1. die Abhängigkeit aller Gruppenteilnehmer vom Leiter, die von ihm Schutz und Nahrung erwarten,
2. das Bündnis aller Teilnehmer, gemeinsam gegen etwas anzukämpfen oder vor etwas zu fliehen. So kann es z. B. zu einer „Palastrevolution" kommen, bei der neue Führer gesucht und gefunden werden,
3. 2 Teilnehmer bilden in einer frustrierenden Situation ein Paar. Dies greift die Gruppe zur Bewältigung der Krise hoffnungsvoll auf.

Hinzuzufügen wäre noch die Neigung der Gruppe, ein Mitglied als Sündenbock auszustoßen, das sich nicht der herrschenden Gruppennorm unterordnen will. Die Gruppenmehrheit wehrt dabei über eine projektive Identifikation eigene Triebwünsche ab.

Als Gruppentherapeut stelle ich die Patientengruppen abhängig von bestimmten Indikations- und Prognosefaktoren selbst zusammen, die etwa 2–3 Jahre zusammen arbeiten wollen. Ich orientiere mich dabei an dem von Heigl-Evers und Heigl entwickelten Dreischichtenmodell der Gruppe, in dem eine Ebene der manifesten und bewußten Interaktion, eine vorbewußte Ebene der psychosozialen Kompromißbildungen und eine Ebene der unbewußten Phantasien bzw. Objektbeziehungen unterschieden und daraus unterschiedliche Konzepte der Gruppenpsychotherapie entwickelt werden: psychoanalytisch-interaktionelle Gruppenpsychotherapie, tiefenpsychologisch fundierte Gruppenpsychotherapie und psychoanalytische Gruppenpsychotherapie (Heigl-Evers 1972; Heigl-Evers u. Heigl 1973, 1975, 1983). Eine gute Übersicht unterschiedlicher gruppentherapeutischer Methoden gibt Kutter (1976, 1984, 1985).

Bei der *psychoanalytisch-interaktionellen* Gruppentherapie richtet der Therapeut seine Aufmerksamkeit auf den manifesten interaktionellen Prozeß. Er achtet auf die verbalen und nonverbalen Äußerungen der Teilnehmer, versucht, die bei ihm und den Gruppenmitgliedern ausgelösten emotionalen und assoziativen Reaktionen zu erkennen und *antwortet*. Dabei bringt er sich selbst als Person ein und bietet sich als ein ausreichend gutes Objekt an. Er verhält sich also nicht abstinent und wählt aus, welche Gegenübertragungsreaktionen und interaktionellen Gefühle er im Sinne einer selektiven Authentizität (Cohn 1975) für mitteilungswürdig hält, um den therapeutischen Prozeß zu fördern.

In der *tiefenpsychologisch fundierten* Gruppenpsychotherapie bewahrt der Therapeut seine Grundeinstellung von Abstinenz, Neutralität und weitestgehender Anonymität. Er hört zu und beobachtet. Er richtet seine Aufmerksamkeit auf die psychosozialen Kompromißbildungen der Gruppe, die auf der latenten Ebene (vorbewußt bis unbewußt) über einen bestimmten Interaktionsstil, z. B. ironisierend „wir Experten", den Einzelnen und die Gruppe vor einer Auflösung schützen und gleichzeitig wiedererlebte stark ängstigende Konflikte gemeinsam abwehren. Der Therapeut *deutet*, steuert die Regression der Teilnehmer und fördert die multilateralen Übertragungen.

Interventionsstil

Im Gegensatz zu Patientengruppen bringt eine auf 5 Sitzungen begrenzte themenzentrierte Selbsterfahrungsgruppe von Ärzten und anderen Heilberufen eine relativ stabile Ichstärke mit, kann aber, wie ich vorher aufgezeigt habe, eine statische kollektive Abwehr aufbauen, in der sich nichts bewegen läßt, oder sie zerfällt in Einzelindividuen, die mich als Experten nur noch „lieben" oder „töten" wollen. Das von mir gewählte Thema „Die psychosoziale Begleitung der krebskranken Patientin" soll dazu anregen, die intrapsychischen und interpersonellen Verschränkungen ein wenig aufzulockern. Vielleicht gelingt es, die rationale Einsicht mit einer unmittelbaren Betroffenheit zu verknüpfen, um eine Einstellungs- und Verhaltensänderung einzuleiten, die in der Patientenarbeit nachwirkt. Ich entscheide mich für eine gruppentherapeutische Interventionstechnik, in der ich phasengerecht und situativ als teilnehmender Beobachter nach dem interaktionellen Prinzip „Antwort" und dem tiefenpsychologisch fundierten Prinzip „Deutung" vorgehen will. Dabei bin ich mir bewußt, daß theoretische Vorstellungen und praktische Umsetzung zwei verschiedene Dinge sind (Davies-Osterkamp et al. 1987). Dies wird mich, abgesehen von dem Thema, in einer ständigen emotionalen Spannung halten. Ich werde mich bemühen, die Gruppe als ein Ganzes, aber auch die Teilnehmer als Individuen zu sehen, die nicht nur als Summe der einzelnen Teilnehmer reagieren werden. Die Übertragung der Gruppe wird sich von der der einzelnen Teilnehmer unterscheiden, ein partieller kollektiver Widerstand schützt sie vor ungewünschter tiefer Regression (Foulkes 1974). Die Gruppe soll sich möglichst so einlassen, daß sie das Gruppenende vorübergehend vergißt, während ich den Gruppenabschied ständig vor Augen habe. Als Expeditionsleiter bleibe ich an Bord des Forschungsschiffs. Die Teilnehmer tauchen neugierig vorübergehend in die Tiefe, bleiben durch Blick- und Hörkontakt untereinander und mit mir verbunden. Sie verlassen die manifeste Plattform, gelangen in kontrollierte Tiefen und können jederzeit wieder an Bord des Schiffs gehievt werden.

Psychodynamischer Prozeß

Während der *Initialphase* verständigt sich die Gruppe auf der postödipalen reifen Ebene. Die Teilnehmer und der Leiter stellen sich gegenseitig vor. Sie sammeln Themen, mit denen sie sich beschäftigen wollen: Wie kläre ich die krebskranke Patientin auf? Was darf ich ihr zumuten? Wie verhalte ich mich gegenüber ihren Angehörigen? Wie kann ich klinische Behandlungsmethoden vertreten, die ich für ineffektiv und entwürdigend halte? Was kann an der Zusammenarbeit von Klinik und Praxis verbessert werden? Wie gehe ich mit dem Sterben und dem Tod um? Was mache ich mit meiner Angst?
Ich bemerke, daß alle emotional stark beteiligt sind, insbesondere jene, die sich nur räuspern, zugewandt hinhören und mich immer wieder anblicken. Einige ältere Kollegen halten sich freundlich reserviert zurück, nicken hier und da, runzeln auch die Stirn. Bei mir selbst spüre ich ein angenehmes, wenn auch ein wenig angespanntes Gefühl des „Dabeiseins".

In einer kurzen Pause sage ich: „Wir sitzen wohl alle in einem Boot, wir sorgen uns um unsere Patienten, wollen ihnen helfen und spüren dabei immer wieder, wie schwer das ist. Dies scheint besonders Frau A und Herrn B zu bewegen, die sich lebhaft an dem Gespräch beteiligen. Andere nicken bedeutungsvoll, vielleicht wollen sie erstmal abwarten, wie sich hier alles noch entwickelt." In dieser Phase unterstütze ich den manifesten interaktionellen Prozeß nach dem Prinzip „Antwort" und fördere die Gruppenkohäsion durch eine milde positive Übertragung.

Diesem Einstieg schließt sich die *Arbeitsphase* an als latente Ebene der vorbewußten und unbewußten Phantasien.

In der folgenden Sitzung identifizieren sich mehrere jüngere Frauen mit ihren Patientinnen. Sie beschreiben eigene körperliche Empfindlichkeitsstörungen, die sie verwirren und ängstigen. Sie erkranken selbst und sind irgendwie froh, für einige Zeit zu Hause bleiben zu können. Gleichwohl haben sie ihr Kranksein nicht genießen können, sie fühlten sich feige, verantwortungslos und schuldig. Mehrere jüngere Männer reagieren zunächst verwundert, meinen dann aber, das Kliniksystem sei schlecht, der Chef und die Oberärzte gebärden sich als die großen Macher, sehen nur die Krebsgeschwulst, aber nicht den kranken Menschen. Kurz: Diese Ärzte haben ihren Beruf verfehlt. Auch die niedergelassenen Kollegen könnten sie nicht akzeptieren. Sie als Kliniker müßten das wieder halbwegs in Ordnung bringen, was draußen verbockt würde. Die Gruppe spaltet sich in Paare auf. Gleichaltrige jüngere Frauen solidarisieren sich geschwisterlich und leiden mit ihren Patientinnen, gleichaltrige jüngere Männer revoltieren gegen den bösen Vater (Institution, Chef), und ältere Kolleginnen und Kollegen halten sich verkrampft lächelnd zurück. Ich spüre in mir den Wunsch, klärend oder vermittelnd einzugreifen, schweige aber weiterhin. Kurz darauf ergreift ein älterer, operativ tätiger Kollege das Wort. Er rät den Jüngeren, das radikal mit Messer, Strahl oder Droge auszumerzen, was behandelbar ist. So sehe er seine Aufgabe, das andere müssen die Patienten selbst oder mit Hilfe von Psychologen zu lösen versuchen. Dies provoziert einen allgemeinen Aufruhr. Er wird von allen Seiten attackiert, wehrt sich vehement, sucht aber ständigen Blickkontakt zum Leiter. Ich interveniere: „Mir scheint, Herr K. hat etwas angesprochen, was Sie alle sehr bewegt. Er hat mutig seinen Standpunkt klargemacht, den die meisten von Ihnen nicht so recht akzeptieren können." Eine ältere mütterliche Kollegin schaltet sich erstmals ein und spricht den Operateur an: „Ich kann Sie verstehen, mir ging es lange Zeit ähnlich wie Ihnen. Ich finde, schon daß Sie hier sind, zeigt, daß Sie vielleicht gar nicht sicher sind, immer das Richtige zu tun. Ich habe gelernt, zu meinen eigenen Ängsten zu stehen und stelle mir immer wieder vor, wie es wohl wäre, wenn ich selbst einmal an Krebs erkranke." Der ältere Kollege zögert noch einen Augenblick. Dann berichtet er, sichtlich bewegt, daß er vor mehreren Jahren eine nahe Verwandte selbst operiert, aber nicht habe heilen können. Er mache sich immer wieder Vorwürfe, sie nicht in eine andere Klinik überwiesen zu haben; ihren Tod laste er sich heute noch an. Er beugt sich nach vorne, blickt unsicher in die Runde und erwartet, so scheint es, ein vernichtendes Urteil. Die meisten Teilnehmer lächeln ihn an, einige bewundern seine offene Art, alle wenden sich ihm zu. Er atmet tief durch und lehnt sich entspannt zurück. Die mütterliche Kollegin sucht vergeblich nach ihrem Taschentuch. Dies bemerkt der junge Kollege, der sich vorher mit bissigen Bemerkungen hervorgetan hatte, und überreicht ihr sein eigenes. Keiner spricht. Ich sehe vor mir das Bild einer verschworenen Gemeinschaft, die zusammengerückt ist, sich von der anstrengenden aggressiven Auseinandersetzung erholt und diesen Zustand möglichst lange bewahren will. Ich teile meinen Eindruck mit und frage dann: „Vielleicht versuchen Sie 'mal zu beschreiben, was Sie außerdem noch beschäftigt?" Einige räuspern sich, blicken mich unwillig an, Stühle werden gerückt, man lächelt sich untereinander zu. Ein älterer Teilnehmer sagt: „Am liebsten wäre ich vorhin 'rausgerannt, so mörderisch ging es hier zu. Aber ich war auch neugierig, wie es hier weiter geht. Außerdem wollte ich dem Kollegen beistehen, der hier zerrissen werden sollte. Ich brachte aber nicht den Mut auf, dies offen zu zeigen. Von Ihnen" – er blickt in meine Richtung – „war ich enttäuscht. Gott sei Dank hat Frau H. ihn beschützt." Unmittelbar darauf lockern die jüngeren Kolleginnen ihre geschwisterliche Solidarität innerhalb und außerhalb der Gruppe auf, sprechen von ihrer Hilflosigkeit, ihren Ekelgefühlen, ihrer Angst vor dem Älterwerden und dem Sterben. Während sie es sagen, beziehen sie den vorher angegriffenen Kollegen mit ein, der mehrere Male zustimmend nickt. Ein jüngerer Kollege vergleicht den für ihn überraschenden Verlauf dieser Sitzung mit einem schweren Gewitter und der nachfolgenden Ruhe, dies erinnere ihn an die Pastorale.

Trennungsphase (manifeste Ebene)

Zunächst wirken die Erfahrungen der vergangenen Sitzungen nach und werden durch persönliche Ergänzungen der Teilnehmer abgerundet, die sich bisher zurückgehalten haben. Dabei orientiert sich die Gruppe auf der manifesten interaktionellen Ebene und zeigt wenig Neigung, diese zu verlassen. Das wird besonders deutlich, als eine jüngere Teilnehmerin, wie sie sagt, noch unbedingt etwas loswerden will. Sie trage schon lange etwas mit sich herum, das sie seit Monaten bei der Arbeit lähme. Auf ihrer Station habe sie eine alte Frau zu versorgen, die einfach nicht sterben will. Sie klammere sich an ihr bißchen Leben, halte dabei alle auf Trab. Sie selbst fühle sich von ihr ausgesaugt, ja, noch schlimmer, manchmal sage sie insgeheim: stirb endlich, damit ich leben kann. Die Gruppe wird unruhig, einige tuscheln mit ihrem Nachbarn, andere witzeln. Die junge Kollegin wird unsicher, zuckt hilflos mit den Schultern und zieht sich zurück. Ich sage: „Sicher sind Sie enttäuscht, daß Ihnen jetzt keiner mehr so recht zuhören mag. Die meisten wollen mit diesem Thema abschließen. Eigentlich gehen Sie aber noch einen Schritt weiter, denn Sie sprechen die Trennung an und damit auch das bevorstehende Gruppenende." „Vielleicht" erwidert die Kollegin „aber jetzt wird mir klar, daß ich Ähnliches mit meiner Mutter erlebe wie mit dieser Patientin. Ich muß wohl einen Weg finden, mich von meiner Mutter zu lösen."
Mit dieser nachgetragenen Mitteilung der jungen Kollegin wurde der Gruppenprozeß auf die Abgrenzung von den Patienten und den Abschied aus der

Gruppe zentriert. Die Teilnehmer entwickelten konstruktive Vorschläge, wie die psychosoziale Begleitung der krebskranken Patientin verbessert werden kann. Sie fahren mit dem Wunsch nach Hause, vor Ort eine eigene Gruppe zu suchen, um die hier gewonnenen Einsichten zu vertiefen.

Zusammenfassung

Eine themenzentrierte, an Selbsterfahrung interessierte Expertengruppe muß sich prinzipiell wie eine Therapiegruppe ebenfalls mit Übertragung, Gegenübertragung, Widerstand und 4 weiteren Variablen (Kutter 1984) auseinandersetzen:
– der Teilnehmer,
– des Leiters,
– der Gruppe als Ganzes,
– der vom Leiter angewandten Methode.
Nach der Initialphase arbeitet diese Gruppe zunächst auf der gesteuerten latenten Ebene der vorbewußten und unbewußten Phantasien, trifft sich dann wieder auf der manifesten Ebene, um sich schließlich als Einzelpersonen aus der Gruppe zu verabschieden. Der phasengerechte unterschiedliche Interventionsstil nach dem Prinzip „Deutung" auf der latenten Ebene und dem Prinzip „Antwort" auf der manifesten Ebene wird beispielhaft erläutert.

Literatur

Bion WR (1971) Erfahrungen in Gruppen und andere Schriften. Klett, Stuttgart
Cohn RC (1975) Von der Psychoanalyse zur themenzentrierten Interaktion. Klett, Stuttgart
Davies-Osterkamp S, Heigl-Evers A, Bosse-Steuernagel J, Alberti L (1987) Zur Interventionstechnik in der psychoanalytisch-interaktionellen und tiefenpsychologisch fundierten Gruppenpsychotherapie. Gruppenpsychother Gruppendyn 23:22–35
Foulkes SH (1974) Gruppenanalytische Psychotherapie, Kindler, München
Heigl-Evers A (1972) Konzepte der analytischen Gruppenpsychotherapie. Verlag f. med. Psychologie, Göttingen
Heigl-Evers A, Heigl F (1973) Gruppentherapie: interaktionell-tiefenpsychologisch fundiert-psychoanalytisch. Gruppenpsychother Gruppendyn 7:132–157
Heigl-Evers A, Heigl F (1975) Zur tiefenpsychologisch fundierten und analytisch orientierten Gruppenpsychotherapie des Göttinger Modells. Gruppenpsychother Gruppendyn 9:237–266
Heigl-Evers A, Heigl F (1983) Die projektive Identifizierung – einer der Entstehungsmechanismen psychosozialer Kompromißbildungen in Gruppen. Gruppenpsychother Gruppendyn 18:316–327
Kutter P (1976) Elemente der Gruppentherapie. Vandenhoek & Ruprecht, Göttingen
Kutter P (1984) Psychoanalyse in der Bewährung – Methode, Therapie und Anwendung. Fischer, Frankfurt am Main
Kutter P (Hrsg) (1985) Methoden und Theorien der Gruppenpsychotherapie. Fromann-Holzboog, Stuttgart
Schindler W (1951) Family pattern in group formation and therapy. Int J Group Psychother 1:100–105

Zur Frage des Bewußtseinswandels im Hinblick auf sexuell übertragbare Erkrankungen

Hilfen zur psychischen Verarbeitung von Aids-Erfahrungen mit psychoanalytisch orientierten Beratungen und Therapien von HIV-/Aids-Patienten

E. Weinel

Die Krankheit Aids und die Infektion mit dem HIV-Virus stellen nicht nur eine medizinische und gesellschaftliche Herausforderung dar, sondern induzieren sowohl bei den von der Infektion Betroffenen als auch bei nichtinfizierten Personen in deren Umgebung eine Fülle von psychischen Phänomenen. Die Verarbeitung der Diagnose HIV-positiv ist bei den Betroffenen selbst vom Stadium der Erkrankung und der Gesamtsituation des Kranken – wie Alter, Geschlecht, Zugehörigkeit zu einer der Hauptrisikogruppen, sozialem Hintergrund, verfügbaren sozialen Kontakten und der gegenwärtigen Arzt-Patient-Beziehung – abhängig, in hohem Maße aber auch von der Primärpersönlichkeit und mehr oder weniger gut kompensierten intrapsychischen Konflikten.

Gegenüber anderen somatischen Erkrankungen mit Todesdrohung, Todesgewißheit und tödlichem Ausgang, z. B. Karzinomerkrankungen, wirft die Infektion mit dem HIV-Virus aufgrund einer Reihe von Besonderheiten, wie etwa der Verknüpfung der Infektion mit z. T schuldhaft erlebter Sexualität, der langen Inkubations- und Latenzzeit sowie der Möglichkeit der Ansteckung anderer, spezifische Probleme auf. Da es für diese Patienten bislang noch keine kausalen Behandlungsmöglichkeiten gibt, gewinnen die psychosoziale Betreuung im Sinne von Aufklärung, Beratung und Unterstützung in der Krankheitsverarbeitung sowie die psychotherapeutische Begleitung zunehmend an Bedeutung.

In meiner klinischen Tätigkeit an der Abteilung für Psychotherapie und Psychosomatik der Universitätsklinik Frankfurt am Main habe ich im Zeitraum von 1983 bis 1988 18 Aids- und Aids-Vorfeldpatienten psychotherapeutisch betreut (psychodiagnostische Interviews, psychoanalytisch orientierte Beratungen und Langzeittherapien).

Tabelle 1. Patientengruppe

	n		Alter
Weiblich	3		23–31 Jahre
Männlich	15		25–52 Jahre
Aids-Vorfeldpatienten	12	(1 Frau)	
Aids-Vollbild	6	(2 Frauen)	
Verstorben	5		

Bei den Patienten, die mir in der Mehrzahl aus der Aids-Ambulanz des Zentrums der Inneren Medizin in Frankfurt am Main überwiesen wurden, handelt es sich um 15 homo- bzw. bisexuelle Männer sowie 3 heterosexuelle Frauen, die keiner der üblichen Risikogruppen angehören. HIV-positive Drogenabhängige und Bluter zählen bislang nicht zu meiner Klientel. Sechs Patienten waren manifest an Aids erkrankt, bei 12 handelte es sich um Aids-Vorfeldpatienten – beim Erstkontakt in unterschiedlich weit fortgeschrittenen Krankheitsstadien (5 Patienten sind inzwischen verstorben; davon 4 an Aids, ein Patient durch Suizid).

Anlaß für die Überweisung waren zumeist heftige, lang anhaltende depressive Reaktionen und häufig auch der von den Patienten explizit geäußerte Wunsch, mit einem Psychotherapeuten über ihre seelische Not zu sprechen. Der Wunsch nach psychotherapeutischer Hilfe hatte bei den meisten aufgrund erheblicher psychischer Schwierigkeiten schon vor dem Wissen über die Serokonversion bestanden. Allerdings war es nie dazu gekommen, diesen Wunsch zu verwirklichen, außer in 3 Fällen, in denen die Psychotherapie aber vorzeitig beendet wurde. Retrospektiv betrachtet, litten die Patienten – ohne daß ich hier näher auf Strukturdiagnosen eingehen kann – unter neurotischen Störungen mit phobischen Symptomen, Angstzuständen, Zwängen, depressiven Verstimmungen sowie Identitätsstörungen und Abhängigkeitskonflikten. Ihr bisheriges seelisches Gleichgewicht schien überwiegend durch narzißtische und interpersonelle Abwehrarrangements gewährleistet.

Die Mitteilung der Diagnose HIV-positiv löste in aller Regel eine schwere narzißtische Krise bei den Patienten aus. Keiner von ihnen – die meisten wußten seit längerem von der Serokonversion – hatte sein seelisches Gleichgewicht wiederfinden können. Unter der Bedrohung versagten ihre üblichen psychischen Kompensations- und Abwehrmechanismen. Ihr Ich hatte nicht nur die Auseinandersetzung mit der realen Bedrohung durch Krankheit und Tod zu leisten, sondern war plötzlich auch massiv bisher möglicherweise gut kompensierten intrapsychischen Konflikten ausgesetzt. Langabgewehrte, mit einer als schuldhaft erlebten Sexualität verknüpfte Ängste, Scham- und Schuldgefühle sowie Zweifel wurden aktiviert.

Ohne daß ich an dieser Stelle näher darauf eingehen kann, sei hier doch auf den Begriff der kumulativen Traumatisierung verwiesen, welcher mir für das Verständnis der Psychodynamik dieser Prozesse sinnvoll erscheint. Verständlicherweise genügte diesen Patienten weder die übliche psychosoziale Betreuung noch das Angebot von Selbsthilfegruppen. Das primäre Übertragungsangebot enthielt zumeist den unbewußten Wunsch nach Partizipation an und Verschmelzung mit einem gesunden, omnipotenten Objekt in der Hoffnung auf Wiedergutmachung und auf Wiederherstellung der bedrohten physischen und psychischen Integrität bei gleichzeitigen unbewußten Ängsten und Wünschen, dieses Objekt zu infizieren und damit zu zerstören.

Bevor ich auf einige Aids-spezifische Schwerpunkte in der therapeutischen Arbeit zu sprechen komme, möchte ich zum besseren Verständnis ein klinisches Beispiel skizzieren:

Eine 24jährige Aids-Patientin wurde mir als „medizinisches Wunder" angekündigt: Erst im Rahmen einer Pneumocystis-carinii-Pneumonie, die sie bei völligem körperlichem Wohlbefinden getroffen und die sie gerade überlebt hatte, war die Diagnose Aids gestellt und ihr inzwischen auch mitgeteilt worden. Zum Zeitpunkt des Erstkontakts befand sie sich noch auf der Intensivstation. Am Vortag unseres Gesprächs war ein Spontanpneumothorax aufgetreten, die Patientin hatte aber dennoch – obwohl körperlich sehr geschwächt und angestrengt – auf dem Gespräch bestanden.

An mich als Psychoanalytikerin hegte sie große Erwartungen – eine idealisierende Übertragung? Zentrales Thema des 1. Gesprächs waren weniger die massiven Todesängste, welche die Patientin hinter dem Bild „medizinisches Wunder" verstecken konnte, das durchaus gemischte Gefühle in ihr hervorrief: einerseits Stolz und ein Gefühl, trotz allem körperliche Immunität zu besitzen, andererseits Verwunderung und Entsetzen. Sie sprach vielmehr v. a. über ihr derzeitiges Gefühl von Hilflosigkeit und Ohnmacht, die Situation nicht wirklich einschätzen zu können und ihren Körper nicht unter Kontrolle zu haben, verdichtet in dem Bild, „Wie ist das, wenn man keine Luft mehr bekommt?"

Von Anfang an signalisierte sie mir, daß ich ihr eine Stütze und ein Verbündeter im Kampf gegen dieses Gefühl der Ohnmacht sei, ihr Ermutigung und Hoffnung gebe. So leuchteten ihre Augen auch auf, als ich ihr sagte, ich verstünde zwar von Immunologie nicht sehr viel, betrachte es aber als positiv, wenn ihr Immunsystem und ihr Körper doch offensichtlich noch immer so gut reagieren könnten. Es war ganz offenkundig, daß diese Intervention in der verzweifelten Situation der Patientin eine entlastende Funktion hatte.

Diese sehr intelligente und sensible, jedoch eher scheue, introvertierte und aggressionsgehemmte junge Frau war schon immer leicht zu verunsichern, wie sie mir mitteilte. Die Krankheit hatte ihr instabiles Selbstwertgefüge erschüttert und ihren Ablösungsprozeß von der Familie sowie den ihrer Identitätsfindung abrupt unterbrochen. Nie zuvor in ihrem Leben hatte sie eine ähnlich schwerwiegende Krise zu bewältigen, wie sie sagte, außer vielleicht die Trennung vom Elternhaus.

Nach der Entlassung aus der Klinik – die Patientin hatte sich körperlich gut erholt und wurde inzwischen mit AZT (Retrovir) behandelt – begannen wir eine psychoanalytisch orientierte Beratung im Rhythmus von einer Stunde pro Woche. Schwerpunktmäßig lassen sich Inhalte und Verlauf dieser Beratung folgendermaßen beschreiben: Auch nachdem der körperliche Zustand der Patientin zunächst stabil war, mußten immer wieder ihre Ängste, wie die Krankheit sich weiterentwickeln werde, und ihre Unsicherheit bezüglich der medizinischen Maßnahmen, z. B. ob AZT wirklich helfe, sowie ihre tiefe Resignation: „Mir kann doch niemand Klarheit geben", aufgefangen werden. Dies ermöglichte ihr, über weniger konkrete Ängste, Schuld- und Schamgefühle zu sprechen.

Von der Infektion wußten nur die Eltern und der langjährige Freund, welcher HIV-negativ ist. Selbst nahen Familienangehörigen, nämlich dem jüngeren Bruder, und dem Freundes- und Bekanntenkreis gegenüber wagte die Patientin nicht, ihre Krankheit zu offenbaren. Nur beschämt und gegen großen inneren Widerstand war es ihr möglich, mir mitzuteilen, daß sie die Phantasie in ihrer Umwelt: „Was ist das für eine" fürchte.

In diesem Zusammenhang kamen ihre persönlichen Vorstellungen von Ansteckung und Aids zur Sprache. Auf welche Weise sie sich selbst angesteckt hatte, war nicht ganz klar – wahrscheinlich vor Jahren in einer kurzen Beziehung zu einem wohl drogenabhängigen Freund. Vorsichtig sprach sie davon, den jetzigen Freund beim sexuellen Verkehr auch ohne Kondom nicht anstecken zu können. Dagegen wollte sie den Kontakt zu Kindern, v. a. Säuglingen, meiden, aus Angst, diese durch Berührung zu infizieren. Auch bei mir zuckte sie anfangs zusammen, wenn ich ihr bei der Begrüßung die Hand gab. Auf die Konfrontation mit diesen zum Teil irrationalen Vorstellungen reagierte die Patientin mit tiefer Verzweiflung; es wurde ihr allmählich möglich, über Schwangerschaftswünsche zu sprechen und ihre Trauer, nie mehr ein Kind haben zu können, sowie damit verbundene Verlassenheits- und Todesängste auszudrücken.

Der regelmäßige wöchentliche Rhythmus und die inhaltliche Arbeit wurden unterbrochen, als die Patientin wegen einer akut aufgetretenen Halbseitensymptomatik bei fraglicher Toxoplasmose erneut stationär aufgenommen werden mußte. Auch während ihres Aufenthalts in der Klinik setzten wir die Beratung auf Wunsch der Patientin fort. Da sie sich von den Ärzten weder genügend aufgeklärt noch beruhigt fand, wurde ich nun für sie ausschließlich als „medizinisches Hilfs-Ich" wichtig. So wollte sie medizinische Abkürzungen und Begriffe oder Laborwerte genauestens von mir erklärt haben. – Nach der Entlassung aus dem Krankenhaus konnte die Beratung aus medizinischen Gründen zunächst nicht fortgeführt werden.

Telefonisch teilte die Patientin mit, daß sie die therapeutischen Gespräche jedoch unbedingt weiter fortsetzen wolle – ein Hinweis auf ihre Lebenshoffnung.

Wie dieses Beispiel verdeutlichen soll, handelt es sich bei manifest an Aids erkrankten Patienten in der Regel um Entlastungsgespräche, d. h. der Therapeut gewinnt hier mehr noch als bei Aids-Vorfeldpatienten Hilfs-Ich-Funktionen, indem er dem Patienten ermöglicht, Gefühle wie Hilflosigkeit, Scham, Schuld und Angst zuzulassen und zu verbalisieren.

Therapeutische Schwerpunkte bei der Behandlung von Aids-Patienten

Folgende Probleme stellten sich in den Therapien als zentral heraus:
– Stigmatisierung,
– Isolation,
– Schuldgefühle und Selbstverachtung,
– wenig offene Auflehnung,
– größere Hoffnungslosigkeit als bei Karzinompatienten,
– Verlust der körperlichen Integrität.
Alle Patienten litten darunter, gerade an Aids erkrankt zu sein (Stigmatisierung). Aus dem Gefühl, eine Zumutung für andere zu bedeuten, mieden sie Kontakt und zogen sich von ihrer Umgebung zurück (Isolation). Viele erlebten die Krankheit zwar als einen Fluch, aber aufgrund ihrer zum Teil massiven Scham- und Schuldgefühle und eines bis zur Selbstverachtung gehenden negativen Selbstbilds oft auch als gerechte Strafe. Mit den Worten eines Patienten: „Ich habe zu sehr gesündigt.“
Damit mag in Zusammenhang stehen, daß viele solcher Patienten zwar körperlich sehr qualvoll, aber psychisch „sehr still“ sterben. Selten findet man Auflehnung und Protest, dafür aber eine um so größere Hoffnungslosigkeit, ausgeprägter als z. B. bei Karzinompatienten. Diese Hoffnungslosigkeit scheint durch die bewußte Wahrnehmung des extremen körperlichen Verfalls und den daraus resultierenden Verlust der körperlichen Integrität bei einem primär negativen Körperbild verstärkt zu werden.

Therapeutische Schwerpunkte bei der Behandlung von Aids-Vorfeldpatienten

In meiner klinischen Arbeit fand ich Beobachtungen von Mandel (1986) sowie Holland u. Tross (1985) bestätigt, daß HIV-Positive mit und ohne klinisch faßbare Symptome noch entscheidend mehr psychische Störungen aufweisen als Aids-Patienten. Bei ersteren bleibt Aids nicht das zentrale Thema der Behandlung, sondern bildet v. a. den Anstoß dazu, sich intensiver als zuvor mit sich selbst und den eigenen Schwierigkeiten zu beschäftigen. Zitat eines Patienten:
„Ich möchte nicht, daß Sie mich funktionstüchtig machen, ich möchte meine Verrücktheit besser verstehen, um etwas besser leben zu können, weil ich vielleicht doch länger leben muß, als ich zunächst dachte.“

Im Zentrum der therapeutischen Arbeit mit HIV-Positiven steht eher die aufdeckende Bearbeitung neurotischer Konfliktanteile. Darüber hinaus gibt es aber auch allen gemeinsame Aids-spezifische Inhalte:
- Angst vor Entdeckung, drohende Isolation,
- Angst vor ungenügender Aufklärung und unsicheren Behandlungsmethoden,
- Angst vor Krankheitsausbruch,
- Suizidalität,
- Umgang mit Sexualität,
- Umgang mit Aggressivität.

Angst vor Entdeckung, drohende Isolation

In der Regel war für diese Patienten ein fehlender sekundärer Krankheitsgewinn kennzeichnend. Auch in ihrer näheren Umgebung mußten sie das Wissen um die Infektion zumeist verheimlichen, so daß es für sie nicht nur zu keiner Entlastung kam, sondern sie überdies die Entdeckung ihres „Geheimnisses" und daraus resultierende persönliche und soziale Schwierigkeiten zu fürchten hatten. Die Verlassenheits- und Verlustängste, welche also durch die Diagnose plötzlich höchst real und konkret wurden, waren bei fast allen Patienten immer auch neurotisch determiniert.
Häufig bestand trotz schwierigsten familiären Verhältnissen und konfliktreichen, zum Teil hochambivalenten Beziehungen zum engeren Familien- oder Freundeskreis der Wunsch nach Aussprache, welcher in den meisten Fällen nicht verwirklicht werden konnte. Nach meiner Erfahrung kann die Psychotherapie gerade dazu einen Beitrag leisten: Gelingt es nämlich – auf dem Boden einer positiven Übertragungsbeziehung –, die quälenden Abstoßungs- und Zurückweisungsphantasien in ihrem neurotischen Anteil zu bearbeiten, dann wagen die Patienten meist die Aufdeckung ihres „Geheimnisses", ohne daß es real zur Zurückweisung kommen muß. Dies wurde von den Patienten positiv registriert oder auch mit Verwunderung und Skepsis, dem eigenen negativen Selbstbild und der eigenen Selbstverachtung entsprechend.

Angst vor ungenügender Aufklärung und unsicheren Behandlungsmethoden

Bei fast allen Patienten bestand erhebliche Ängstlichkeit und Unsicherheit den medizinischen Maßnahmen und dem medizinischen Personal gegenüber: „Wird auch alles getan, wo man doch so wenig weiß?" Dies bewirkte häufig ein Pendeln zwischen Idealisierung und Skepsis und ließ die Patienten vermehrt zu zusätzlichen Angeboten und Methoden greifen – darunter auch die Psychotherapie, welche dem persönlichen Behandlungs- und Krankheitskonzept vieler Patienten mit dem vorrangigen Wunsch nach vitaler Stärkung am ehesten entgegenkam. Dieses Krankheitskonzept war oft geprägt von teilweise magisch-mystischen ganzheitlichen Vorstellungen über Körper- und Abwehrvorgänge; es ermöglichte den Patienten jedoch, nicht nur in einem durch die Mitteilung der Diagnose ausgelösten Gefühl totalen Ausgeliefertseins zu verharren, sondern wieder für sich selbst aktiv zu werden und sich für den eigenen Körper verantwortlich zu fühlen.

Angst vor Krankheitsausbruch

Jegliche auch nur vermeintliche Veränderung im körperlichen Befinden wurde von den Patienten mit großer Aufmerksamkeit und Sorge registriert. Die Furcht: „Ist es jetzt soweit?" dominierte das seelische Erleben. Nicht selten waren solche Veränderungen aber auch von einem Gefühl der Erleichterung begleitet, welche dem Wunsch entsprang, lieber mit einer klaren und eindeutigen Situation, auf die man sich einstellen kann, leben zu wollen als mit dem ewigen Gefühl, eine Zeitbombe in sich zu tragen. In der Behandlung stand dann oft die Beschäftigung mit Phantasien über Alltagsprobleme wie Arbeitsunfähigkeit, Einreichung der Rente usw. im Vordergrund.

Suizidalität

Die Beschäftigung mit Suizidgedanken und -impulsen wurde überwiegend dann zum Thema, wenn der Patient wirklich befürchtete, manifest zu erkranken. Oft betrachtete er den Suizid als letzte Möglichkeit, doch noch oder erneut Kontrolle über seinen Körper zu erlangen und nicht den Prozeß des körperlichen Verfalls erleben und ertragen zu müssen.

Umgang mit Sexualität

Zentral waren hier weniger Fragen beispielsweise des „Safer Sex", sondern vielmehr die grundsätzliche sexuelle Erlebnisfähigkeit und die Bedeutung bestimmter sexueller Praktiken. Bei den meisten der homosexuellen Patienten wurden alte Konflikte bezüglich der Tatsache ihrer Homosexualität aktiviert; häufig betrachteten sie die Infektion als „durch eine schmutzige Sexualität selbst verschuldet". Bemerkenswerterweise war bei fast allen von ihnen eine Hyposexualität zu beobachten, die sich u. a. in Libido- und Potenzverlust äußerte, worauf sie mit Resignation reagierten.
Zum Komplex Sexualität gehörten auch Phantasien über und die Auseinandersetzung mit dem Thema Schwangerschaft, unabhängig vom Geschlecht des Patienten. Die Befürchtung, „nie ein Kind haben zu können", ist als Variation des Todesthemas zu verstehen, denn sich fortzupflanzen bedeutet, eine Art von Unsterblichkeit zu erlangen.

Umgang mit Aggressivität

Fast alle Patienten wirkten eher aggressionsgehemmt; aggressive Impulse bzw. destruktive Phantasien konnten in der Therapie häufig nur indirekt oder verschlüsselt ausgedrückt werden. Sie wurden abgespalten und externalisiert erlebt, z. B. an den Medien oder bestimmten gesellschaftlichen Repräsentanten, etwa Ärzten. Selten äußerte ein Patient Gefühle von Wut und Zorn so direkt wie in dem folgenden Satz: „Ich kann die Terroristen verstehen. Manchmal möchte ich auch eine Bombe legen – warum soll es immer nur mich treffen."

Bevor ich zum Ende meiner Ausführungen komme, möchte ich noch kurz auf die gefühlsmäßigen Reaktionen des Therapeuten eingehen. Zu recht gilt die Behandlung von Aids- und Aids-Vorfeldpatienten als emotional belastend, da der Therapeut in besonderem Maße mit den eigenen Grenzen konfrontiert wird. Unsere emotionalen Widerstände und Berührungsängste im Umgang mit diesen Patienten entspringen einerseits Gefühlen der Ohnmacht und Hilflosigkeit angesichts des körperlichen Verfalls und Sterbens dieser oft sehr jungen Menschen, andererseits wurzeln sie aber auch in zumeist unbewußten eigenen Kontaminationsphantasien und abgewehrten Konflikten um Sexualität und Tod.

Nach meiner Erfahrung sind es jedoch nicht ausschließlich irrationale Berührungsängste und Widerstände des Therapeuten, die die Behandlung dieser Patienten erschweren. Durch die besonderen Begleitumstände der Erkrankung (Möglichkeit der Ansteckung anderer durch die Patienten und die ausgeprägten gesellschaftlichen Reaktionen auf das Phänomen Aids) ist in die exklusive Beziehung Patient–Therapeut ständig auch etwas „Drittes" konkret eingeführt, das eine solche Therapie schwieriger gestaltet als die Behandlung anderer Patienten.

Abschließend möchte ich feststellen, daß es aufgrund der Komplexität des Phänomens Aids, der Verschränkung von biologisch-somatischen Abläufen und medizinischen, individualpsychologischen, kulturellen und gesellschaftlichen Aspekten, ein einheitliches Behandlungskonzept zur Zeit nicht geben kann, einmal abgesehen von notwendigen medizinischen Maßnahmen. Grundsätzlich stellt sich bei diesen Patienten die Frage, zu welchem Zeitpunkt welche Form der Psychotherapie indiziert, sinnvoll und verantwortbar ist; d. h. ob nicht neurotische Persönlichkeitsanteile den Krankheitsverlauf zusätzlich ungünstig beeinflussen oder aber ob nicht womöglich die Aufdeckung solcher neurotischer Konflikte in einer bestimmten Phase der Erkrankung die psychische Abwehr und damit das innere Gleichgewicht noch weiter schwächt. Daraus folgt für das psychotherapeutische Angebot, daß nicht nur mögliche Veränderungen des Settings – je nach Krankheitsstadium – in Betracht zu ziehen, sondern insbesondere auch bestimmte Abwehrprozesse, beispielsweise eine pathologische Verleugnung der aktuellen Situation, anders zu gewichten sind als bei den übrigen Patienten mit neurotischen Symptomen.

Literatur

Brodt HR, Helm EB, Werner A, Joetten A, Bergmann L, Klüwer A, Stille W (1986) Spontanverlauf der LAV/HTLV-III-Infektion. DMW 111:1175–1180

Dilley JW, Ochitill HN, Perl M, Volberding PA (1985) Findings in psychiatric consultations with patients with acquired immune deficiency syndrome. Am J Psychiatry 142:1, 82–86

Eissler KR (1978) Der sterbende Patient: Zur Psychologie des Todes. Problemata Fromann-
    Holzboog 61, Stuttgart-Bad Cannstatt
Faulstich ME (1987) Psychiatric aspects of Aids. Am J Psychiatry 144:5, 551–556
Holland JC, Tross S (1985) The psychosocial and neuropsychiatric sequelae of the acquired
    immune deficiency syndrome and related disorders. Ann In Med 103:760–764
Jäger H (Hrsg) (1987) Aids: Psychosoziale Betreuung von Aids- und Aids-Vorfeldpatienten.
    Thieme, Stuttgart New York
Mandel JS (1986) The psychosocial challenges of Aids and ARC. Focus (Review of AIDS
    Research) vol 1, No. 2. University of California, San Francisco/CA
Rechenberger I (1986) Aids und Aids-Phobie aus psychodnyamischer Sicht. In: Steigleder
    GK (Hrsg) Aids – neuere Erkenntnisse. Grosse, Berlin

Gibt es ein neues Bewußtsein im sexuellen Erleben und Verhalten?

H. Musaph

Einige Marksteine in der Geschichte der Sexuologie
Die Geschichte der modernen Sexuologie hat ihren Anfang in Deutschland um die Jahrhundertwende. Richard von Krafft-Ebing (1840–1902) schrieb die *Psychopathia Sexualis*, in der viele Krankheitsgeschichten beschrieben werden von Menschen mit was man damals nannte: sexuellen Perversionen. Er versuchte diese Menschen psychiatrisch zu heilen und sah seine Patienten als Stiefkinder der Natur. Sein großes Verdienst ist natürlich, daß er dem Zeitgeist der Prüderie und der Tabuisierung der Sexualität widerstand. Von Krafft-Ebing haben wir gelernt, daß z. B. Pädophilie eine psychiatrische Krankheit ist. Hönig (1977) hat gezeigt, daß Krafft-Ebing der großen Tradition der französischen Psychiatrie folgte, wobei Namen wie Esquirol, Morel, Magnan, Alfred Binet und Charcot genannt werden sollten. Dieser durch die französische Psychiatrie gepflanzte Baum trug in Deutschland sehr gute Früchte in der medizinischen Sexuologie. In brauche nur die Namen der dramatis personae, geboren in Deutschland in der zweiten Hälfte des 19. Jahrhunderts zu nennen: Albert Mol (1862–1939), August Forel (1848–1931), Magnus Hirschfeld (1868–1935), Ivan Bloch (1872–1922) und „last but not least" Sigmund Freud (1856–1939).
Sie arbeiteten alle in einer für sie feindlichen Umgebung, die ganz anders über Sexualität in all ihren Äußerungsformen dachte. Daß es unter diesen Pionieren so viele Juden gibt (Haeberle 1982) ist m. E. damit zu erklären, daß sie in ihrer Erziehung nicht belastet sind mit paulinischen und calvinistischen Einflüssen.
1933 wurde von den Nazis in Deutschland und 1938 in Österreich jegliche wissenschaftliche Arbeit über Sexuologie verboten, die Bücher verbrannt, die Institute geschlossen.

Aufschwung der Humanwissenschaften
Nach dem 2. Weltkrieg ist durch den Aufschwung der Humanwissenschaften, der Soziologie, der Sozialpsychologie, der klinischen Psychologie, der Andrologie und der Pädagogik, auch außerhalb medizinischer Kreise ein sehr großes Interesse für die Sexuologie entstanden. Diese nichtmedizinischen Wissenschaftler zeigten den Einfluß der Makro- und Mikrokultur auf das soziale Denken der Bevölkerung. Daß sich unsere Ansicht über Homosexualität z. B. so stark geändert hat, ist auch diesem Einfluß zu verdanken. So wissen wir jetzt, daß psychopathologische Symptome, die wir bei Homosexuellen vorfin-

den, größtenteils nicht aus der Homosexualität erklärt werden können, sondern aus der sozialen Isolation, in der die Homosexuellen gezwungen sind zu leben. Die Nichtmediziner haben das mit ihrer viel besseren Methodologie gezeigt. Man darf die Einflüsse der Gesellschaft nicht verharmlosen. Sie zeigen sich in der medizinischen Sprechstunde. Dies ist eines der Argumente, warum die American Psychiatric Association 1973 beschlossen hat, Homosexualität von der Liste der psychopathologischen Symptome zu streichen.

Entdeckungen innerhalb der Psychoanalyse
Nicht nur die Humanwissenschaftler haben viel dazu beigetragen, ein neues Bewußtsein im sexuellen Erleben und Verhalten zustande zu bringen. Innerhalb des medizinischen Kreises hat die Psychoanalyse hervorragende Arbeit geleistet. Die von Freud 1905 beschriebene infantile Sexualität mit ihren spezifischen Phasen und Äußerungen, die von einer Reihe von Psychoanalytikerinnen beschriebene Mutter-Kind-Beziehung (Anna Freud, Melanie Klein, Grete Bibring, Marie Bonaparte, Berta Bornstein, Dorothey Burlingham, Edith Buxbaum, Selma Fraiberg, Phyllis Greenacre, Margret Mahler und viele andere) haben das Denken über menschliche Sexualität tiefgehend beeinflußt.

Die technische Entwicklung
Daneben hat die technische Entwicklung der Antikonzeptiva einen immensen Aufschwung erlebt. Die Antikonzeptionspille hat zum ersten Mal deutlich die Spaltung zwischen sexuellem Erlebnis und Fortpflanzung zustande gebracht. Das Akzeptieren der Antikonzeption ist wesentlich das Akzeptieren der menschlichen Sexualität als ein von der Fortpflanzung unabhängiges Phänomen. Die Frau konnte sich jetzt selbst entschließen, ob sie schwanger werden wollte oder nicht. Die teilweise Unabhängigkeit der Frau wurde in der feministischen Bewegung sehr stark in den Vordergrund gerückt. Daß die genannte Spaltung mit einer stärkeren Akzentuierung der Sexualität ohne die Fortpflanzung einen solchen Aufschwung im Westen erlebt hat, hat sicher auch mit der Säkularisierung, dem Leerlauf der Kirchen und der Minderung der Autorität i. allg. zu tun. Die Emanzipationsbewegungen haben auch mitgeholfen die Sexualität in ihren verschiedenen Formen zu detabuisieren. Man kann im Sommer alten und jungen Menschen am Strand ganz nackt begegnen, und das war vor 30 Jahren außerhalb der Naturistenlager noch nicht möglich. Die Masturbation ist allgemein als normales Verhalten akzeptiert.

Das neue Tabu der Zärtlichkeit
Die Kehrseite der Medaille ist in unserer westlichen Gesellschaft ebenso deutlich. Die Sexualität hat viel an Zärtlichkeit und Höflichkeit eingebüßt. Sehr junge Leute, im Alter von 14 Jahren oder jünger, können koitieren ohne die damit verbundene Emotionalität zu erleben. Es gibt Männer die eine Impotentia erigendi zeigen, weil ihre Gattinnen eine Maskulinisierung ihrer Sexualität verlangen und damit ihre Männer in den Anklagestand versetzen. Es gibt Kreise, die früher Freundschaft ohne Sex und heute Sex ohne Freundschaft predigen.

Eine neue Welle von Sexualangst

Die rezente Aidsepidemie hat bereits ihre Spuren hinterlassen. Vor allem in homosexuellen Kreisen hat sich das sexuelle Verhalten geändert. Die Promiskuität ist stark zurückgegangen. Der Frau genügt es nicht mehr die Pille oder das IUD zu gebrauchen. Das Kondom ist notwendig geworden. Eine Welle von Sexualangst zieht über die Welt. Primitive Mechanismen, wie Krankheit als Strafe für sexuelle Sünden, sind wieder wirksam.

Wechsel der Bewußtseinsinhalte

Man kann am Ende der 80er und am Anfang der 90er Jahre unseres Jahrhunderts nicht mehr von *einem* neuen Bewußtsein im sexuellen Erleben und Verhalten sprechen. Es gibt heutzutage viele verschiedene Bewußtseinsinhalte, progressiv und konservativ, tolerant und intolerant, permissiv und verurteilend. Vielleicht ist der Unterschied zu den vergangenen Jahrzehnten der, daß die Bewußtseinsinhalte schneller wechseln und der Unterschied zwischen den Generationen größer wird und sich schneller wandelt. Wir leben in einer Zeit, in der uns die Kommunikationsmittel dabei helfen. Das Radio hat uns viel schnellere und bessere Informationen über Sexualität gegeben. Das Fernsehen hat uns gezeigt, daß Sexualität zum normalen Lebensrhythmus gehört. Geändert haben sich die Inhalte der Vorträge. Man ist freier, offener und direkter geworden. Verändert sind auch die Bilder und Szenen im Fernsehen. Nacktheit ist nicht mehr tabu. Die Gleichberechtigung von Männern und Frauen wird überall im Westen propagiert. Der Feminismus als Emanzipationsbewegung hat sicherlich einen positiven und wohltätigen Einfluß auf die sexuelle Moral ausgeübt. Aber der Feminismus hat auch Nebeneffekte, die weniger positiv sind, z. B. die Neigung zur Maskulinisierung der weiblichen Sexualität.

Zusammenfassend kann man sagen, daß die Arbeit der Pioniere von vor 1933 ihre Früchte nach dem 2. Weltkrieg abgeworfen hat. Die innere und äußere Haltung gesellschaftlichen Phänomenen gegenüber, wie z. B. der unverheirateten Mutterschaft, dem unverheirateten Zusammenleben, Masturbation und Homosexualität, ist heute viel toleranter als vor 30 Jahren. Man kann aber vom Standpunkt einer toleranten Sexualmoral nicht sagen, daß wir es besonders weit gebracht hätten.

Das Pendel der öffentlichen Meinung ist immer in Bewegung. Sexualität hat immer auch mit Liebe und Haß zu tun. Hoffen wir, daß unsere Erziehung zur Freundlichkeit und zur Liebe in der Sexualität etwas mehr Erfolg haben wird.

Literatur

Haeberle E (1982) The jewish contribution to the development of sexology. J Sex Research 18:305–323

Hönig J (1977 a) The development of sexology during the second half of the 19th century. In: Money J, Musaph H (eds) Handbook of Sexology, Chapter 2. Excerpta Medica, Amsterdam New York

Hönig J (1977 b) Dramatis personae: selected biographical sketches of 19th century pioneers in sexology. In: Money J, Musaph H (eds) Handbook of Sexology, chapter 3 Excerpta Medica, Amsterdam New York

Money J (1986) Venuses Penuses. Sexology, sexosophy and exigency theory. Prometheus, New York

Musaph H (1977) Sexology: a multidisciplinary science. In: Money J, Musaph H (eds) Handbook of Sexology, chapter 6. Excerpta Medica, Amsterdam New York

Zur Bedeutung von Aids für Individuum und Kultur

R. Reiche

Wer sich mit Aids wissenschaftlich zu beschäftigen beginnt, tritt alsbald ein in eine paranoid-persekutorische Landschaft, aus der er so bald nicht mehr herauskommt. Er befindet sich in einer Welt von Verleugnungen und Verdrehungen, die das kulturübliche Maß weit übersteigen, einer Welt, in der es nur noch Verfolger und Verfolgte zu geben scheint.

Der informative Umgang mit Aids

Verleugnet wird etwa ganz eklatant die Tatsache, daß die Frau in einem weitaus geringeren Maß eine Ansteckungsgefahr für den Mann darstellt als der Mann für die Frau. „Nach heutigem Wissen", schreibt Sigusch in *Aids als Risiko* und belegt die neuere Literatur, „wird das HIV parenteral übertragen... durch *direkte* Inokulation (‚Einbringung') von infiziertem Blut oder infiziertem Samen" (1986, S. 15f.). Damit sich ein Mann bei einer Frau beim Geschlechtsverkehr infizieren kann, ist es wahrscheinlich notwendig, daß die Frau nicht nur infiziert ist, sondern blutet – ob Menstruationsblut als Überträger ausreicht, ist bisher unbekannt. Wie dem auch sei, interessant im Zusammenhang der Verleugnungen ist die Tatsache, daß Vaginalhaut, Vaginalflüssigkeit und Menstruationsblut bis heute nicht zum Gegenstand systematischer infektiologischer Untersuchungen gemacht wurden.[1] Die Virologen und Infektiologen haben in diesem Forschungsmilliardengeschäft das Feld kampflos den Retrovirologen überlassen; geforscht wird mit großem Aufwand nach der molekularen Struktur des Virus, auf dem Gebiet des infektiologischen großen ABC (wo erreicht das Virus überhaupt eine infektionskritische Konzentration?) wird verleugnet.

Ein 2. Beispiel aus dieser Landschaft massiver Verdrehungen: Bei Aidshochrechnungen und nur bei ihnen, darauf haben besonders Clement (1986, S. 210f.) und G. Schmidt (1986, S. 26ff.) hingewiesen, wird nicht wie sonst bei

---

[1] Vgl. Weissenbacher (1988): „Wie mehrfach festgestellt, ist eine Übertragung durch Sekrete (Menstrualblut, Vaginalsekret u. a.) möglich, in der Praxis jedoch sehr unwahrscheinlich."

vergleichbaren epidemiologischen Berechnungen mit der *statistischen* Inzidenz-rate (Neuerkrankungen pro Zeiteinheit), sondern mit einer *kumulativen* Inzidenzrate operiert. Diese steigt aber per definitionem immer, auch dann, wenn es längst zu einer Abnahme der Neuerkrankungen kommt. Derart wird in der medizinischen und gesundheitspolitischen Statistik unter allen Kranken und Toten allein den HIV-infizierten und Aidspatienten die Ehre zuteil, ein ewiges Leben – wenn auch nur in der Statistik – führen zu dürfen. Sie als einzige dürfen nicht sterben; sie müssen immer weiter gezählt werden.

Wie kommt es zu dieser Abkehr von allen wissenschaftlichen Konventionen im Umgang mit einer Krankheit? Wie kommt es zu dieser rapiden Zersetzung aller bürgerlichen Konventionen, die etwa darin sich ausdrückt, daß Stadtge-sundheitsämter in ihren Hauswurfsendungen mit scheinbarer Selbstverständ-lichkeit von kondomgeschützem „Analsex" sprechen – als handele es sich um eine Anweisung zum Abkochen von Wasser in einem Typhusdistrikt? Ist das, was von kritischen Sexual- und Sozialwissenschaftlern zusammenfassend als Aids-Hysterie bezeichnet wird, wirklich eine Massenhysterie zu nennen? Und wenn es sich um ein Massenphänomen handelt, ist es dann eine Hysterie, also ein pathologisches Massenphänomen – oder eher eine adäquate Angstreaktion auf eine reale Bedrohung?

Realangst oder neurotische Angst vor Aids?

In der Psychoanalyse sind wir gewohnt, zwischen Realangst und neurotischer Angst zu unterscheiden, die erstere als ein Warnsignal und damit eine Schutz-vorrichtung des Ich gegen eine äußere Gefahr zu betrachten und die letztere als eine verschobene Reaktion auf eine Triebgefahr, also auf eine innere Gefahr. Zwischen beiden bestehen aber so viele innere Verbindungen wie zwischen innen und außen überhaupt. Die Schutzmaßnahmen gegen eine reale Bedro-hung – etwa eine Infektionsgefahr – lassen sich so ausgestalten, daß damit zugleich Triebwünsche und Triebängste befriedigt werden. Ja, es kann gar nicht anders sein, als daß alle realistischen Schutzvorkehrungen mit einem Potential operieren, das sich der Triebangst – und Triebwünschen – verdankt. Es ist dann nicht einfach, auf dem ideellen Kontinuum mit den Polen Real-angst/neurotische Angst die bei einem Individuum oder Kollektiv zu beobach-tenden Angstreaktionen als eher realistisch oder eher neurotisch einzustufen. Ein konsequenter Gegner der friedlichen und militärischen Nutzung der Atom-kraft wird *jede* Angstreaktion im „Zeitalter der Bombe" als noch immer zu wenig realistisch bezeichnen. Anders nennt unsere Zeit als das „Zeitalter der Unfähigkeit zur Angst" und uns „Analphabeten der Angst" (1956, S. 265). Analog wird jeder, der wie Koch, der Aids-Beauftragte der bayerischen Regie-rung, zutiefst davon überzeugt ist, daß die Ausbreitung von Aids die exzeptio-nelle Bedrohung der Menschheit schlechthin darstellt, jede „überschießende" (neurotische) Reaktion für gerechtfertigt erklären (Koch 1987). Nun hinkt dieser Vergleich zwischen der realen Bedrohung der Menschheit durch Aids und der atomaren Bedrohung so sehr, daß viele es als einen zynischen Ausdruck der Verleugnung der atomaren Bedrohung bezeichnen werden, diesen Vergleich überhaupt im Munde zu führen.

Gerade darum ist angesichts der realen Bedrohung der Menschheit durch ihre selbstgemachten atomaren und ökologischen Katastrophen festzustellen, daß wir die reale künftige Bedrohung, die vom HIV-Virus ausgeht, noch nicht abschätzen können. Die Angst und die Panik, die sich bis heute in allen Aids-Hochrechnungsprognosen ausdrückt, ist nicht damit als neurotische abzutun, daß in den Prognosenboom neurotische Motive eingehen, daß die Prognosen selbst mit nachgewiesenermaßen irrsinnigen Bezugsgrößen (vgl. G. Schmidt 1986, S. 27) operieren und mit ideologischen Mitteln zu politischen Zwecken verwendet werden.[1] Die Schlagzeile von der „Volksseuche Nr. 1" ist nicht damit von der Hand zu weisen, daß Aids bis heute alles andere als die Nr. 1 unter den Pandemien ist.[2]

Strukturelle Gewalt der Gesellschaft gegen Randgruppen

Kritische Sozial- und Sexualwissenschaftler sind sich darin einig, daß auf dem Rücken von Aids eine Kampagne gegen das Sexuelle, darüber hinaus gegen gesellschaftliche Randgruppen und darüber hinaus wieder gegen den Impuls der Emanzipation, der Selbstbestimmung und der Freiheit in den demokratisch verfaßten Gesellschaften überhaupt geführt wird. Über das Mittel des globalisierten Aids-Tests sollen nicht nur totalitäre Visionen, sondern real bestehende totalitär-technokratische Pläne einer Totalerfassung der Individuen realisiert werden. Mit „safe sex" ist eine ordnungspolitische „safe love" angesagt – die Kondomisierung des gesellschaftlich Triebhaften überhaupt. Vor allem die Autoren des von Sigusch herausgegebenen Sammelbandes *Aids als Risiko* haben wahrhaft erschlagendes empirisches Material zusammengetragen, das diese Thesen belegt.

Bei näherem Hinsehen ist es aber gar nicht einfach, festzustellen, wer hier gegen wen oder was eine Kampagne führt, eine Stimmung aufheizt oder eine Änderung im Umgang mit dem Sexuellen durchsetzt. Bleiben wir im eigenen Land: Staatliche Internierungspläne gegen „renitente" Infizierte und faschistische Hetze gegen Homosexuelle, auch wenn sie aus dem Mund von Ministern kommt, können nicht darüber hinwegtäuschen, daß die Gesamtlinie im staatlichen Umgang mit dem Aidsproblem höchst demokratisch ist. Und die Scharfmacher in den Massenmedien sind inzwischen – allen voran der *SPIEGEL* –

---

[1] Z.B. sagt der bayerische Kultusminister über homosexuelle Männer „Diese Randgruppe muß ausgedünnt werden, weil sie naturwidrig ist" (Süddeutsche Zeitung vom 7. 4. 1987).

[2] Auch in den am meisten heimgesuchten afrikanischen Ländern nicht. Vgl. F.I.D. Konotey-Ahulu (vgl. *The Lancet*, S. 762: „aber es trifft wahrscheinlich zu, daß in den meisten, wenn nicht sogar allen Regionen Afrikas die HIV-bedingte Morbidität und Mortalität nicht zu den wichtigsten Gesundheitsproblemen gehören, wenn man sie den Todesfällen durch Malaria, die in Afrika auf eine Million jährlich geschätzt werden, und der noch größeren Zahl von Todesfällen durch Diarrhoe und Atemwegsinfektionen gegenüberstellt. Unter Erwachsenen stellt die Tuberkulose zur Zeit eine viel größere Last dar."

zurückgepfiffen worden. Ganz ohne Frage kann unter bestimmten gesellschaftlichen Bedingungen eine Stimmung des Hasses, der Panik und der Hysterie
umschlagen zum Pogrom; in Brasilien (vgl. *SPIEGEL* vom 25.01.1988) sind in
den letzten Monaten von Straßenkommandos mindestens 300 Homosexuelle
totgeschlagen worden – sicher mehr, als an Aids gestorben sind. Aber in
Brasilien sind auch schon vor Aids auf offener Straße organisiert Angehörige
anderer Gruppen totgeschlagen worden – Indianer, radikale Demokraten,
marginalisierte Landflüchtige. Daß jetzt die Homosexuellen „dran" sind, offenbart nichts strukturell Neues über die strukturelle Gewalt der brasilianischen
Gesellschaft.

Jede Gesellschaft reagiert auf Aids nach dem ihr eingeschliffenen Muster.
Natürlich nehmen die repressiven Ideologieproduzenten, die totalitär-techno-
kratischen Fraktionen der gesellschaftlichen Reform „von oben" und die Ver-
treter einer ordoliberalen „Wende" Aids zum Anlaß, um ihre Politik und ihre
Vision des Zusammenlebens der Menschen durchzusetzen. Soll man darüber
erstaunt sein? Das haben sie mit der APO getan, das haben sie mit der RAF
getan, das haben sie mit den Atomkraftwerken und mit der sog. Asylanten-
schwemme getan – warum sollten sie es ausgerechnet mit Aids nicht tun?

Manche unter uns, die einer möglichst umfassenden sexuellen Freizügigkeit das
Wort geredet und einer möglichst gnadenlosen Niederreißung aller sexuellen
Ungleichzeitigkeiten und Tabus applaudiert haben, heben jetzt an, zu klagen:
Nach Aids wird nichts mehr so sein, wie es einmal war. „Aids hat die Stellung
der Homosexuellen in der Gesellschaft einschneidend verändert" sagt G.
Schmidt (1986, S. 37). Dagegen gilt: Aids ändert gar nichts. Es beleuchtet nur
für einen Moment, als gleichsam kultureller Virustest, besonders grell die
strukturelle Gewalt der Gesellschaften, in denen es auftritt. Dann geht es
weiter im Grundtakt der repressiven Toleranz.[1] Die Homosexuellen, durch
ihre kollektive Neurose und ihre Jahrtausende während Stigmatisierung
besonders trainiert in der Anpassungsfähigkeit an äußere Gewalteinwirkungen,
machen es dem Rest der Gesellschaft derweil schon vor, wie man mit dem
Virus leben kann. Auch auf diesem Gebiet erweisen sie sich wieder einmal als
die wahren Trendsetter der Zirkulationssphäre – wie Dannecker und ich schon
1974 empirisch zeigen konnten.

Im Licht des „kulturellen Aids-Tests" erscheint das Sexuelle für einen Moment
endlich wieder als so bedrohlich wie es immer war. Der Sexualakt wird für
einen Moment wieder zu dem mit Schuld- und Triebangst beladenen Risikofall,
den er in Wahrheit immer dargestellt hat und der durch Pille, Pop und Porno-
welle nur oberflächlich überschminkt war. Die Homosexuellen stehen für einen
Moment wieder deutlich an dem gesellschaftlichen Rand, an dem sie in Wahrheit immer standen – auch zwischen 1968 und 1978, als ihre sog. Integration in
die Gesellschaft Mode war und die sog. Tunten unter ihnen sich bereits
anschickten, die obsolet gewordenen effiminierten Manieren, durch die sie für
jedermann von weitem erkennbar waren, durch ein zeitgemäßeres Outfit zu

---

[1] Zum Begriff der repressiven Toleranz vgl. Marcuse 1964, Kap. 3.

ersetzen. Und die i.v. Drogenabhängigen sterben mit Aids nur etwas schneller. Gerade an ihnen offenbart Aids die strukturelle Gewalt unserer Gesellschaft besonders drastisch.

Aids als Verschiebungsersatz

Von den Autoren, die sich mit der gesellschaftlichen Mystifikation von Aids auseinandergesetzt haben, wird immer wieder die Eignung von Aids als *Verschiebungsersatz* für andere reale, aber verleugnete Bedrohungen betont. Verschoben wird demnach insbesondere die Angst vor nuklearer Vernichtung und vor ökologischen Katastrophen auf Aids, wo der Einzelne im Verein mit dem Staat durch „richtiges" Verhalten die drohende Vernichtung vorgeblich abwenden kann. Die zum Jahreswechsel 1987/88 an den Litfaßsäulen prangenden Plakate des Bundesministers für Jugend, Familie, Frauen und Gesundheit belegen dies: „Ein ganz wichtiger Vorsatz für 1988: Gib Aids keine Chance." „Die Mystifikation von Aids" – so Parin (1986, S. 61) – „konnte eintreten und mußte gelingen, weil hier beide Erscheinungen zusammenfallen, die als Verschiebungsersatz dienen können, um von verdrängter Angst und Ohnmachtsgefühlen zu entlasten: die unheimliche Krankheit und die ausgegrenzte, machtlose Gruppe (= die Homosexuellen), der die Schuld am Übel zugeschrieben wird und die deshalb bekämpft werden muß."

Nun können aber im Unbewußten des Einzelnen wie des Kollektivs alle möglichen Schuldängste, Strafängste, Triebängste und nicht zuletzt Triebwünsche gegeneinander verschoben werden. Chasseguet-Smirgel (1987) behauptet, daß die in der BRD im internationalen Vergleich besonders stark ausgeprägten atomaren Vernichtungsängste ihrerseits einen Verschiebungsersatz für die phantasierte Schuld über die noch nicht bewältigte Judenvernichtung repräsentieren und daß die westdeutsche Friedensbewegung ihren stärksten Impuls einer unbewußten Verschiebung von der Schuld und Sühne an der Judenvernichtung auf die Schuld und Sühne an der phantasierten Vernichtung der Natur und der ganzen Menschheit verdankt. Das ist nicht von der Hand zu weisen. Ohne weitere Differenzierung läßt sich zusammenfassen: Die in den westlichen Industriegesellschaften aufgehäuften Ängste vor der selbstverschuldeten Vernichtung des Lebens, vor der Sinnlosigkeit des Daseins und vor der magisch phantasierten Rache der Natur schlagen sich in einem „Panikbedarf" nieder, der dazu führt, daß kollektiv immer neue Paniken inszeniert und durch schnell wechselnde Verschiebungen pseudobewältigt werden.[1] „Paradox ist: die Katastrophe beruhigt" (Buchholz u. Reich 1987).

---

[1] Zum Begriff des Panikbedarfs: Das Kollektiv im Zustand der „kollektiven Angstneurosen" bedarf der Panik ebenso wie das angstneurotische oder phobische Individuum seiner Angstobjekte bedarf: 1) weil Angst als frei flottierende nicht erträglich ist und darum das Ich immer trachtet, Angst an Objekte zu binden und dadurch die Angst – neurotisch – zu beherrschen, und 2) weil die Ausgestaltung der Angst ihrerseits immer libidinös besetzt wird und dadurch sekundär Lust bereitet.

Welchen Stellenwert nimmt nun Aids in diesem gespenstischen Theater der Verschiebung von allem auf alles ein? Vielleicht nur einen – historisch betrachtet – ganz peripheren und temporären; eine Panikmode wie andere vor ihr. Vielleicht auch einen ganz herausragenden Stellenwert. Ich weiß es nicht; – ich weiß nur: wer heute behauptet, es zu wissen, ist selbst ein Agent des Panikbedarfs.

Angesichts dieser Unsicherheit könnte es nützlich sein, zu versuchen, uns erinnernd in unseren vorbewußten und unbewußten Phantasiezustand zum Zeitpunkt der sich plötzlich überschlagenden Aids-Meldungen, also etwa in das Jahr 1984, zurückzuversetzen. Wir betrachten dann, der Methode der Psychoanalyse folgend, die Meldungen über Aids und die damals noch IITLV-III genannte Virusinfektion wie das Bild eines manifesten Traums und fragen: Was bedeutet dieses Bild, haben wir „Aids" wahrgenommen?

– als einen heimtückischen hinterhältigen Angriff eines unsichtbaren Gegners,
– und zwar als Angriff auf ein sexuelles Verhalten, das mit den Normen nicht in Einklang ist, das aber von meinen Triebwünschen hoch besetzt ist (Ehebruch, regelloser Partnerwechsel, Verletzen des Liebesobjektes beim sexuellen Verkehr),
– und zwar als Angriff, der mich dem Tod machtlos ausliefert
– und mich gleichzeitig zu einer Gefahr für die ganze Menschheit macht,
– indem er meine körpereigene Abwehr außer Kraft setzt, mich also im innersten Kern meines Körper-Ich trifft und mich damit im innersten Kern meiner Selbsterhaltungsmächtigkeit trifft,
– überbracht von den 3 „Risikoboten" des Todes, die strukturell miteinander verbunden sind durch ihr (vom Unbewußten auf dem Wege der Wahrnehmungsidentität konstruiertes) kleinstes gemeinsames Vielfaches: *süchtige Abhängigkeit*/die promisken Homosexuellen von der „Droge Sex"; die Hämophilen von der promisken Blutzufuhr; die i.v. Drogenabhängigen vom Heroin und vom „needle sharing".

Wenn diese Rekonstruktion einer kollektiven Verdichtung von Aids-Assoziationen einigermaßen korrekt ist, fällt es schwer, sich mit der These vom Verschiebungsersatz als der ganzen Wahrheit zufrieden zu geben. Gastarbeiter, Asylanten, Homosexuelle sind nicht realgefährlich; sie stehen nur ein für reale und v.a. phantasierte Gefahren. Das HIV-Virus ist real gefährlich. Das radioaktive Fallout dringt zwar wesentlich sicherer und eleganter in den Körper ein als das HIV-Virus und hat auch eine etwas längere Halbwertzeit, aber das Virus gehört zur belebten Natur, ist ein selbstbeweglicher Organismus. Es kann nicht „zwischengelagert"[1] werden, – und das bedeutet: selbst der Schein der technologischen Allmacht fällt in sich zusammen. Das Virus wird, im Gegensatz zum radioaktiven Fallout, durchweg anthropomorph wahrgenommen. Alle diese Eigenschaften zusammen – Leibnähe, Angehörigkeit zur belebten Natur und mithin Selbstbeweglichkeit, Übertragungsmodi usw. – bedingen, daß der „Aids-Gefahr" in statu nascendi kollektiv nicht mehr mit

---

[1] Umweltminister Wallmann schwang sich angesichts der verstrahlten Molke sogar zur Transitivierung dieser Wortschöpfung auf: „Wir lagern dieses zwischen".

den sog. reiferen Abwehrmechanismen des Ich – Verdrängung, Verschiebung, *Verleugnung*[1] – begegnet werden kann, sondern vornehmlich mit dem genetisch frühesten Abwehrmechanismus: der *projektiven Identifizierung*[2].

Projektive Identifizierung als Abwehrmechanismus

Ich will versuchen, die Wirkweise dieses Abwehrmechanismus bei Aids in 3 idealtypischen Schritten nachzuzeichnen. Diese Typologie hebt nicht speziell ab auf die Reaktion des Individuums, das von seiner HIV-Infektion erfährt – obwohl sie auch hier zur Wirkung kommt – und auch nicht speziell auf die Übertragungs-Gegenübertragungs-Phänomene in der Behandlung HIV-infizierter Patienten – obwohl sie natürlich auch hier zur Wirkung kommt, sondern sie hebt ab auf die angenommene typische spontane Reaktion des Kollektivs auf „Aids" – hebt also ebenso ab auf die Produktionen der Massenmedien (Aids-Kampagne), wie die der „Experten" (Politiker, Sexuologen, Statistiker usw.), wie die des sog. kleinen Mannes auf der Straße.

1) Das „gute Objekt" – sexuelle Erregung, Blut, Heroin –, von dem ich abhängig bin und mit dem ich gerade zum Zweck der Lebenserhaltung in Kontakt treten möchte, unternimmt gegen mich einen hinterhältigen Angriff, der mich in meinem innersten Kern (dem Autoimmunsystem als Repräsentanten des intakten Körper-Ich-Selbst-Imago) trifft und vernichten wird. – Das Ich wird überschwemmt von Vernichtungsangst; Panik als erste Anpassungsleistung tritt auf.

2) Weil ich ohne inneres gutes Objekt überhaupt nicht lebensfähig bin, muß ich aus puren Überlebensgründen das Objekt in einen guten und einen bösen Anteil aufspalten und versuchen, das böse Objekt in einem Gegenangriff wieder aus mir herauszuschaffen. Aber wie? Hier tritt als Hilfsmaßnahme die Anthropomorphisierung und damit Mystifikation von Aids in Kraft: Ich identifiziere, je nach Überzeugung, Bildungsgrad, Vorurteil, Triebangstkonstellation usw. alle möglichen „Gegner" mit dem „Aids": die Homosexuellen oder den Sittenverfall ganz allgemein oder die ökologisch mißhandelte Natur, die sich nun rächt, oder das SDI-Amerika, das ich nur spiegelverkehrt zu lesen brauche, um die Formel für Aids zu finden. In dieser Position bin ich unbewußt identifiziert mit dem Aggressorvirus und damit „unschlagbar" gesund. – Ich bin davon überzeugt, daß nur die Kenntnis der Fixierung auf diese Position der Reprojektion des bösen Introjekts erklären kann, warum es im Zusammenhang von „Aids" zu derart heftigen

---

[1] Dagegen scheint die Verleugnung der Hauptabwehrmechanismus im Umgang mit der nuklearen Bedrohung zu sein. Vergleiche die Aufsätze von Nedelmann und von Wangh in Nedelmann (1985).

[2] In der *projektiven Identifizierung* werden unerwünschte Selbstaspekte (z. B. Neid, Angst, Panik) in einer anderen Person wahrgenommen *und* hervorgerufen. Die projektive Identifizierung ist in 2facher Weise ein Kontroll- und Beherrschungsversuch: 1) soll etwas Eigenes (eben ein unerträglicher Aspekt des eigenen Selbst) *am Objekt* beherrscht werden, und 2) soll dadurch *das Objekt* beherrscht werden. So kommt es etwa häufig vor, daß der Analysand in der anaylltischen Situation „seinen" Neid „in" den Analytiker projiziert, indem er diesen nicht nur als neidisch *phantasiert* (also etwas Nichtexistentes erschafft), sondern den Analytiker tatsächlich neidisch auf sich *macht*.

paranoid-persekutorischen Aufladungen in der öffentlichen Meinungsbildung kommt, wie wir sie im Zusammenhang von „Tschernobyl" oder „Asylanten" oder „§ 218" oder „§ 175" niemals erlebt haben.[1]

3) In einem sekundären Prozeß der Produktion von Unbewußtheit werden Verleugnung, Verschiebungen, Verdrängung und andere Abwehrmechanismen als stabilisierende Maßnahmen eingesetzt. – So bin ich bis jetzt der Ansicht, daß es sich unsere Gesellschaft nach ihrem demokratischen Selbstverständnis und beim gegenwärtig tatsächlich erreichten Stand der Zersetzung der Geschlechterrollen nicht „leisten" kann, die Homosexuellen offen zum Sündenbock zu machen und sie offen zu verfolgen. Die Homosexuellen werden das Ihre dazu tun, um „nicht weiter aufzufallen" und oberflächlich bleibt so alles beim Alten. Hier geht es zentral um die Frage, ob Aids so viel gesellschaftlich bislang gebundene und verdeckte Destruktivität entbinden wird, daß die *Grenzen der repressiven Toleranz* nicht nur im Moment der Aids-Panik sichtbar werden, sondern in sich zusammenfallen. Diese Frage kann ich in diesem Aufsatz nicht weiter verfolgen.

Zum 2. Schritt der Typologie. Die Reprojektion des bösen Introjekts scheint ein Mechanismus zu sein, der im individuellen wie im gesellschaftlichen Umgang mit Aids vorherrschend ist. Während man bei der Reaktion auf die Bedrohung durch radioaktiven Fallout – etwa nach „Tschernobyl" – unterschiedliche Grade der Verleugnung antreffen kann und eine magische Gemeinschaft der Verleugnenden respektive der „Betroffenen"; drohen in bezug auf „Aids" solche Restbestände an Differenzierung verloren zugehen; wir sind gleichsam auf 2 biologische Klassen von Menschen zurückgeworfen, die sich als natürliche Feinde gegenüberstehen: Negative und Positive. Der „Negative" muß unter allen Umständen danach trachten, daß das „Böse" beim „Positiven" bleibt. Der „Positive", in den das „Böse" heimtückisch eingedrungen ist, muß unter allen Umständen versuchen, es wieder aus sich herauszuprojizieren. Internierungsphantasien, Internierungspläne, Theorien über den geopolitischen Ursprung des Virus (der dunkle Erdteil Afrika; das Genwaffenlabor des Pentagon) und Welcome-to-the-Aids-Club haben hier ihren unbewußten Ort. Klinisch können wir diesen Mechanismus in der allgemeinärztlichen Praxis ebenso beobachten wie in der psychoanalytischen Praxis.

Zur Verdeutlichung zunächst ein Beispiel aus einer Balint-Gruppe. Die Gruppe besteht aus den Mitarbeitern zweier allgemeinärztlicher Praxen: eine Ärztin, ein Arzt und 5 Arzthelferinnen. Der Arzt berichtet über seine Schuldgefühle im Umgang mit einem gerade sterbenden Aids-Patienten. Diese Schuldgefühle verfolgen ihn schon längere Zeit. Er vermeidet es nämlich, so gut es geht, diesen Patientin anzufassen, obwohl er sonst sterbende Patienten, die er lange betreut und zu denen er einen guten Kontakt hat, „schon einmal in den Arm nimmt, um sie zu trösten". Dieser Patient hat Wasser in der Lunge und möchte jedes Mal, wenn der Arzt kommt, abgehört werden. Die Diskus-

---

[1] Nur so ist zu erklären, warum es gerade bei Aids unter sich vor dem jahrzehntelang kollegial gesonnenen Sexuologen plötzlich zu persönlichen Zerwürfnissen Beschuldigungen, ja Verfolgung gekommen ist.

sion in der Gruppe polarisiert sich im folgenden an der Frage, ob man beim Blutabnehmen Handschuhe tragen soll. Die Ärztin lehnt das für sich und ihre Praxis strikt ab; sie hält das für „Panikmache"; die HIV-infizierten Patienten würden durch eine solche Maßnahmen „ausgegrenzt". „Nein, natürlich nicht so! Wir sind in unserer Praxis dazu übergegangen, generell beim Blutabnehmen Handschuhe zu tragen", entgegnet eine Kollegin aus der Praxis des Arztes. Jetzt meldet sich zögernd eine zweite Arzthelferin zu Wort: „Neulich ist ein Aids-Patient von uns, Herr A., wieder einmal an der Anmeldung am Tresen herumgestanden. Der kommt regelmäßig in der letzten Zeit wegen seines Kaposi-[Syndroms]. Plötzlich hat er eine Handwaschbürste, die auf dem Tresen lag, in die Hand genommen und sagt: ‚Ach was ist denn das?! Ist das zum Fingerbürsten' und hat angefangen, sich damit die Nägel zu bürsten. So wie sie da lag. Die Bürste war ein Werbegeschenk, die gerade ein Pharmavertreter dagelassen hatte. Dann hat er sie auf den Tresen zurückgelegt. Als er fort war, habe ich die Bürste gleich mit einem Einmalhandschuh angefaßt und in den Abfalleimer geworfen." Dabei wird sie ganz rot, als müßte sie sich schämen. Darauf ergreift ihre Kollegin aus der Praxis der Ärztin ganz aufgeregt das Wort: „So etwas ähnliches habe ich schon ein paarmal erlebt. Neulich kam Herr B. (der ein Kaposi-Sarkom am Arm hat) direkt in den Verbandsraum gerannt, griff eine Schere, die gerade herumlag, schnitt sich den Verband auf und warf ihn auf den Tisch. Da habe ich wirklich Angst bekommen."

Mehrfach haben mir Kollegen berichtet, daß sie sich nach dem Erstinterview oder nach Behandlungsstunden mit Aids- oder HIV-infizierten Patienten entgegen ihrer sonstigen Gewohnheit die Hände gewaschen haben. Ich gestehe, daß ich selbst auch zu diesen Kollegen gehöre. Rechenberger u. Rechenberger (1987, S. 3) berichten von einem HIV-infizierten Psychotherapiepatienten, der „gestand, daß er vor den Behandlungsstunden auf der Toilette an seinem Anus manipulierte, um den Therapeuten beim Handschlag zu infizieren".

Die agierte Angst, infiziert zu werden, und der agierte unbewußte Wunsch zu infizieren, bilden zusammen ein Paar, dessen Pole sich gegenseitig hochschaukeln. In der therapeutischen Beziehung kommt es dann zu einer malignen Übertragungs-Gegenübertragungs-Kollusion, in den gesellschaftlichen Beziehungen zu den vielfältig zu beobachtenden paranoid-persekutorischen Erscheinungen. Der psychoanalytische Dialog mit dem HIV-infizierten Patienten entgleist regelmäßig dann, wenn der Analytiker den Patienten nur noch „durch die Röhre" der HIV-Infektion betrachten kann, z. B. wenn er stellvertretend für den Patienten die von diesem verleugnete Gefahr übernimmt und den Patienten unbewußt zwingen will, die Gefahr zu sehen. Der Patient fühlt sich dann vom Analytiker infiziert, muß versuchen, die „Infektion" zu *reprojizieren* und greift in seiner Not zu den oben angeführten Mitteln.

Die öffentliche Aids-Diskussion, die wissenschaftliche eingeschlossen, und die politischen Aids-Maßnahmenkataloge befinden sich gegenwärtig in einem solchen Zustand der Entgleisung des Dialogs. In der irrsinnigen Praxis, den Aids-Ausbreitungsprognosen für die gesamte Bevölkerung Ausbreitungskoeffizienten zu unterlegen, die den Partnerhäufigkeiten der homosexuellen Subkultur entnommen sind, drückt sich nicht nur die Triebangst vor sexueller Verseuchung, sondern auch der Triebwunsch aus, es ebenso süchtig-pervers treiben zu dürfen, wie es den „Risikogruppen" nachgesagt wird. In der standhaften Weigerung heterosexueller Freier, die ihnen von den Prostituierten aufgenötigten Kondome zu benutzen, bewahrheitet sich die psychoanalytische Formel der Perversion als unbewußtem Triumph über Vernichtungsangst. Das Einfallstor des Virus in die Welt der sog. Normalen wird in der Bundesrepublik nicht so sehr durch die plötzlich so viel beschworenen Bisexuellen geöffnet, die es als statistische Größe kaum gibt, sondern durch die Millionen „ganz normaler" Prostituiertengänger, die das Virus von den i.v. drogenabhängigen infizierten Prostituierten auf die anderen Prostituierten allererst übertragen.

Zum 3. Schritt der Typologie.
Über all dem darf die individuelle und kollektive *Entlastungsfunktion* von Aids nicht vergessen werden. Vielfach wird behauptet, daß seit einiger Zeit das sexuelle Sozialisationsmuster der späten 60er Jahre – sexuelle Freizügigkeit als Stichwort – seine Prägungskraft einbüßt, daß Jugendliche und junge Erwachsene wieder zu frühen festen Paarbildungen tendieren und mit dem vorehelichen Geschlechtsverkehr wieder später begonnen wird. Diese Tendenzen sollen durch die Aids-Angst, so wird gesagt, affirmativ verstärkt, ja durch diese sogar erst ausgelöst worden sein. Ich weiß nicht, ob dem so ist, und wenn dem so ist, ob diese Tendenz per se einen Indikator für eine Zunahme repressiven Verhaltens und neokonservativer Stilbildungen darstellt.
In Wirklichkeit geht es hier um die sehr schwierige Frage der Wirkung isolierter „exogener" Faktoren auf die kollektive Triebmodellierung. Für die Zeit nach dem 2. Weltkrieg fallen v. a. 2 solcher Faktoren ins Gewicht, die beide zur Entwicklung der Produktivkräfte gehören, nämlich die globale Einführung der Einwegwindel („Pampers") und die globale Einführung der Antibabypille. Diese beiden technologischen Innovationen haben eine starke angstlindernde Schubkraft im Massenmaßstab entfaltet. Die Bedeutung der Einwegwindel für die Durchsetzung permissiver Erziehungsstile in der analen Phase der frühkindlichen Entwicklung und für eine entsprechende Triebmodellierung des kollektiven Erwachsenen ist überhaupt nicht zu unterschätzen. Analog bildet die Antibabypille die technologische Basis für die Durchsetzung permissiver sexueller Erziehungsstile und entsprechender Anpassungsmodi in der Adoleszenz (sekundäre Sozialisation). Die negative Seite dieser Permissivität, nämlich ein „positiver", bis ins Gnadenlose gehender sexueller Verhaltensdruck ist erst viel später und erst dank der feministischen Bewegung ins Blickfeld geraten. Ohne diese blinde, allein der technologischen Entwicklung sich verdankende Schubkraft wäre es nie zu der rapiden Zersetzung des autoritären Charakters alten Typs gekommen, deren Augenzeuge wir in den späten 60er Jahren geworden sind. Die unbestreitbare Avantgardefunktion, die die Kinderladenbewegung der späten 60er Jahre für den Wandel der Erziehungsstile der gesamten Bevölkerung gehabt hat, ist ohne „Pampers" ganz undenkbar.
Trotzdem ist noch niemand auf die Idee gekommen, die anxiolytische Funktion der Wegwerfwindel in ihrer sozialisationspraktischen Bedeutung für die kollektive Triebmodellierung sozialisationstheoretisch zu isolieren. Und wenn, dann würden wir ihn für einen Fanatiker halten. Warum tun wir das dann mit der angststeigernden Funktion, die Aids zweifellos zukommt? Sicher darum, weil

wir alle zu Recht Angst haben vor dieser unheimlichen heimtückischen Krankheit. Das ändert aber nichts daran, daß die Angst ein schlechter Ratgeber der Theorie ist. Die global zu beobachtende sozialwissenschaftliche Tendenz, ein sich änderndes Verhalten mit Aids zu erklären, folgt dem selben unbewußten Muster wie das von ihr vermeintlich beobachtete Verhalten der Angstabwehr durch Rationalisierung und Isolierung. Repressive Ideologie und vermeintlich ideologiekritische Tendenz treten dann in einem Schulterschluß der Angstabwehr zusammen: Die Linke sagt: diese Jugendlichen haben sich so zum negativen *verändert,* weil sie von „Aids" *infiziert* sind. Und die Rechte: Wer sich in seiner Gesamteinstellung zu Sitte, Moral und einem starken Staat nicht *ändert,* wird von Aids *infiziert.*

Schluß

Ich kann nunmehr das apodiktische Votum „Aids ändert gar nichts" begründen. Selbstverständlich entbindet Aids eine blinde Macht der Verfolgung und der Verfolgungsangst. Diese Macht verdankt sich zunächst der als unheimlich wahrgenommenen realen Wirkungsweise des Virus und ist insofern primär kein Verschiebungsersatz für andere unbewußte Ängste und Wünsche. Diese Angst heftet sich dann an „außer Aids" bestehende gesellschaftliche Tendenzen an. Darum hat Parin recht, wenn er sagt: „Die Aids-Kampagne ist Ausdruck des vorherrschenden politischen Klimas. Die reaktionäre Tendenz, die in maßgebenden Staaten des Westens (USA, Großbritannien, Bundesrepublik) gegenwärtig die Regierungspolitik bestimmt, hätte Aids geradezu erfinden müssen, wenn es nicht rechtzeitig aufgetreten oder entdeckt worden wäre" (Parin 1986, S. 64f.). Mit 2 Einschränkungen: in der Geschichte gibt es kein „wenn", und was für Aids gilt, gilt für alle menschlichen Erfindungen oder Entdeckungen: einmal da, könnte Aids nicht mehr nicht da sein, genausowenig wie das Automobil, die Pampers, die Antibabypille, die Atombombe oder der Walkman. Und wie alle diese vom Menschen gemachten Dinge greift auch Aids, die Marxsche Metapher gleichsam konkretistisch beim Wort nehmend *hinter dem Rücken der Individuen* in den permanenten Prozeß der menschlichen Verhaltensänderung und der gesellschaftlichen Triebmodellierung des Menschen ein. Die Frage, ob das HIV-Virus nicht vielleicht doch von Menschenhand labormäßig erzeugt und unter die Menschheit gebracht wurde, ist in diesem Zusammenhang nicht von Interesse. Denn auf entfalteter Stufe der technologischen Naturbeherrschung sind alle Naturstoffe, auch in ihrer scheinbar rohen Naturform, zugleich vom Menschen gemachte Naturstoffe[1]. Das Wasser, das heute

---

[1] Vgl. A. Schmidt, *Der Begriff der Natur in der Lehre von Marx:* „Was aber die Erfahrungswelt im ganzen angeht, so ist hier eine Trennung des Naturstoffs von den praktisch-gesellschaftlichen Weisen seiner Veränderung real nicht durchführbar. In welchem quantitativen und qualitativen Verhältnis Mensch und Naturstoff am Zustandekommen der Arbeitsprodukte beteiligt sind, ist für Marx generell nicht zu entscheiden. [...] Einmal erzeugt, steht die Welt der aus Arbeit plus Naturstoff zusammengesetzten Gebrauchswerte – vermenschlichte Natur – den Menschen ebenso als ein Objektives, als ein von ihnen unabhängig Daseiendes gegenüber, wie der menschlich noch nicht durchdrungene Naturstoff in seiner ersten Unmittelbarkeit" (1962/1971, S. 63).

aus seiner Quelle sprudelt, ist durch vom Menschen längst durch Arbeit verän-
derten Boden, Luft usw. hindurchgegangen. Betrachten wir also für einen
Moment das Virus wie ein x-beliebiges, im Zuge der blind ablaufenden technologischen Innovationen auf den Weltmarkt geworfenes neues Produkt. Für
Aids gilt dann, was für alle Gebrauchswerte oder Warenkörper gilt: sie „sind
Verbindungen von zwei Elementen, Naturstoff und Arbeit" (Marx 1867, S. 57).
In diesem Sinn ist Aids Teil der *vermenschlichten Natur*. Als solches ist es
weder gut noch böse, ebensowenig wie die Pampers, das Wasser, das Automobil oder der Wolkman. Die gesellschaftlichen Tendenzen, die „Aids" im Sinne
einer Verhaltensänderung oder gar Triebmodellierung aufgreifen, können niemals nur und ausschließlich reaktionär sein oder nur zu einer wie auch immer
gearteten sexuellen Repression führen. Sexuelle Freizügigkeit, verstanden als
Leichtigkeit des Zugangs zum Geschlechtsverkehr ohne unerwünschte Folge-
kosten (Schwangerschaft, Infektionen, Eheverpflichtung usw.), kann kein Indikator für die Freiheit und Autonomie des Individuums sein.

Literatur

Anders G (1956) Die Antiquiertheit des Menschen. Beck, München
Buchholz MB, Reich G (1987) Panik, Panikbedarf und Panikverarbeitung. Psyche
    37:610–640
Bundeszentrale für gesundheitliche Aufklärung (Hrsg) (1987) AIDS-Information Nr. 4
Bundeszentrale für gesundheitliche Aufklärung (Hrsg) (1987) AIDS – Eine Information für
    Lehrer, Eltern und ältere Schüler. Köln
Chassequet-Smirgel J (1987) Das grüne Theater. In: Chasseguet-Smirgel J (Hrsg) Zwei
    Bäume im Garten. Zur psychischen Bedeutung der Vater- und Mutterbilder. Internatio-
    nale Psychoanalyse, München
Clement U (1986) Höhenrausch. In: Sigusch V (Hrsg) (1986)
Dannecker M, Reiche R (1974) Der gewöhnliche Homosexuelle. Eine soziologische Untersu-
    chung über männliche Homosexuelle in der Bundesrepublik. Fischer, Frankfurt am Main
Koch MG (1987) AIDS – Vom Molekül zur Pandemie. Spektrum der Wissenschaften Ver-
    lagsgesellschaft, Heidelberg
Lancet (dt. Ausgabe der Zeitschrift) (1987) 1/10:762–764 und 786–789
Marcuse H (1967, [1]1964) Der eindimensionale Mensch. Neuwied Berlin, Luchterhand
Marx K (1867) Das Kapitel, Bd 1. In: Marx K, Engels F (1986) Werke, Bd 23. Dietz, Berlin
Nedelmann C (Hrsg) (1985) Zur Psychoanalyse der nuklearen Drohung. Vandenhoeck &
    Ruprecht, Göttingen
Parin P (1986) Die Mystifizierung von AIDS. In: Sigusch V (Hrsg) (1986)
Rechenberger I, Rechenberger HG (1987) Psychotherapy in AIDS patients. Vortrag auf dem
    Weltkongreß für Sexologie, Heidelberg
Schmidt A (1962) Der Begriff der Natur in der Lehre von Marx. Europäische Verlagsanstalt,
    Frankfurt am Main
Schmidt G (1986) Moral und Volksgesundheit. In: Sigusch V (Hrsg) (1986)
Sigusch V (1970) Exzitation und Orgasmus bei der Frau. Enke, Stuttgart
Sigusch V (Hrsg) (1986) Aids als Risiko. Über den gesellschaftlichen Umgang mit einer
    Krankheit. Konkret Literatur, Hamburg
Weissenbacher ER (1988) Verhaltensmaßregeln in der ärztlichen Praxis bzw. Klinik bei
    gynäkologisch-geburtshilflichen HIV-Infizierten bzw. AIDS-Erkrankten. Frauenarzt
    1:51–54

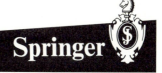

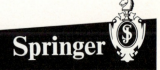